高解春

著

雁过蓝天

医院管理亲历者和
操盘手的叙事钩沉

复旦大学出版社

前　言

目光从电脑屏幕前慢慢移开，我看着窗外申城少见的初冬雨雪，尽管万木萧条、寒风凛冽，心中仍有暖意浮动，有一种欣慰可以安抚自己。《医微知著》出版后 10 年间，我撰写的 80 余篇医院管理手记，包括叙事医管、医改漫谈、热点辣评、医管心路 4 个章节，即将汇编成《雁过蓝天——医院管理亲历者和操盘手的叙事钩沉》。重温这近 30 万文字，似乎在回顾自己 30 年的医院管理职业生涯，仿佛在回味每次面对社会热点、行业痛点时的敏锐思考和拍案而起，宛若又重现在每次医改和医管重大政策出台前后自己的幡然剖释和辛勤笔耕……

叙事医管，如果说是叙事医学的衍生品和医院管理记录文本的一种首倡，那要归功于本书中文章的编辑、《叙事医学》杂志联合创始人邵卫东。与邵卫东的相识，是在 2016 年国庆期间的坝上采风，那时他是《中国卫生影像》杂志社社长。或许是因为摄影的共同爱好，或许是性格脾气相投,我俩成为好友。当他开始筹办《叙事医学》杂志后,不时游说我写些叙事医学的东西。耳濡目染久了,难免会关注起叙事医学的概念内涵和应用场景。在我看来,叙事医学是具备叙事能力以及拥有对医师、患者、同事和公众高度复杂叙事情境理解力的医学实践活动,以此为基点去诠释叙事医管的概念,用叙事情境理解力下的反思性写作方法,将医院管理以叙事方法记录,并反向培养医院、医院管理者、医务工作者乃至社会公众对医院管理的情境理解力,在当下自有其积极意义。我开始尝试将自己亲历的有关医院发展模式、绩效考核、薪酬改革、卫生信息共享等以叙事和情境描写、反思归纳的方式撰写,亦对自己在复旦大学附属儿科医院、眼耳鼻喉科医院、医疗产业和医院管理研究所的经历进行叙事反思。10 余篇叙事医管文章在博客和公众号上发布,尤其是《叙事医学》杂志开辟"叙事医管"栏目专文刊发,邵卫东每篇亲撰编者按,读者好评如潮。于我,如此梳理记录,描绘了中国医院管理的一个缩影和一段轨迹,希望能给医院管理者带来些许启迪,更希望叙事医管这种实践活动和写作方式能发扬光大。

本书的"医改漫谈"篇,与原先医改方案出台前的太多预测和建议不同,尽管也有大趋势的演绎和盘点,更多的还是公立医院改革中关键问题的剖析和呼吁,如基本医疗和高端医疗、国企医院改制和 PPP 模式选择、互联网医疗等命题,往往从历史演变、国内外借鉴推理出发展趋势,并罗列关键要素和政策建议。而近期的医院高质量发展、临床创新、学科建设、薪酬改革和一院多区等政策解读,除了高度归纳和要点概述外,亦对政策文件的不足和众多认识误区直抒己见,显示了一个医院管理者和理论研究者的学术素养。

　　我依然习惯在医疗、医院的热点焦点问题上扮演"吹哨者"的角色：小到预约挂号、药品团购、明星的肿瘤预防性手术、《人间世》吴莹执意怀孕生育后告别人世等社会热议，大至社会对杀医者的同情、李建雪案引发对医疗事故罪的认知、"我病了，这个社会也病了"对医疗体制的描黑，我不能容忍在这些问题上媒体不专业的嘈杂和行业不置一词的缄默。尽管深知在互联网时代这种挺身而出可能面临被自媒体网暴的风险，但医院管理者应有的尊重事实、溯本源正视听的责任和良知，常常促使我举笔直击焦点、正视矛盾、呼唤真情。

　　关于书名，作为作者，断然不敢采用编辑拟荐的"擎旗者说"那样张扬的用词。还是喜欢用我座右铭中的"雁过蓝天"——能在瞬间写出一个"人"字。"人"字无形，足迹有形，都是自己生命的留言：留给今天翻过的日历，留给未来永远的历史。用叙事医管留下一串曾经奋斗的脚印，对医院管理事业提出过一些见解，也曾为行业热点、焦点问题发过几声呐喊，内心深处，小有满足。

2024 年初冬

目录

……

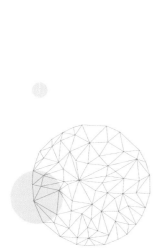

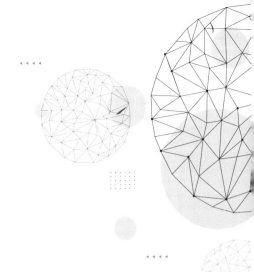

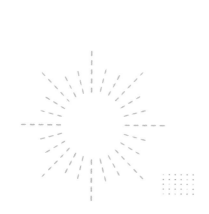

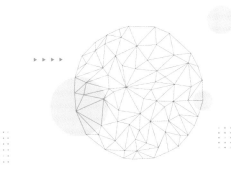

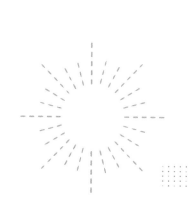

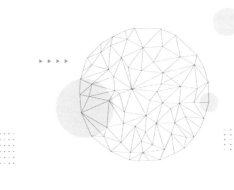

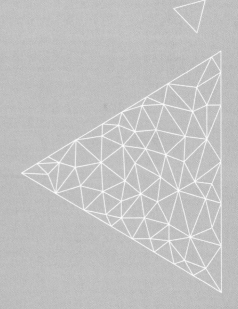

第一篇

叙事医管
XUSHI YIGUAN

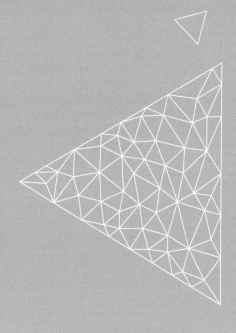

复旦大学附属儿科医院：
懵懂地撞进医管之门

2021‑06‑07

　　高解春教授近年来写过两本书：《所见所悟》和《雪泥鸿爪》。前一本内容是游历和游学，后一本仿若灯下随笔、人生随想。单论书名，互为表里，拿来随意置换也说得过去：人生是条单行线，一路走来，其所见所悟，岂非雪泥鸿爪？

　　读过他的文字，听过他的讲座，深感于指东打西信马由缰之时，总能搜出主线扣住主题不放的功力，非比寻常。

　　业余时间，高教授喜欢摄影，那他一定是知道散点式构图了。如果把儿科医师到复旦大学医院管理研究所掌门人之间的职业生涯，以及治学经历、兴趣爱好，凡此种种，全部简化为大小、形状、排列不一的各式散点，这样的"构图"，看似自由奔放，倒也暗合了"光影的逻辑关系"，其内生的冲击力，呼之欲出。

　　尤其让人感佩的是，退出领导岗位后，高教授依然保有学习新知识、新技能的热情。既如此，从叙事的角度，简略钩沉身为医院管理者的种种过往,观者自能获得教益不必多说,作者本人或能温故而知新也未可知。王一方教授说,叙事医学的高地在中国。由高解春教授亲自执笔的叙事医管系列,即为明证。

邵卫东

我在讲授《医院管理者的职业规划》课程时,常会提问:你为什么要做干部? 其涵义是了解从事医院管理的动机和目的,不忘初衷,做好职业规划。2021 年 4 月初的春夜,我在赛里木湖房车露营地的星空房里望着满天繁星,把这个问题抛给自己,思绪回到了我在儿科医院开始从事医院管理的岁月,发现整个过程充满了偶然、冲动和懵懂。

我有幸在 1977 年那个寒冬通过了改变我人生轨迹的高考,遵循"不为良相即为良医"的宗旨,在 4 年寒窗后于 1982 年 12 月入职上海第一医学院(1985 年改名为上海医科大学;以下简称上医)附属儿科医院(以下简称儿科医院)小儿外科。怀揣着这辈子做个好医师的雄心,6 年住院医师、1 年总住院医师、3 年即破格晋升副主任医师和硕士生导师,并且发表学术论文 16 篇,参编学术著作,获科研基金项目,全国率先开展的小儿肿瘤专科门诊也由我创立,似乎一个青年医师的追梦历程正演绎得如火如荼。

1992 年春节后的一个下午,毫无预兆地,时任儿科医院院长宁寿葆和党委书记朱珊琴找我谈话,说医院党委经酝酿讨论,决定在医院换届新班子中让我担任院长助理,行使行政副院长的职权,分管财务、基建、设备、总务。面对这两位除了聆听报告之外很少谋面的资深领导,与其说是诚惶诚恐,不如说是惊慌失措了,我竟无半点受宠若惊之感。或许是命运使然,或许是骨子里的某种马斯洛需求的作祟,在他们的谆谆教导和承诺不影响我专业发展前提下,我以"我不入地狱谁入地狱"的姿态,就此跨进医院管理之门。

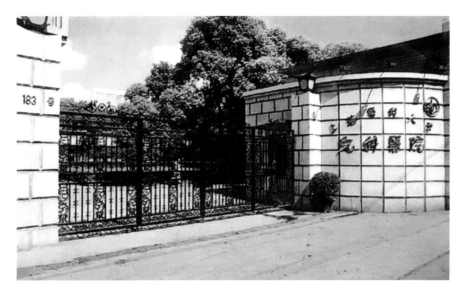

复旦大学附属儿科医院老院区大门

事后得知,我那次进入儿科医院领导班子有许多偶然因素,演绎了改变我职业生涯的一个拐点。在我茫然无知时,医院的领导班子换届紧锣密鼓地按序进行着。几个意想不到的因素促成了我的入局:原任行政副院长在群众测评中得分较低,经学校党委讨论调任学校校产处工作;原来拟定的一位女干部任行政副院长,恰逢她出国探亲获组织批准,不能就任。于是,在事先既无推荐程序、也未征求意见的情形下,以组织决定的形式,阴差阳错地让我这个年仅 34 岁、既无行政管理经历也无业务管理经验的年轻医师直接进入班子,1 年多后即成为上医附属医院中最年轻的副院长。至于为何选择我,事后透露:1977 级大学生的光环,临床尤其是论文撰写的多产,关键是作为外科选出的职工分房小组代表不经意间流露出的"管理"思路……看来还是自己没按捺住原本以为隐藏得很好的某些东西,走上了一条医院管理的"不归之路"。

尚未从懵懂中醒来,严峻的医院生存问题就摆在了我眼前。那是医院刚被推向市场的年代,计划经济时代的儿童患者减半收费政策使全国儿童专科医院都面临运营困难、人才流失、效率低下、积极性受挫的艰难境地。我清楚地记得,医院账面现金只有30万,负债数百万,每个月都要争取到贷款才能按时发薪。年轻的我们像做学术那样学管理,在国内管理杂志上看到一些医院在推行成本核算基础上的薪酬激励,那时我和分管医疗的副院长贾宏丽——一位干练、低调、充满智慧的女能人——制定了上医系统最早的成本核算基础上的院科两级绩效方案,员工的工作积极性大大提高,成本意识普遍加强;创办了医院科技服务公司,我亲任总经理;半年后医院即扭亏为盈,创造了儿科医院员工薪酬水平不低于综合医院的奇迹。这些在数十年后被我自己批判和扭转的经济管理手段,不得不承认在当时医院从计划管理到市场主导的蜕变中有其不容否认的积极意义。在以后的管理生涯中,我也一直以此告诫自己,要历史地看待当时行为的价值。

一个从未涉足医院管理的菜鸟懵懂中撞进医管之门,如何进行医院管理?在儿科医院领导班子的所有人中,我年纪最小;分管的总务、基建、设备,科长都比我年长。年少者无惧,不耻下(上)问:向医院办公室主任学习议事章程和文件起草签发流程;学习看基建图纸和预算科目;把蓝封面的那本财务科目翻得烂熟;向其他附属医院的行政副院长学习总务管理的经验和方法……当时十分活跃的上海市卫生系统后勤管理学会不仅在后勤管理知识学习和实践交流方面对我启发很大,也让我很快就建立起了医院管理相互学习的人脉。在此基础上探索的后勤计件制多劳多得激励、用车科室选择出车司机、食堂奖金与利润脱钩根据服务量计酬等改革,都被实践证明在若干年后成为医院后勤管理的经典范式。一个博士生导师的医院管理,必然更在乎知其然知其所以然,在担任儿科医院副院长数年后,我养成了订阅医院管理杂志的习惯,撰写医院管理论文、探索医院管理的新模式和新方法……当然,用6年时间完成法律第二本科学历和EMBA的管理课程学习,创立复旦大学医院管理研究所,完成从管理菜鸟到"大虾"的蜕变,那是后话。

当儿科医院的经济运营稍有起色,随着金百祥、樊绍曾等一批学科精英临近退休年龄,种种原因导致的人才断层,改善学科梯队结构成为当务之急。在20世纪90年代,儿科医院就开始学科评估,明确研究方向,鼓励临床创新、临床总结,吸引海外留学人员归国。随着王卫平、孙波、桂永浩、黄国英等一批精英陆续回国,儿科医院的第二梯队重新树立起在国内业界的领先地位。这段经历,也为我以后的职业生涯中对学科建设、学科评估的关注和造诣开启了最初的难忘启蒙。

我在儿科医院从事医院管理的6年中,分别经历了宁寿葆、王卫平、朱启镕3位院长的主政。正是这些儒雅的学者型院长,以他们的正直、宽厚、包容,为我的激情、冲动、率真创造了舞台。我清楚地记得1993年总量控制高压政策下,儿科医院年终报表超过总量0.02%,当时诚真率直的我实事求是地如实上报,结果医院精心准备的等级评审被紧急叫停。当我为此自责不已时,王卫平院长非但没有责备我,反而把领导班子成员请到他家聚餐,亲自下厨烧出他拿手的水晶虾仁……在这批老院长手下,我感受到了作为一把手的涵养、淡定和担当;也领悟到了作为一把手的举重若轻、两只手弹钢琴的管理技巧。

当时儿科医院的领导班子中,贾宏丽、孙斌、曹莲华和我,包括中层干部中的邬惊雷、张公惠等,皆为能力翘楚、个性鲜明,但班子团结、相容甚好。尽管来自不同专业和科室,但议事时很少顾忌科室利益,一切以医院利益为重;议事可以各抒己见,但充分尊重分管领导意见,最终一把手拍板后毫无怨言地服从执行;"对后勤工作的批评,未必是对你小高的指责""后勤工作不被批评就是最大的表扬","管理老法师"的教诲是年轻的我快乐工作的格言。在这样的班子中,我学会了做一个合格的副职,更看懂了一个团结、能干、和谐的班子应该具备的素质和氛围。这个班子的成员后来成为遍布上医系统诸多部门的"掌门人",外界多强调"举贤不避亲"的外因,我则认为优秀能干者必然被重用。

儿科医院的院风和员工的善良诚朴在我之后的职业生涯中几乎没有再遇到过。曾记得初试分配薪酬改革时,大我十几岁的儿保科主任轻言细语地询问,对我们的初衷和失误充分理解,毫无责备,从此让我懂得要顾及公平,不能欺负老实人;后勤改革关闭医院托儿所、科研管理将科室实验室归并为中心实验室、兴建外科楼和儿科高层的院内动迁……职工们都能克服困难,无怨支持。

回望在儿科医院初涉医院管理的那段岁月,尽管未必是自己规划的,尽管充满懵懂、稚嫩和很多历史的无奈,却是我从管理启蒙到迅速成长、逐渐成熟的关键一步,深感幸运。那些对我倍加呵护支持的长者和同仁,那些弥足珍贵的院风人情,念兹在兹,无日或忘。

(本文发表于《叙事医学》杂志第五卷第一期,获博客首页推荐)

记忆中的复旦大学附属华山医院
感染科

2022 - 01 - 16

通往罗马的必经之路,是卡西诺峰脚下的第六号公路。而罗马,不是一天建成的。

有格局才会布局,有视野才能聚焦,有传承才有霸榜。国家卫生健康委员会2021年依托华山医院设置国家传染病医学中心,奥秘尽在此文。品读华山医院感染科"大感染"的学科发展之路,感佩之余,会深感华山级别的感染科,多乎哉,不多也。

邵卫东

一场疫情,使复旦大学附属华山医院感染科主任张文宏成了"网红男神"。在为他追求自由和刚直不羁的精彩喝彩的同时,我也常有隐隐的担忧。但"张爸"以他率直的态度、亲民而接地气的语言,为神州和"魔都"的老百姓竖起一根定海神针,同为上医人,我由衷地感到骄傲和自

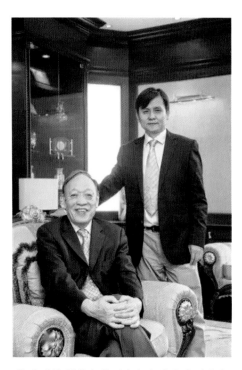

华山感染科翁心华（左）和张文宏（右）

豪。这其中有他个人的人格魅力闪光，更有华山医院感染科几十年的学术底蕴熠熠生辉。

谈及华山医院感染科，我脑海中会打开一本似乎有些微微泛黄的记忆相册：戴自英、徐肇玥、汪复、张婴元、翁心华、张清波……一个个上医感染科大家历历在目；还有伴随着华山医院感染科发展而纠缠的传染科还是感染科的学科方向之争的艰辛历程。

作为 1977 年恢复高考后的第一批医科生，我们似乎受到了对传统医学教育充满感情的上医老教授们的格外青睐。那时我们每一门学科的序言或者总论，几乎都是闻名全国的医学大家亲自授课：解剖学的郑思竞、生理学的徐丰彦、卫生学的苏德隆、外科学的石美鑫、肿瘤学的汤钊猷……都曾亲自为我们授课。《传染病学》的第一课，就是由华山感染科的开创者、时任感染科主任和抗生素研究所室主任的戴自英教授讲授。捧着灰色封面的医学院校全国统编教材《传染病学》，看着封面上"主编戴自英"的黑色大字，作为上医学子能亲聆主编授课，我们的期待不言而喻。生于上海、1937 年即毕业于国立上海医学院，在英国牛津大学攻读博士 3 年的戴教授，清秀的脸上戴着一副半框的金丝边眼镜，衬衫外戴着领带，瘦长的肩背始终挺得笔直，一副英国绅士和上海老克勒的风范令人敬畏。他那带有浓重浙江口音的普通话，把我们引进一个探究致病微生物的神秘世界。以后我在华山医院也多次看到过戴教授:如穿西装,一定是定制合体的,里面衬衫领带;如穿中山装,一定把风纪扣扣得严实,经典的学究范。最喜欢看他查房,前呼后拥,医院其他学科的进修医师都会赶来。每个床位医师,包括我们实习医师都十分紧张,因为他指着哪个就要提问。一个病例从症状溯源到病因,细菌、病毒、寄生虫、支原体、衣原体,一一比对,娓娓道来,最后作出诊断和提出治疗方案,让我们这些刚刚进入医学殿堂的"小迷弟"五体投地。戴自英教授师从青霉素发明者之一、诺贝尔奖获得者、英国牛津大学病理学教授弗洛里,1950 年获牛津大学博士学位回国。1955 年在华山医院创建了新中国最早的传染科。1963 年在华山医院建立了我国首个抗生素临床应用研究室。他一直主张"大感染"的学科理念,认为感染性疾病的概念要远大于传染病,坚持临床感染科和抗生素研究"两条腿"走路,奠定了华山医院感染科的大感染格局。他告诫弟子们"感染科医师要挑得起担子、经得住考验、放得下名利、守得住清寒"的寄言,一直是华山医院感染科的精神写照。

戴自英教授上完《传染病学》的总论后,后面的章节大多由徐肇玥教授讲授。走进教室的徐教授,轮廓分明的脸庞后是略卷的短发;白色的衬衫下是一条人造棉的长裙;那温和的笑容会让人联想起和蔼可亲的慈母。她娓娓道来的讲课,条理十分清晰,只要认真听课并做好笔记,考前几乎不必特意梳理。后来在华山医院实习,跟着徐教授查房和门诊,无论对患者还是对学生,她永远是那样的轻声细气、

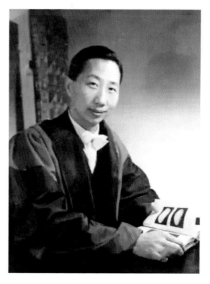

华山感染科戴自英旧影

耐心关切，我真切地体会到她的平易近人、和蔼可亲和诲人不倦。她也是大家公认的好医师和好老师。看似平易的徐教授，却有着敏捷严谨的临床思维和精益求精的科研态度，学术生涯硕果累累：她是协助戴自英教授创建华山医院感染科的奠基人；她作为首席专家研究的吡喹酮治疗血吸虫病获卫生部和上海市科技成果奖；她领衔的流行病出血热免疫治疗、各种病原体所致的感染个体的相关诊治都在国内享有盛誉。徐肇玥教授几乎就是我心目中上医女教授的经典。20多年前，我曾在平江路上看见退休后在学校门口接外孙女的徐教授，看着那个戴着绿领巾、挽着外婆的手蹦蹦跳跳的女孩，我默默地祝福徐教授天伦幸福、晚年安康。2020年10月12日，在上医校友群中得悉98岁的徐肇玥教授前日在美国逝世，我留言感叹"又一个上医女神仙逝"。

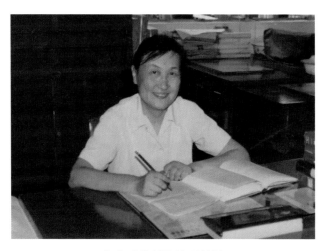

华山感染科徐肇玥教授

当年的上医77级医学系，1班和2班是中山班，我们4班和3班是华山班。大学的最后一年，华山医院教学楼6楼的学生宿舍就是我们生活、学习的基地；华山小花园的桥旁水边，有我们晨读夜归的身影，因此也对华山医院感染科有了更多的了解。那时,我们分批去感染科实习,正当中年的翁心华、张清波都是带我们的病室主任或大组主任。与其他医院传染病房里多是诊断明确的传染病患者不同,华山医院感染病房里大多是原因不明的发热待查患者。让我们这批初涉临床的菜鸟医师目瞪口呆的是:在众多发热待查患者中,翁心华、张清波等医生总能通过临床鉴别,做出病毒感染、细菌感染及结核、支原体等奇奇怪怪的非特殊感染的诊断,连血液病、免疫风湿病也常被他们火眼金睛般的临床分析所言中,第二天的实验室检查结果常常让我们真心佩服他们的学识渊博和临床经验丰富。而华山感染科和抗生素研究室的共同协作的构架,奠定了华山医院感染科与众不同的高度和内涵。华山医院抗生素研究室是 1963年为了对我国自主开发的抗生素进行临床评价应运而生的。戴自英的"感染科医师既要懂'菌',也要懂'药'"的教导,使以汪复和张婴元为代表的一代人,从一台冰箱、一台恒温箱、一台烤箱起步,建立了我国系统的抗菌药物学、人体药代动力学和临床试验研究的方法和评价体系,是我国最早的药物临床试验质量管理规范(Good Clinical Practice,GCP)组织者。新中国初期因抗生素严重匮乏"无药可用",她们开发了国产新药和临床试验;后来因细菌耐药亦导致"无药可用",她们建立了我国第一个细菌耐药监测网;从当初的邱财康烧伤的感染用药,到一系列耐药患者的会诊,都有华山医院抗生素研究所精英们忙碌的身影。

1982 年冬,大学毕业后我直接从华山医院背着行李到当时还在枫林路的儿科医院报到,开始了小儿外科医师的职业生涯:6 年住院医师、3 年主治医师、3 年副高,一直到博士生导师。当时上医系统内的跨院会诊很频繁,充分发挥了"大上医"学科协作、优质资源辐射的效应。那时没有现在这样众多的诊断设备和手段,当患儿发热待查,常规检查后不能确诊时,或者感染源明确后抗生素应用后疗效不理想时,我们必然会请华山医院感染科或抗生素研究室会诊。印象中感染科来会诊最多的是张清波和翁心华，抗生素研究室多是张婴元来。很神奇，同样的询问病史、体格检查、实验室报告分析后，他们总能从繁杂的蛛丝马迹中找到临床思维的逻辑关系，从肝脓肿、绦虫病、支原体肺炎到肠道淋巴瘤、组织细胞增生症、肠道真菌感染……五花八门的临床诊断，让小儿外科医师们受益匪浅；从万古霉素、丝裂霉素、停用所有抗生素……用药指导总能快刀斩乱麻。那时的华山医院感染科，在 6 家上医附属医院及上海医界的学术地位就是感染性疾病和抗生素应用上的良师和权威。

随着我担任复旦大学上海医学院科研处处长和复旦大学医院管理研究所所长，尤其在复旦版医院专科声誉排行榜颁布后全国传染感染学科的反响，让我对华山医院感染科在我国"大感染"学科转型中至关重要的作用有了深刻理解：20 世纪五六十年代，受前苏联学科发展模式影响，我国许多医院建立起以传染病和肝病治疗为主的传染科。虽然病毒性肝炎确曾是我国肝病的主要病因，肝病治疗在我国相当长的市场主导时期对传染科的收入保证和薪酬奖金有所贡献，但传染科治疗肝病与消化科的诊疗冲突的尴尬在所难免；更关键的是，只局限于传染病的病因学研究，而将由细菌、病毒、支原体、衣原体、立克次体、螺旋体、真菌和寄生虫等非传染性感染的患者按照感染器官分散到了呼吸、消化、血液、免疫等学科病房，缺乏全身系统的病原学研究和有效的抗微生物治疗，更缺乏一个专门研究微生物演变、发展规律、指导公共卫生防疫的学科队伍。华山医院感染科数十年坚持"大感染"的学科理念，2002 年翁心华担任中华医学会传染病学分会主任委员后，将最初由中华内科学会传染病与寄生虫学组发展而来的传染病分会改名为感染病学分会，使"大感染"的学科转型从学术组织机构命名上掀开了新的篇章。在人才培养上，翁心华教授特地安排学生卢洪洲去美国深造艾滋病防治研究，让张文宏进行结核病研究,让朱利平把真菌感染作为研究方向……让大感染和新发传染病的研究全面开展,每个弟子都成为这些研究领域的翘楚。华山医院感染科也已发展成以感染病诊治为核心,融合临床微生物、临床药理学、分子生物学的新时代的国家医学中心。复旦版医院专科声誉排行榜也将传染科改名为传染感染科,大感染的学科转型在医界得到了越来越多的认可。

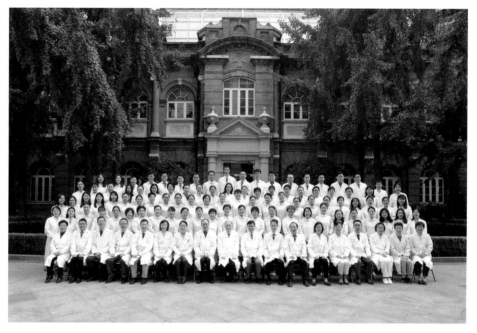

华山医院感染科合影

从非典到新冠,以翁心华、张文宏为代表的华山医院感染科在防疫抗灾及公共卫生事件中的重要性日益凸显,现代感染科的蓬勃发展终将成为大众健康守护的重要保障。

（本文发表于《叙事医学》杂志第五卷第二期）

半个世纪的医院薪酬改革亲历

2022‑03‑20

从大锅饭和脑体倒挂的时代迷雾中一路走来,如何面对薪酬制度改革这个世人眼中的天字一号难题?

足音不远。上医系统最早的成本核算基础上的院科两级绩效工资方案;以岗位工作量和手术难度系数为导向,结合科研产出、教学任务、成果转化、职能部门工作系数,被《健康报》称为"第一个与收入脱钩的(多元素)医院分配实践";以"双控双降"为硬核,强调"八要素",成为全国"允许医疗卫生机构突破行政事业单位工资调控水平"的最早实践。

堪称三步上篮。每一步,都扎实有度,领风气之先。容易被忽略的是,个中逻辑一以贯之:体现知识价值与行业特点,以人才激励突破点持续撬动改革。

作为操盘手,高解春定当甘苦自知。幸运的是,他和他的同事们又成功了。回望来路,是把自己视作鲁迅笔下"第一个吃螃蟹的人"呢,还是一位能将多声部演奏融为整体的指挥家?也许是后者吧。让优美的音符如流动清泉般在指间律动奔泻,汇成美妙的乐章,那一刻,并不容易。

回首向来萧瑟处,也无风雨也无晴。

邵卫东

2022年1月8日,上海汾阳路肇嘉浜路口好望角大饭店的会议厅中,暖意浓浓。已经坚持了15年的复旦大学医院管理研究所的第61期学术沙龙,邀请到了来自上海市卫生健康委员会、医保局、申康中心,乃至全国的医院管理者,大家齐聚一堂,围绕着去年6月国家五部委联合签发的《关于深化公立医院薪酬制度改革的指导意见》,在3位学者、医院管理者引导发言后,沙龙成员正在唇枪舌剑地探讨着这次公立医院薪酬改革的内涵、意义和要点。我的思绪则已飞回遥远的过去,审视着自己作为医师、医院管理者到医改参与者的公立医院薪酬改革的亲历之路。

我做医师的历史要追溯到1975年。18岁中学毕业后,我被直接分配到集体所有制事业单位——闵行地段医院工作,跟着当地伤科名中医王震乙中医学徒。集体事业单位学徒工资17元/月,两年满师后36元,在当时"36元万岁"的上海,已达到大部分普通工人的薪酬水平。那是医院统收统支的计划经济时代,结构工资是唯一收入,师父那样的名老中医也就60多元钱,全院无奖金。工资发放除了与缺勤、长期病事假挂钩外,与工作量、工作质量均不挂钩,真的是"干多干少、干好干坏一个样"。医疗行为的公益公平性似乎没什么大问题,因为医院收入归国家所有,员工薪酬、基建、日常支出向国家申请。医院设备简陋,全院只有一个 X 线胸透机,药品供应十分稀少,无论从动机和可能上,都没有大处方、大检查的必要和现实可能性。但员工的工作积极性普遍不高,大锅饭痕迹明显。记得我们伤科每个医师每天上下午各限挂号 10 个患者,美其名曰

"保证医疗质量"，师父看了几个熟悉的患者后就捧着茶杯走开了，后面患者就留给我这个学徒工"实习"了。上午10点多、下午3点多就可以早早收工看报，而患者每天早上5点就要排队挂号……医疗和服务水平滞后，工作效率低下的问题十分严重。

1977年改变我人生轨迹的冬日高考，让我幸运地进入上海第一医学院。应该是考虑77级高考生许多都已是成家立业的历届生，高考前在职的话，大学4年每月有11.2元的生活津贴。1982年毕业后，我被分配到儿科医院任小儿外科住院医师，大学毕业生每月工资45元。在那个清贫但物价稳定的年代，尽管存在手术刀比不上个体执业的剃头刀的薪酬价值倒挂，但相对普通工人36元的月工资，我们小知识分子的薪酬也能维持在社会平均生活水平。作为医师的我，每次国家加工资，由于自己的工龄、学历比同龄人不低，晋升比别人不晚，在强调学历、工龄、职称的基本工资上是可以满足的，至于只占总收入10%左右的奖金的激励引导作用十分有限，似乎也无人关心奖金的构成、计算方式，只是把它作为一种福利享受。至于医院工资薪酬的来源，我这个外科医师从不会关心，总以为是政府统筹安排的。

1992年春，我从一个外科主治医师直接担任医院分管财务、后勤、设备的院长助理和副院长，懵懂地踏上医院管理之途。医院的补偿机制和薪酬来源成为我面临的第一个难题：20世纪90年代医院"建设靠国家、吃饭靠自己"的补偿机制，员工薪酬主要来源于药品加成、检查和耗材费用等医疗创收，而主要是自费或家长减半医保的儿童医院本来用药量、检查量、耗材都少，当时还有儿童减半收费政策，其收支结余之少可想而知。那时，每个月一到医院发薪前两天，我都要到银行求行长特批贷款才能发放工资奖金；每次国家加工资，我再也不像过去做医师那样兴高采烈，而是让财务科长算出一个月需要多支出的款项，为那筹资而愁眉不展……面对儿童医院面临的运营困难、人才流失、效率低下的困境，"穷则思变"，我和医疗副院长贾宏丽制定了上医系统最早的成本核算基础上的院科两级绩效工资方案。新的薪酬分配方案实施半年，医护人员的行为发生了明显改变：过去收治患者推诿，尤其是急诊患者没人收，现在各病房抢着收；过去胶布、导尿包、针筒全院统账，乱丢乱扔，浪费明显，现在连病史纸也管得牢了……仅仅半年，医院即进入良性运营，创造了儿科医院员工薪酬不低于综合医院的奇迹。

应当客观承认，这种薪酬分配制度在计划管理到市场主导的蜕变时期，对于打破大锅饭、营造成本节约意识、解决医院生存问题有一定积极意义。但从一个极端到了另一个极端，其弊病也日益凸显：过去几桶纱布用掉从不记账的"漏收费"变成了一桶纱布通过记账记出两桶纱布的"乱收费"；在工作量 20%～25% 增长的同时，医疗费用呈 50% 以上的增长……以收支结余为基础的分配制度导致的大处方、大检查、过度医疗为特征的趋利行为，带来了医疗费用迅猛上涨伴生的医患和社会矛盾……尽管不断强调规范收费、规范服务，但源于补偿机制和分配导向的积弊依旧深重。

2001 年 10 月 18 日，我怀揣复旦大学眼耳鼻喉科医院院长的任命书，站在汾阳园那棵象征着坎坷经历又顽强成长的歪脖子枫杨树下，深感责任重大的同时，立志要在这片热土探索与收入脱钩的医院薪酬分配制度。任职半年后，在调研和详尽的数据分析后，我推出了新的薪酬分配方案：推翻了原本以收支结余为基础的分配体系，改为以岗位工作量和手术难度系数为导向，结合科研产出、教学任务、成果转化、职能部门工作系数的"多元素分配"。医院内重视学科建设、临床科研、争做疑难手术的氛围形成；医师们争做名家、高层次人才蔚然成风；院士、杰青、国家奖……硕果累累；人均门诊量、手术量、薪酬水平都创上海之最。2004 年国家人事部在上海召开的事业单位薪酬改革交流会上,我作为卫生系统代表做了"医院五元素分配和员工竞争上岗的实践和探索"的报告,《健康报》把我称为"第一个与收入脱钩的医院分配实践者"。

2005年初春的北京国管局第二招待所,那个被称为"卫生部专用招待所"的会议室,人事司召集的医疗事业薪酬改革课题组的专家们针锋相对、各抒己见。我作为唯一的医院院长,被复旦大学卫生管理学教授郝模推荐参加本次调研和讨论。在郝模教授的指导和主持下,我们课题组借鉴美、法、英、日等国和中国香港地区的薪酬水平,提出公立医院医务人员的平均薪酬水平应该达到社会平均薪酬的 2.86～3.25 倍,医师平均薪酬水平应该是社会平均薪酬的 4～5 倍,基层社区卫生中心和村乡卫生人员的薪酬水平参照当地同级公务员的薪酬水平,通过政府拨款、医保支付、社会募集、服务收费等各方筹资。我清楚地记得,当我们提出建立体现知识价值和行业特点的薪酬制度,二、三级医院公立医院,尤其是高层次医务人员聚集的大学附属医院医师薪酬应该高于同级公务员薪酬水平时,课题组除我之外都是卫生行政官员们,不理解,反复问"凭什么?"我一个人舌战群儒,孤军作战,独木难支,最后甩下一句"一个国家的医师都想着钱,这个行业就没救了;但一个国家的医师收入比公务员还低,这个国家就没有希望了!"而后愤然离场。也是那年,居然有官员在两会上抛出"中国看病难、看病贵的症结是医师欲望无穷大",我直接在个人博客上以《医师的欲望》一文回怼。虽然我再也没有参加那个课题组的活动,但那次调研公益导向和知识价值的薪酬水平确定的标准和方法,是我以后在申康乃至新一轮薪酬改革的研讨中经常引用的。

2005 年 9 月,秋风拂面,怀着职业生涯少有的志忑之心,作为我国第一个省市级管办分开机构——上海申康医院发展中心的新任副主任,我走进了拥有 3 幢西式别墅的康定花园。在梳理职责,建立了战略规划、绩效考核、全面预算制度后,针对医疗费用迅猛增长、医院趋利行为引起的社会矛盾,我们结合国家新一轮医改的药品零加成、集中采购、劳务价格调整为主要内容的补偿机制改革和医保预付改革,开展以控制医疗收入增长和医疗成本增长,降低药品增长和耗材增长的"双控双降",指导医院完善内部绩效考核,强调岗位工作量、服务质量、病种和手术难易度、患者满意度、医药费用控制、成本控制、医德医风、科研和教学质量"八要素",严格要求切断与医院收入挂钩的薪酬分配。而对确保公益性、摒弃趋利最有效的是市级医院工资总额核定的探索:2013 年,申康中心对所属市级医院开展全国最早的按工作量和工作难度系数、结合学科建设和科研产出的绩效考核的工资总额核定,从补偿机制上使医院的薪酬彻底与医院收入脱钩,并通过政府拨款再分配使公共卫生中心、精神病院、儿童医院等"政策性亏损"医院仍能达到核定薪酬的全额发放。如此补偿机制和薪酬分配改革,开创了前 3 年在工作量增长 12% ～15% 的前提下,医疗费用增长控制在 3% ～6% 的奇迹;营造了上海公立医院院长关注绩效、学科水平而淡化医院收入的氛围。其时恰逢全国事业单位岗位绩效工资制度总量调控落实,如按要求做,已达人均收入 20 多万的市级医院要退回到 16 万的事业单位平均水平,这将对市级医院的队伍稳定、积极性调动产生巨大影响。经过我们的积极沟通,得到时任上海市委书记俞正声的认同,同意市级医院在严格绩效考核前提下探索按"八要素"严格工资总额核定的薪酬分配改革。实际上,这是全国"允许医疗卫生机构突破行政事业单位工资调控水平"的最早实践。

欢迎我总结发言的掌声把我从回忆中唤回现场。国家五部委《关于深化公立医院薪酬制度改革的指导意见》的颁发,重点落实"两个允许",在薪酬水平、薪酬结构、资金来源、考核评价上提出了明确的指导意见。尽管其在薪酬筹资渠道上的政府责任、医院薪酬总额核定的方法诸多方面尚待完善,但对强化公立医院的公益性,建设以知识价值导向和行业特点、劳动特点和岗位价值的薪酬制度,提高医务人员积极性,更优服务人民群众等具有重大现实意义。

从医师、医院院长到办医主体的负责人,我作为医改参与者从计划经济时代走到今天的近半个世纪的亲历,充分证明了医院的补偿机制和薪酬分配制度是关系到医院和医师医疗行为的重要杠杆。如何根据国情和社会发展趋势,从顶层设计、方法措施上做得更好,是医院管理者始终要面对的重要命题。

(本文发表于《叙事医学》杂志第五卷第五期)

汾阳园的激情岁月

2022‑06‑21

一口气读完,竟不知如何动笔。他的文字,自带一种魔力,跟着就裹挟进了那个场景,一起共同面对,如何破局、如何做局,又如何复局的汾阳春秋。可谓荡气回肠!

居视其所亲,富视其所与,达视其所举,穷视其所不为,贫视其所不取。如此,四方贤士多归之矣!魏文侯和李悝君臣同气、终成伟业的史料,想来滋养过他的思想:人的问题解决了,所有的问题都将迎刃而解。

那么,都有哪些人呢?

班子成员、专家骨干、行政干部、后勤工人、落选中层、评聘医师、竞岗护士、外聘专家、学术尖子……几乎涵盖了医院所有层面同时也是最易产生矛盾的人际人群,最终汇聚在了医院战略决策和发展定位的大旗之下,所向披靡。

擎旗者,高解春。

邵卫东

新开公众号"高处解春"，我将新浪博客的 400 多篇博文搬去公众号，16 年前写下的《别了，我永远的汾阳园！》再引波澜。帮我整理公众号的编辑、《叙事医学》杂志邵卫东建议我写写汾阳园医院管理的故事，于是思绪又回到那激情四溢、艰辛探索、成绩斐然的四度春秋。

2001 年 10 月 18 日，我揣着复旦大学附属眼耳鼻喉科医院院长的任命书，站在汾阳园迎门的那棵歪脖子枫杨树下，层层叠叠的云层不见一缕阳光，深秋的风将几片枯黄的树叶凄凄吹落，我的心情则是欣喜和忐忑交集一处。

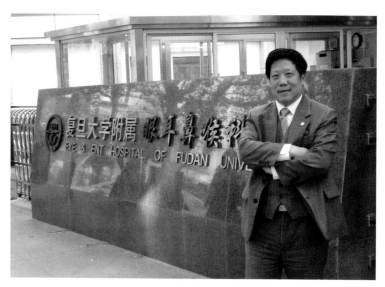

笔者于复旦大学附属眼耳鼻喉科医院旧影

3 年前，我离开儿科医院去上医任校产处长，恰遇复旦大学与上医两校合并，任上海医学院科研处处长半年后再与复旦科研处合署。这次回附属医院任院长，满足了我作为一把手做医院管理的夙愿，有一方热土可以实现自己的梦想，有一个舞台可以展示自己的激情。但上任前学校党委书记的谆谆告诫犹在耳边：历史的原因，这个医院的眼科和耳鼻喉科关系比较微妙,人际关系比较复杂,是附属医院中两个匿名信较多的单位之一,如何团结班子,依靠广大员工,把各项工作做好是一个巨大的挑战……正值不惑之年,在职场上还算顺风顺水的我,望着那实习时梦寐以求、分配时擦肩而过、熟悉而又陌生的汾阳园的老白楼,尽管有几丝忧虑,更多的还是踌躇满志。

一个小儿外科出身的医院管理者,只身来到以眼科和耳鼻喉科为重点学科的专科医院做院长,第一件事做什么? 依靠谁来进行医院管理? 踏上医院管理之途后,尽管几次换岗,我从来是只身上任,从不带人。因为我总相信私其所亲,只能领导和自己有关系和听话的人不是合格的管理者;锤炼人才、选贤任能才是现代管理者的所为。另外,管理职场铁打的营盘流水的兵,谁也不可能对身边人的整个职业仕途负责,这种人情债谁都不会欠的。我意识到,在高等院校、附属医院这样科技含量甚高、知识高度密集的单位,仅仅用组织任命的法定权利、奖励权利、强制权利是不够的,要用以诚相待和鞠躬为众的精神去启发、激励和引导员工,要把他们当作良师益友,班子和全院职工的团结和凝聚力才是医院发展的推动力。踏进汾阳园的前 3 周,我对班子成员、前任院长、众多退休老专家、所有中层干部,甚至护士长逐一访谈。考虑到医院人事关系复杂的特殊性,我要求别跟我讲过去的恩恩怨怨,我没时间也没精力来理顺这一切,我们只谈明天该怎么做? 最大的障碍是什么? 您的建议是什么?

我在访谈中得知,眼耳鼻喉科医院的排外意识很强烈:医院的院长一直都是眼科和耳鼻喉科专家出身的管理者轮流当家;前面有两轮外派的党委书记都没有干满任期,甚至在退休前几个月被迫调离……而今,不仅在任党委书记关湧是 3 年前从华山医院调任,连院长都由院外调来一个小儿外科出身的医院管理者,汾阳园的员工在感情上无法接受。在我上任前就已有许多匿名信铺天盖地地飞向复旦、上医,甚至各附属医院,只有我一个人被蒙在鼓里,怡然自得地上任后才如梦初醒。

屋漏偏逢连夜雨,我的访谈还没结束,医院里一个涉及行政副院长、基建科长、设备科长、三产总经理和维修组长的经济重案被揭开,随着5、6个人被逮捕,我正手忙脚乱地填补那几乎遍及基建、设备、后勤的管理塌方,医院里已有人根据我上任当天行政副院长把放疗楼300多万的基建合同让我签字被我拒绝、一周后我调整设计方案以160万签下合同一事,添油加醋说成是我的"火眼金睛"导致他们锒铛入狱。如此这番把一个立案年余的反腐涉案定论为我上任三把火的"下马威",由此造成的信任危机和深重压力可想而知。

如何把组织赋予的法定权利转变为医院的凝聚力,如何让自己融入汾阳园?班子团结、严明纪律、严于律己是立足之本:我们制定了班子议事制度,党政联席会议议程必须提前2天书面报审,书记、院长、分管领导基本商得一致才能上会,改变了过去会上扯皮、势不两立的难堪;院周会、中层干部会拒绝迟到,议事不议人,严禁人身攻击,扭转了过去常常面红耳赤的尴尬;医院发生医疗事故后有人医闹,我亲自带领医务科长与家属代表谈判,迅速妥处息事,后续制定了医疗纠纷处理流程;我每天骑自行车上班,非公务不用公车;为了避免食堂吃饭员工打"人情菜",我中午就在办公室一个苹果、几片饼干"健康午餐";我在院刊上撰文《汾阳园,我的梦系所在!》,真情告白:"在这里,我将奉献人生的又一段时光,与汾阳园的枫杨树一起见证这方热土美丽精致的变化过程;在这里,我将再度历经数十个青灯黄卷、废寝忘食的岁月,与汾阳园的白楼一起见证全国一流眼耳鼻喉科学术基地和临床医学中心的崛起。"

诚然,人们对管理者的评价,不是看你的表白、听你的誓言,而是要看你能否解决问题、给这里带来什么变化?初入汾阳园的我,走遍医院的每一个角落,发现有个奇怪的现象:一边是大量的患者挂不上号,住不了院,做不了手术,一边是医师每周只看两个半天门诊,名专家一周只有半天门诊,手术室下午空空荡荡;不少医师利用周末外出走穴手术,常常是周五下午就没了人影,周一上午还有医师迟迟未到。有人学说给我听:某个周末,我院有3个医师上了同一航班的飞机,相互装着没看见,最后到了同一家医院的同一手术室洗手时才相视一笑。究其原因,主要是医院过于平均的"大锅饭",不能体现个性和劳务价值的薪酬分配制度,使身怀绝技、深受患者青睐的医师们没有在医院门诊和手术的积极性。

我找来手术病例积压最多的白内障科主任,问:"外出手术,别家医院给你们多少钱?"回答:"院长,真不少,一个手术1000元",再问:"每次能做几个手术?""那很少,每次2~3个"。试问:"如果医院周末加班手术,每例劳务多少你们就愿意?"答:"那患者很多,又无路途之累,每个手术500元都愿意。"

面对患者的期盼和医师的诉求,班子成员统一思想,摒弃了那时十分普遍的在定编定岗基础上制定科室效益分配的方法,我们决定对关系到群众切身利益的奖金分配只做加法不做减法,在原有基本工资、院内工资基础上,效益工资从原来只强调收支结余提成改成部分按工作量分配,结合专家门诊、特需病房、名专家和主要精英的特殊倾斜,周末手术津贴(每例600元)等。我给这种分配改革冠以一个理论性很强的名称:"按技术要素分配"。试行2个月,专家门诊量增加2~3倍,周六、周日加班手术使月手术量增加2倍,出院时间下降3天,人均住院费用合理下降,最关键的是专家骨干的工作积极性和效率明显提高,患者的看病难、手术难也大大缓解。当然,这种按贡献、按需求的个性化分配,拉开了不同科室、同级别同职称医师间的薪酬差距,对传统"大锅饭"的挑战,给我这个新任院长和整个班子的担当还是带来了巨大考验的。我们适时召开了职代会,将眼科、耳鼻喉科民营医院发展对我们的挑战,对医院精英专家绩效激励的意义向职工代表讲清楚,以决议形式明确医院总体效益与全院职工二次分配挂钩,晓之以理,动之以情,迈出了改革成功的第一步。

分配拉开差距形成的岗位间的不平衡的势能,为竞争上岗创造了条件。但在一个长期一岗定终身、干部任命制的医院,要实行能上能下、竞岗聘任的探索,谈何容易? 先从哪里下手? 我们经过认真分析、全面权衡后,决定先干部后群众,先机关后临床。2002 年 3 月启动了职能科室岗位聘任,根据精简高效的原则,党政办、纪监审、总务基建合署办公,所有岗位在职责和权利明示的同时,不同科室不同岗位的薪酬系数也同步公示,职能科室薪酬系数与全院薪酬水平挂钩。我们明确由临床科室主任和医院党政班子一人一票,得票超过 2/3 的自然当选,低于 1/3 的自然淘汰,1/3～2/3 的由党政班子讨论后投票,如平票以党委书记一票为准。如此设计制度,是为了强调职能科室对临床科室的服务意识,杜绝任人唯亲,更重要的是营造透明公正的竞争氛围。从原来的"要我干"变成了

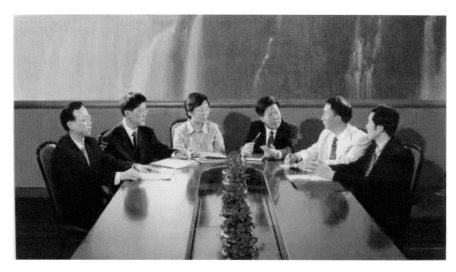

时任医院班子合影

现在的"我要干",干部可以根据自己的优势、特长、兴趣、人际关系选择岗位。15个科室,25个科主任岗位,中层干部变动率达72%,行政科员变动率43%,不少博士生、业务骨干通过竞岗充实职能科室,珍惜岗位、热情服务、强调效率蔚然成风。与此同时,根据学校要求,我们同时启动了后勤社会化试点,将过去医院包办的小而全的保洁、保安、食堂、锅炉、后勤都委托给第三方服务公司管理,医院工人编制员工保留待遇、委托管理,这是医院运营体制和提高后勤服务水平的重要改革。

然而,尽管是顺应历史潮流、遵循管理规律、摒弃僵化体制、焕发员工活力的改革,毕竟与长期的习惯传统相左,又涉及利益再分配的敏感问题,在汾阳园这样一个环境下必然会遭到非议和抵抗。曾记得:那个阴雨绵绵的4月,匿名信满天飞,小字报贴到我家铁门上,让我滚回儿科去;那闷热的周五,学校办公室来电,我院后勤工人联合另一家正在进行后勤社会化改革的附属医院,扬言要到市政府门口游行示威……一时间,流言肆虐,黑云压顶。深知改革路途凶险的我,在与学校领导积极沟通和得到班子成员鼎力支持后,一腔热血,义无反顾:多次走进职能科室,与郁郁寡欢的竞岗落选同志促膝谈心;只身前往锅炉房、维修组,与群情激愤的工人们直面对话,把改革初衷、改革对医院发展的意义娓娓道来,在强调并非针对某个人或某个群体而是趋势必然的同时,承诺在职职工在退休前保证共享改革成果,二次分配全院公平均等。如此率直的当面沟通和切身利益的关注担当,终于获得了员工的认可,备尝艰辛后,迈过了改革初期最严峻、最令人慨叹的一段深沟巨壑。

职能科室竞岗的"鲶鱼效应"使能上能下、有进有退、双向选择的岗位聘任制被大家接受,分配势能引导下的全院竞岗聘任制成为汾阳园机制改革的一个闪亮品牌。

2003年3月启动的护理和辅助部门聘任,一揽子解决了人浮于事、人力资源配置不均衡的问题,314 个岗位变动率 17% ,结合浦东分院开设,在总编制不变的前提下落实了分院 32 个岗位。两位从口腔科和心电图室落聘的 50 多岁的技术员,重新学习获得浦东分院高压氧和耳测听的上岗证后愉快上岗的故事让我感动;职代会投票同意落聘职工可以带职留薪待退的支持让我欣慰;关湧书记和班子群策群力、各司其职、共同维稳的举措让我备受鼓舞……

2004 年 3 月,最核心的医师岗位聘任制启动时机已水到渠成,所有副高职称以上医师自由竞岗,有一个学科带头人和两个副高职称医师完成学科流动;数位医师在评聘分离的机制下被低职高聘或高职低聘,适时开展的亚学科三级管理和三级分配,一举打破了长期困扰汾阳园的两科独大的"斗鸡眼"文化,眼科的玻璃体视网膜、青光眼、白内障、视光学、眼表疾病、眼眶肿瘤和耳鼻喉科的耳听觉、颅底神经、鼻科、咽、喉头颈外科等亚学科与放疗科、病理科、放射科、检验科等学科构成了均衡的专科医院学科群管理体系。

2005 年 5 月,我们又启动了护士分级管理岗位聘任,聘用文秘替代办公室护士,更是在解决护理人才短缺、优化人力资源上独树一帜,管理成果在《中华医院管理杂志》上刊出。

成功的竞岗聘任制和分配激励,大大提高了全院职工的工作积极性,但这只是管理手段,并不是终极目标。医院院长,为官一任,必须回答 5~10 年后你管理的医院将发生什么变化? 会达到什么样的医院规模、人才和资源配置、发展模式、管理举措及战略目标? 当时,全国医院规模发展呈井喷状,有关领导让奉贤区拨地 100 亩,要求我们贷款或自筹资金搬迁扩容。我带领管理团队先后考察新加坡、日本、意大利等国,走访了国内中山大学眼科医院、北京同仁医院,发现新加坡眼科医院没有住院床位,全部日间手术,个别危重患者与中央医院共享病床;意大利的博洛尼亚医院耳鼻喉科床位只有 40 张,手术量是我们的 2 倍;日本那位"白内障之王",每天上午 50 多位患者门诊、下午近 50 例白内障手术,都是日间手术;国内眼科和耳鼻喉科专科特色医院的床位规模也仅 300～500 张……从卫生经济学角度分析,医院规模发展尽管有保持特异性和不可替代性的优点,但带来的高成本和高投入是客观存在的;而辐射发展虽然有同质化难度和品牌"套牢"的不足,但利用市场资源,投入风险较小。由此,根据当时政府投入较少、医院发展投资自筹、劳务价格低下、市场补偿有限的情况,班子经过慎重讨论取得共识,提出了医院战略定位:中国眼科和耳鼻喉科的学术中心和人才培养基地;保证基本医疗、重点解决疑难杂症、提供多层次特需医疗的专科医院;符合时代和市场需求的现代管理和分配体系;具有凝聚力的医院学术氛围和文化环境。医院发展模式:投入产出合理、具有专业特色,以汾阳路为中心、具有一定辐射能力——小而精。20 年前这样的战略决策和发展定位,被后来的公立医院改革历程证明,还是很有前瞻眼光且独具匠心的。

战略目标确定之后,在大多数医院规模发展、市场化外延的环境和补偿机制、价格体系都受限于当时的政策条件下,要实现"社会满意、医院发展、学科一流"的战略目标,必然要突破现有管理体制和机制的局限和约束,必须通过管理创新,从根本上颠覆原有的管理模式,才能适应机制改革的节奏,营造核心竞争力,在同样不懈加强管理的众多医院中脱颖而出。我们改变了患者随机挂号、住院后随机分配床位、手术医师由医师组安排的传统模式,开创了门诊、住院、手术、随访由同一医师全程负责的就医流程,使汾阳园医师的品牌悠远绵长、患者数量持续增长;2002 年即开设了日间手术室,眼科日间手术占 60% 以上,耳鼻喉科日间手术占 35% 以上,创上海日间手术之最;我们在 2003 年即改变了挂号、检查、配药多次付费,首创一站式付费信息系统,稍许缓解了狭小空间中的拥挤现象;2004年医院完全按照工作量和手术难度系数进行绩效分配,被《健康报》称为"第一个与收入脱钩的医院分配实践者",同时也创下了医师薪酬水平的上海之最;我们聘任外院医疗产业管理者担任汾阳视听医学的总经理,以现代管理理念使医学配镜、助听器选配等医院产业从年收入800万增加到3500万,年利润从100万上升到1000万,编织了医院产业现代化管理的神话;我们引进社会资本租房、购买设备,开办了全部特需医疗的浦东分院,我们以技术和管理输出形式开办了绍兴眼耳鼻喉科分院、永康眼科分院和厦门眼耳鼻喉科分院,我们以汾阳视听参股民营和平眼科医院,遍及全国的多元化多层次的眼耳鼻喉科医院集团初见雏形……我们以敢于挑战现有管理模式的激情和勇气,创造出众多富有想象力的改革途径,并以坚毅和韧性完成了从理念、系统、流程到方法的一系列管理创新。

医院核心竞争力的标志就是学科建设,这是医院品牌和声誉的基石。然而,学科建设是一个在长期的学科沉淀和学术氛围中积累的产物,不可能一蹴而就。20世纪末医院被推向市场的那波冲击之下,医院的科研创新和学术氛围受到严重影响,如此一个大学附属专科医院,竟然已连续8年国家自然科学基金为"零",科研成果寥寥无几,参加学术会议和撰写科研论文积极性普遍不高。我们围绕学科建设从硬件、软件、机制、氛围各方面采取了一系列有效措施:建立了配置有共聚焦、基因测序仪等科研设备的中心实验室;安排了学术尖子去美国哈佛大学、澳大利亚墨尔本大学等耳鼻喉科和眼科的顶尖专业大学进行博士后和访问学者学习;每年一次学科评估进入常态化;对课题、获奖、论文撰写、成果转化的激励成为绩效分配的主要内容;对学科的贡献成为晋升、研究生留院、学科带头人聘任的刚性指标;我们举办眼科耳鼻喉科高峰论坛,让全国眼科和耳鼻喉科主委、常委来参加中国眼科和耳鼻喉科鼻祖郭秉宽、胡懋廉的塑像落成仪式,重塑汾阳园的学术地位;我们关注凝聚力与和谐文化的营造,春节联欢会上王正敏和王文吉等学术泰斗西装革履、红袄绣巾高歌《同一首歌》……

春播秋收。数年的耕耘,终于迎来 2005 年的学科丰收:在复旦大学医疗口的 11 个教育部重点学科中,汾阳园的眼科和耳鼻喉科双双上榜;国家自然科学基金面上项目 8 项,李华伟教授摘得医院历史上第一位国家杰青;"耳外科神经功能的保护和重建"获国家科学技术进步奖二等奖;眼科白内障临床科研在《自然》杂志刊用……最惊喜的是王正敏教授在完成国产电子耳蜗成果转化后,于 2005 年当选中国科学院院士,这是当时中国耳鼻喉科和复旦大学附属专科医院唯一的院士。想着王正敏教授连续数年的院士遴选中,都在最后一轮投票时因有匿名信举报而受影响,2005 年春节过后的全院大会上,我大声疾呼:"不是他要当院士,是我们医院需要一个院士,复旦大学专科医院需要一个院士!"

2005 年 11 月 18 日,我已被任命为上海申康医院发展中心副主任两月有余,再不舍,离别汾阳园的日子还是来了。记得就在新建的门诊楼 6 楼的多功能会议室,我的离别致辞刚讲了几句就哽咽起来,那位儒雅的副院长已摘下眼镜、掏出手帕拭泪,于是,会议室里顿时唏嘘一片;一直自诩血性男儿的我,强忍的泪水如泉涌出。几年后,复旦大学党委书记在全校干部会上说:"做干部就要像高院长那样,去时质疑和反对的匿名信一大叠,走时挽留的实名信一大摞。"

汾阳园的岁月,是我职业生涯中最为激情的 4 年。这种激情源于实现理想和管理理念的冲动,追求成功的执着造就了荣辱不惊和勇往直前;这种激情依赖于展示创新和个性的舞台,正是那个责权明晰、同仁支持、宽容个性的舞台,保证了奋斗者的成功;这种激情亢奋于严峻挑战和考验的刺激,做前人没有做过的事和别人不敢做的事,会使奋斗者激情盎然;这种激情也因不断的成功,在奋斗历程中用智慧和心血换取收获而备受鼓舞。

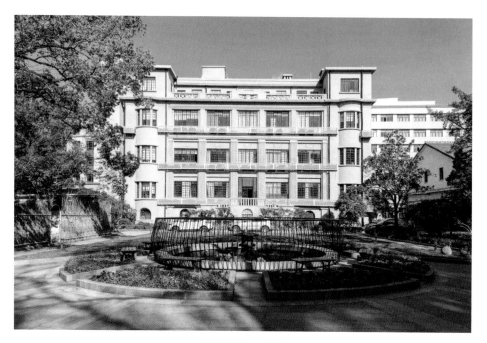

汾阳园的小白楼

（本文发表于《叙事医学》杂志第六卷第一期）

从研究者到操盘手的院长绩效考核探索

2022-04-25

　　横向到边,纵向到底,党政同步,随行附加。2006年,在借鉴了多种国内外绩效考核方法的优劣利弊后,根据易得、通用、代表、独立敏感的原则,高解春和他的同事们筛选出了23个定量指标、3个定性指标,最终推出的以激励导向为主,具有明确可比性,社会满意、院长们信服的绩效考核指标体系,全国最早,至今领先。尤其是在医院治理、行为导向和有效激励等维度,经受住了历史的检验。

　　满意度平均分,医护质量评分,医疗费用增长率,人均门诊、出院、手术工作量,工作效率,平均住院日等,市级医院相关指标绩效考核前后对比,这套体系对医院办院方向和医疗行为的引导作用十分正向。在政府、院方、职工"三满意"的同时,老百姓就医体验也得到了极大提升;与此相比,后续在干部提拔上的刚性应用、时任卫生部部长的专函表扬,以及陆续而来的各项摘金夺银,无非是锦上添花罢了。

最后，最了解乙方的，也许是从乙方变身过来的甲方？

邵卫东

2005 年 6 月，严格意义上是我第一次走进康定路 2 号康定花园的日子。时任复旦大学附属眼耳鼻喉科医院院长的我，被邀请参加由上海申康医院投资公司委托、复旦大学公共卫生学院承担的《公立医院绩效评价指标体系》课题的研究。课题组负责人是我的好老弟，77 级上医公共卫生学院毕业的郝模教授，他以高水平的政策研究闻名遐迩。与豪爽的酒品不同，他讲话不紧不慢、娓娓道来，但那双浓眉下炯炯有神的眼光能令人体会到那种不依不饶。当他把立题意义、课题方法、进程安排全部讲完，我却还是没能明白为什么医院投资公司要做这样一个本该是卫生行政管理部门做的课题？

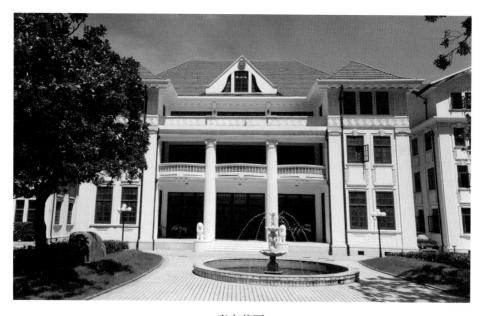

康定花园

2005年9月9日,上海申康医院发展中心成立,全国第一个省市级公立医院管办分开的探索拉开帷幕,我被任命为申康中心副主任,分管医疗事业部和绩效考核部。我这才明白3个月前开展的绩效考核课题是时任上海市副市长杨晓渡下的一盘大棋,我也在"不识真面目,只缘在山中"的情形下,由课题组乙方的专家成了甲方的课题主持者和绩效考核操盘手。

纵观我国公立医院治理机构的变迁,长期以来,公立医院的资产、人事、财务、行政分属各级政府的国资委、编委、财政局和卫生局,所有者职能分散,完整的出资人角色缺失,所有者、管理者边界不清。尤其是1982年后随着院长负责制的推行,医院管理自主权不断扩大,既无严格约束也无有效激励。想着我从儿科医院副院长到眼耳鼻喉科医院院长,上任前组织谈话除了强调政治纪律、维稳要求和医疗安全,从来没有效益效率和业绩的指标要求。20世纪90年代起,尽管有医院等级评审、医院管理评价,也有医院进行绩效评估探索,但多为单个医院内部的绩效评价,纵向比较为多,缺乏多个医院的横向参照,而以资产所有者或办医主体身份对医院系统量化的绩效考核更是史无前例。

上海申康医院发展中心的成立,明确为包括上海交通大学医学院附属医院、上海中医药大学附属医院、原卫生局直属医院共23家市级医院的资产管理运营的责任主体和政府办医的责任主体。在梳理建立了战略管理、资产管理、财务管理为主要内容的现代医院治理结构后,医院绩效考核框架和制度的建立成了当务之急。绩效考核是现代医院管理的必然要求,是医院办医方向和行为的引导手段,也是对医院管理者有效约束和激励的可靠途径。然而,医院绩效考核受政府要求、社会需求、医院发展等诸多要素的影响,要建立一个社会满意、院长们信服的科学、合理的绩效考核指标体系,更要在医院治理、行为导向、有效激励等方面经得起历史的检验,这对我这样一个医院宏观管理上的新兵还是颇有挑战的。

习惯将管理当一门科学工作来从事的我,与课题组专家一起,检索文献、学习目标管理、平衡积分卡、经济效率效益、时空二维等各种医院绩效评价模式,借鉴美国 JCI、澳大利亚 ACHS、加拿大 CCHA、英国 CHAI 等国外绩效考核方法的优劣利弊。首先确定强化社会公益、淡化医院经营、兼顾管理效率和持续发展能力、不能忽视职工对医院管理者认可满意的导向方针,根据易得、通用、代表、独立敏感的原则,筛选了 23 个定量指标,从社会满意、管理有效、资产运营、持续发展、职工满意 5 个维度建立了满分为 100 分的定量考核指标,又将严重医疗事故、安全事故、违纪事件作为降级处理的定性指标。这种以激励导向为主,具有明确可比性,摒弃"一票否决"等看似严厉实际很难操作的做法,在以后的实践中被证明是可行和有效的。

2006 年 8 月,《上海市市级医院院长年度绩效考核办法(试行)》正式颁布。2007 年 2 月即完成了 23 家市级医院院长 2006 年度绩效考核,拉开了我国最大样本量的公立医院院长量化绩效考核的序幕。在院长绩效考核中,我们将社会满意度、职工满意度、医疗质量等指标以横向比较结合环比、同比的纵向比较;医疗费用适宜性、人力和床位效率等指标,除了纵向比较外,综合性医院与专科医院、中医医院分类比较;儿童医院与儿童医学中心、儿科医院比较;第一妇婴保健院和复旦大学附属妇产科医院比较;肺科医院和胸科医院比较……

考核结果分为 A、B、C、D 四级。每年绩效反馈时,专科医院和中医医院由我代表申康中心进行数据分析反馈;综合性大医院申康中心主任和党委书记也一同参加反馈。考核 A 级和 B 级的医院院长,当场颁发表彰证书和占当时个人收入 12%～20% 的绩效奖金支票;考核 C 级院长的绩效奖金约是 B 级院长的 40%。那些在社会上造成较大影响的阿瓦斯丁假药、医院手术室火灾、医院多人受贿等严重事件，当事院长都在接受相应行政处罚的同时，当年的年度绩效考核降级。2006 年度有一个专科医院绩效考核为 D（不及格），结合职工满意度不达标，按考核要求，院长、书记被免职。院长绩效考核结果还与院长的评优、聘任、提拔挂钩，记得那年从处级干部中提拔副厅级干部，市委组织部让我把选拔对象的历年院长绩效考核成绩附上，结果绩效考核名列前茅和进步神速的三位院长在两年内被先后提拔。如此刚性的绩效应用，使上海市级医院的院长绩效考核的权威性和管理导向作用显现无遗。

连续数年的市级医院绩效考核，对医院办院方向和医疗行为的引导作用明显：考核前市级医院的万人问卷满意度平均分一直低于全市二级以上医院的平均分，自 2006 年实施绩效考核后，连续 15 年都高于全市二级以上医院平均分；医护质量评分达 95.5 分；医疗费用增长率从过去的 9%～11% 下降到 3.5%～3.7%；人均门诊、出院、手术工作量年增长 8%、9% 和 18%，工作效率是全国同类医院的 2 倍；平均住院日从考核前的 16.09 天下降到 5.46 天。

我们在保持绩效考核体系框架和维度连续性的同时，顺应公立医院改革的趋势不断完善指标。根据医改要求在不同的年度考核中分别增加过全面预算执行、医保费用控制等附加分，2013 年起增设病种难度系数和手术难度附加分。自 2007 年开始将直属医院党委书记纳入考核对象，将院长绩效考核成绩作为书记绩效考核的 85%，另外 15% 针对党委工作进行考核，并根据就低不就高的原则，使同一医院的院长、书记考核结果一致。这种"院长、书记捆绑式"考核从机制上加强党政团结，减少"两张皮"的现象。另外，我们经过两年的纸质和信息化系统双重测试后，2010 年起绩效考核数据直接从医联工程信息平台上采集，既保证了数据客观性和实时性，又减少了层层检查的信息偶然性和样本偏移，更使院长们和医院高度重视信息质量，大大推进了市级医院医联工程的深化。

2010年春节，时任卫生部部长陈竺回上海过年，当时像瑞金医院的李宏为、仁济医院的范关荣、第九人民医院的张志愿那样德高望重的老院长都由衷赞扬申康中心的院长绩效考核体系的科学和合理。陈竺部长听到被考核的院长如此高度评价一个绩效考核体系，十分好奇。在听取了我们的汇报后，他回京后专门写信给时任上海市市长韩正，高度评价，建议总结推广。于是《健康报》《中国医院院长》《新闻周刊》等媒体纷纷专访报道。我们的心血结晶《大型公立医院院长绩效评估指标体系研究》2010年获上海市决策咨询研究成果奖一等奖、2013年获中国医院协会医院科技创新奖一等奖。

疫情中闷热的晚春之夜，我在灯光下不经意地翻阅着全国高等医学院校教材《医院管理学》自己受邀撰写的"绩效考核"章节，以及在医改10周年《将中国医改进行到底》中我撰写的"我国公立医院学科评估和绩效考核的实践与展望"，联想2019年起在全国广泛开展并受到高度关注的公立医院绩效考核（业内称为"国考"），十几年前自己在公立医院绩效考核上的艰辛探索还是值得骄傲和欣慰的，烦躁的心得以稍许释然。

（本文发表于《叙事医学》杂志第五卷第六期）

"波士顿之问"见证我国医院的发展轨迹

2022 - 01 - 26

情深不寿,慧极必伤。有智慧的局中人多能看清进退利弊,却少有能置身事外的。看清只是二维,抽离才是三维。封狼居胥,立不世之功,也当有制高点料敌观阵。

公立医院同质化辐射和均衡配置的发展模式,发端于波士顿,成形于同质化"一院多区"的上海实践,又在10年后以纵向共享和横向同质的"大分院时代"热动全国。其中,既有超前思维,也有接地实践;既有宏大叙事,也有个案解牛。或许只是命运一次不怀好意的安排?单靠纵横捭阖,任谁也断然不能,于寒冬坐在临街的咖啡桌旁,笑谈峥嵘岁月往昔稠。

邵卫东

2006年12月,初冬清晨的美国波士顿,气温已近冰点,街边挺拔的北美榆树早已凋秃,在寒风中轻轻摇曳。20多位中国人,穿梭在象征着美国教育文化的波士顿褚红色建筑群中,一边踩着霜露疾走,一边交头接耳地在争论着什么话题。这是由哈佛大学公共卫生学院与中国卫生部合作举办的第一期"中国医院国际高级研修班"学员,以上海申康医院发展中心所属医院为主的26名医院管理者将在这里进行为期20天的交流学习。我有幸成为这个中国医院"哈佛一期"的中方团长,而这个项目的美方负责人就是时任哈佛大学公共卫生学院高级讲师、后来回国担任北京协和医学院卫生健康管理政策学院执行院长的刘远立。

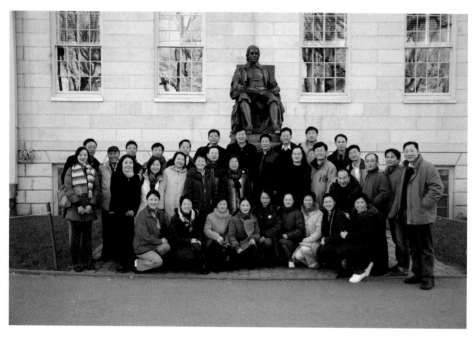

中国医院国际高级研修班学员在哈佛大学合影

闻及中国中部和西部的航空母舰医院床位已达4000多张,上海那些医院床位规模仅在1000多张的院长们有点按捺不住,在激烈地争辩着医院规模与服务能力、医院品牌和效益效率的相关性。我没有参加他们的争论,思绪回到5年前我担任复旦大学附属眼耳鼻喉科医院院长的管理历程:上任梳理后,我与班子确定了建设中国眼耳鼻喉科学术中心和人才培养基地的战略目标,发展模式上明确以汾阳路院区为中心,辐射周边,建成专业特色鲜明、医疗信誉可靠、小而精的现代化专科医院。我们在床位390张、员工690人的基础上,积极开展一日手术,以分设、融资、合作多种形式开设宝庆路分部、浦东分院、福建厦门分院、浙江绍兴分院和永康分院,创造了当时门诊量居专科医院之最、手术量居复旦大学附属医院之最,以及智能化预付电子收费、人均门诊、人均手术、医务人员人均收入等一个又一个上海之最。而今,面对国内医院规模发展迅猛的势头,我在医院发展模式上特别是在学科建设、社会效益和运营效率方面曾经坚持的理念,似乎受到了巨大冲击。

走上哈佛公卫学院那灰色砖墙上刻有学院名字的台阶,我们进入哈佛公卫学院的阶梯教室。当天给我们授课的是被誉为"中国和美国医改之父"的萧庆伦教授。这位在中国医改和美国医改中都被聘为首席顾问的华人公卫管理专家,个子并不高,身着紧身牛仔裤,红色格子休闲衬衫外是一件褐色休闲西装,戴着金丝边眼镜的脸庞上满满的慈祥笑容。当他作完美国医疗卫生体系介绍的授课后,我即抛出了之后在诸多报告中都描述过的"波士顿之问":"萧教授,以您的经验,作为医学中心的综合医院,多大是合适的?"萧教授回答:"传统的医院管理,800～1 200张床位,采用现代管理手段后可以多一点,也就1 200～1 500张床位,最多2000张床位。"当我告知中国现在有4 000张床位的医院,萧教授认为从医院管理规模效应上讲,"那是上帝管的医院"(开玩笑的语气)。萧教授的反问令我哑口无言:"中国为什么要建造一个4 000张床位的医院,让老百姓四面八方来到这个医院看病,而不是把这个医院做成4个同质化的1 000张床位的医院,让老百姓就近就能得到优质服务?"由此,同质化辐射发展

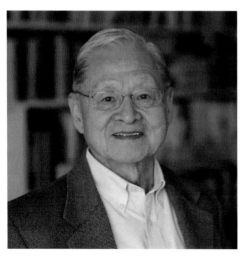

哈佛大学萧庆伦教授

和均衡配置的发展模式在我心中播下了种子。

转眼5年过去,曾经也有上海交通大学医学院医院管理博士生对医院规模效应做过实证研究,证实医院床位超过1200张后规模效应进入平台期,1500张床位后医院运营效率与床位规模呈负相关性。作为上海申康医院发展中心的副主任,我尽管按照以规划为统领的战略管理,主持过"十一五"和"十二五"《上海市市级医院发展规划》的制定,强调坚持公益性和提高运营效率,积极开展绩效考核和预算管理,倡导一日手术,使平均住院天数从13天下降到8天之内,演绎了"科学化、专业化、精细化"的"申康模式",但也在优质资源均衡配置和同质化辐射发展方面踟蹰不前。这5年来,在美国的最佳医院排行榜前20的医院床位规模仍在1000~1500张的同时,我国最大的单体医院床位规模已达8000张以上;上海仍然是三甲医院云集市中心,郊区甚至近郊都没有一个三甲医院,凸显了优质医疗资源配置不均衡的矛盾。形形色色的医疗集团、医院托管、挂牌分院风生水起,但多以大医院的"跑马圈地"式的市场占领为目的,以大医院品牌输出的同时收取管理费为主要形式。其所引起的托管医院医疗费用迅速上涨的"虹吸效应"和不同管理体制下的人、财、物隔阂,不均衡、不充分问题依然严重……公立医院发展模式改革的迫切性日益突出。

2011年9月,作为上海政治中心象征的人民广场五彩缤纷。人民大道 200 号人民大厦三楼市长会议室,秋日妩媚的阳光下洋溢着春播秋收的喜悦。在时任上海市(分管卫生的)副市长沈晓明的主持下,关于上海市郊区三级综合医院的建设方案几经酝酿,终于进入市长会议审议的议程。方案的指导思想和主要内容就是优质医疗资源均衡配置,在浦东、闵行、宝山、嘉定 4 个区分别引入市六、长征、仁济、华山、瑞金 5 家三甲医院优质资源建立分院,对崇明、青浦、奉贤 3 个县中心医院进行水平提升,迁建金山医院,这个项目俗称"5+3+1"项目建设工程。在对新建医院的床位规模(600~1000 张床位)进行核实后,时任上海市市长韩正亲自拍板:新建医院冠名按"母体医院+所属地域方位名"规则实施。新建医院为独立法人事业单位,与母体医院实行同一法定代表人。这是我国政府主导成体系的同质化"一院多区"的最早实践,这种"分院"冠名和独立法人同一法人代表的治理结构,实践证明是提高母体医院的建设和管理责任、逐步完成同质化过程的高瞻远瞩的决策。在 2011 年下发的《上海市郊区三级公立综合医院建设与发展的指导意见》基础上,2012 年 9 月在华山北院、市六东院、仁济南院、瑞金北院结构封顶后,再次下发沪府办〔2012〕97 号文《本市 4 家郊区新建三级公立医院改革试点实施方案》,结合医改进程,明确在 4 家分院实行理事会领导下的院长负责制、市区两级财政投入、医药分开、劳务价格调整、医保预付、分配与收入脱钩的工资总额预算管理和以岗位工作量及服务质量为基础的内部收入分配、集中采购、后勤社会化及服务创新试点。我作为申康医院发展中心分管医疗的副主任,有幸参加了上海"5+3+1"工程建设项目酝酿、决策和实施的整个过程,并亲自担任仁济南院的首任理事长。上海的探索和试点,尤其是在 4 个新建分院进行治理结构、补偿机制、绩效分配和服务创新的全面试点,为日后上海市公立医院的系列改革打下了良好基础,积累了丰富经验。

实际上,关于我国公立医院发展模式和规模控制的"波士顿之问",不仅是各地的医院管理者在思量和不断探索,国家卫生行政管理部门更是关注这个不得不面对、又涉及改革方向和利益调整的严峻课题。2017年晚春,国家卫生计生委医政医管局以便函形式把我召到北京,参加医疗机构管理政策调研。复旦大学医院管理研究所具体分工负责《三级综合医院及专科医院基本标准修订》和《医院分院、分支机构管理政策》。我们在文献检索、问卷座谈、现场走访、国内外经验借鉴基础上,分别完成了《三级综合医院基本标准(2017修订版)》《医院分支机构管理政策研究》和《附属医院、连锁医疗机构、分支医疗机构规范化管理研究》,并拟稿《关于促进公立医院分院区建设发展的指导意见》,对各类医院的科室设置、床位设置、人员和设备配置、建筑面积都作了相应规定,建议一般三级综合医院按服务人口和服务半径床位总数在500~1000张,区域医疗中心床位1500~2500张,国家医学中心床位总数不超过4000张。在医院分支机构管理政策上,在充分分析其必然性和进行内涵界定、行为规范后,主张以母体医院的医疗水平为依据,在卫生行政规划指导下,着力推进同质化发展,同时关注降低价格、群众就医负担和医院成本,坚持"平战结合",做好应对突发公共事件的准备。

　　应当肯定,上海引进优质资源开设同质化分院的实践和前述关于医院基本标准修订及分支机构管理政策的研究,从理论基础、经验借鉴、现状分析、建议指导的角度,明确了我国公立医院从规模扩张向内涵发展转变、优质医疗资源扩容和均衡配置的方向。或许是天时地利人和尚不理想,或许是中国庞大的公立医院发展模式的转变需要潜移默化的孕育,或许是政府主导的辐射扩容和均衡配置从思想理念、投入保证、基建配置到管理措施都需要时间的铺垫,相当长的时间内,我国公立医院的单体规模尽管有所控制,但辐射发展和政府主导的优质资源的分支机构并不多见。

2021年初,国务院办公厅《关于推动公立医院高质量发展的意见》(下文简称《意见》)宛如一把新柴,将优质资源扩容和辐射发展的"大分院时代"推向热潮。《意见》明确要求公立医院发展方式从规模扩张向提质增效转变、加快优质资源扩容和区域均衡布局,各地政府纷纷按照卫生规划要求在城市新区、郊区新城、人口导入区引进附属医院和大牌三级医院,一个个规模可观、设备齐全、与母体医院人才和服务能力同质化的分院纷至沓来:浙江大学附属第一医院、浙江大学附属第二医院、南京鼓楼医院、江苏省人民医院、贵州医科大学附属医院、安徽省立医院纷纷开设分院。《意见》对国家医学中心和高水平医院明确提出技术人才支持的要求,开拓了顶尖医院跨省辐射的新格局:春风拂柳时,我有幸亲临福州参加华山医院对福建医科大学附属第一医院的神经病学区域医疗中心的筹建规划论证;夏雨淅沥中,我率专家组对复旦儿科医院支援安徽筹建区域儿童医学中心进行学科评估;岁末冬日下,我受邀见证瑞金医院海南博鳌研究型医院的开院典礼……"波士顿之问"引出的同质化辐射发展以"一院多区"的形式,绘就了我国优质资源扩容和均衡配置的新宏图。

2021年12月的那个下午,我推开小区门口咖啡店的玻璃门,屋内的暖风让我顿时把身后的寒冬忘却。临街的咖啡桌旁,两位记者特邀我在此接受关于"一院多区"和"大分院时代"的专访。手中捧着我习惯和喜欢的加奶加糖的蓝山咖啡,眼前是街上在寒风中疾走的行人,我依然把采访提纲放在一边,按照自己梳理的思路娓娓道来:从"波士顿之问"到规模发展的航母现象,从跑马圈地的挂牌托管到政府主导的同质化医院集团,上海的"5+3+1"项目工程的探索,高质量医院发展助力国家医学中心的跨省辐射发展,纵向整合的资源共享和横向整合的同质化,同质化的统一、同质、共享的三要素,母体医院和分院的统一法人和独立法人的利弊得失和选择策略……

当我搁笔之际,得知两位记者撰写的《三甲医院步入"大分院时代"》获得中央领导批示,得到充分肯定。从"波士顿之问"到"大分院时代",近20年我国公立医院发展模式的演变,见证和折射了我国医疗体制改革的艰难历程。躬逢其间并有所作为,何其幸也。

（本文发表于《叙事医学》杂志第五卷第三期,获博客首页推荐）

医联工程的艰难创新

2022－02－16

医联工程,功在当代,利在全民。成就这样的大事,管理才能之外,主事者"成功不必在我,而功力必不唐捐"的视界不可或缺。这种视界,体现的是舍"小我"成"大我"的情怀。用 5 年时间,建成作为全国最早的跨院信息共享平台和最大医疗信息库,也是"国际上最大样本量的医疗信息库"的医联工程,可谓前无古人。在协调推进过程中,能为海量工作提供不竭动力和精神支撑的,必须是这种殉道者般的自我约束和自我救赎,舍此不能。

否则,如何申请立项获取行政资源支持,如何在信息代码的"翻烧饼"和"异构共享"中作出抉择,如何筛选和锁定最早一批信息共享项目才能既可及可行又能兼顾高度和亮点⋯⋯

所谓视界,视野辽阔,境界高远。

邵卫东

2006 年 8 月,上海康定路 2 号,那座 1923 年建造的康定花园中,盛夏的蝉鸣让人感觉有些聒噪。红瓦白墙的 3 幢老洋房依然优雅矗立,半圆形的外挑露台、白色罗马柱后的三开大门,尽显作为上海优秀保护建筑的艺术特色和人文沉淀。这里,一年前已成为全国率先探索公立医院管办分开的新生事物——上海申康医院发展中心的办公地。

　　申康花园中楼底层被柚木雕花扶墙板装饰得让人肃目的会议室中,申康班子正在讨论一个"清官难断"的"公说公有理、婆说婆有理"的烦心事:医院重复检查的问题饱受社会诟病。有患者反映医院不认其他医院检查结果,是为创收而做重复检查;医院则反映许多患者跑多家医院看同一疾病,就是怀疑医师诊断,有意隐藏前一家医院的检查结果;政府和医保则强调规范医疗行为和抑制医保费用浪费。申康领头人拍板,"既然社会、民众、政府反映强烈,就要想办法解决"。曾经在芬兰考察过医疗信息共享的我提出建一个市级医院医疗信息交换共享平台的想法。已明确作为上海市级公立医院国有资产投资管理运营和政府办医责任主体的申康中心,正在为现代医院管理制度和管理手段谋划之时,以信息共享平台为契机的卫生信息化建设项目就此列入申康议程。一次以解决"重复检查"为议题的党政会议开启了中国医院卫生信息化的蝶变之路。我作为申康医院发展中心分管医疗事业部和绩效考核部的副主任,理所当然地领衔开启了医联工程艰难的创新之路。

　　如果将中国的医疗信息化发展分为财政收费、临床信息和跨院共享 3 个阶段,2006 年的上海市级医院以财政收费为特征的医保结算系统已实现全覆盖和日常应用,以患者为中心、以临床为主线的 HIS、LIS 系统有较强基础,但参差不齐,约 85% 的医院已有电子病历和实验室检查信息系统,但仍有几个医院完全使用传统纸质病历和纸质处方,只有数个医院拥有影像信息的 PACS 系统。而"信息孤岛"和"烟囱现象"的弊病是当时全国医院信息系统的通病：每个医院的卫生信息化已基本完成，但只能独立运作，别说省市一级，医院集团和一院多区的医疗信息共享都罕见；传染病、肿瘤、妇幼及各类管理报告，都是由各级卫生行政管理部门一根"烟囱"到底，由临床医务人员将所需信息填表直报，医务人员怨声载道……医疗信息共享和平台数据自动采集是众望所归，也是全国都没有先例的空白。管理创新就是要从现有管理体制和机制中跳出，从根本上改变现有管理方式，用新颖管理理念挑战传统管理模式，进行流程和方法的系统化创新。这种创新是以管理创新者的激情、毅力和能力为基本要素，没有别人走过的轻车熟路，也没有可借鉴的经验教训，要求创新者自己去思考、学习和探索，必定是一段艰辛的历程。

对于公益性的事业单位来说，一个建设项目启动的前提是政府立项和财政拨款的落实。尽管在政府横向人脉方面我是菜鸟，但曾任上海市卫生局办公室主任和副局长的申康中心主任陈建平在这方面具有明显优势。而曾任复旦大学上海医学院科研处处长的我在项目申请上的表述是驾轻就熟的，依然是项目申请三要素：为什么要做（意义）？怎么做（方法）？只有我们能做（基础优势）！经过梳理，我们把医联工程的目标和意义归纳为：①解决市民"看病难、看病贵"、重复检查、重复用药的重要举措；②解决信息"孤岛"、直报"烟囱"问题，建设共享平台的必然选择；③市民自我健康管理的基础数据库；④医改和医院管理的基础支撑。

10年以后，当有人总结医联工程时，说我们建设之初对医联工程在医院管理上的应用功能始料未及，那是一种误读。一个在做院长时每个月让财务科长拿着软盘进行数据分析来管理医院、北大医院院长班"医院的数字管理"的授课者，怎么可能在医联工程的框架设计和结果预期中没想到市级医院信息共享在医院绩效考核、运营管理、质量控制中的应用价值？只是在医院和医师普遍对信息共享的认识较为局限和积极性不高的状态下,强调信息提示、方便患者,有利于信息采集、减少医师填写直报烦恼,如此有利于项目推进,是一种管理策略。

幸运的是,医联工程项目得到了具有管理慧眼的政府关键职能委办局领导的赏识和支持。时任上海市财政局副局长赵伟星那时正值党校学习结业前的基层调研,当申康中心将医联工程项目刚一汇报,他就敏感地意识到这会在市级医院管理效能、市民健康管理、卫生信息化推动上起到四两拨千斤的"牛鼻子效应"。他积极支持立项,落实了2007年医联工程启动资金7000万。或许是因为当初的这个决策和对申康的这份感情,赵伟星后来调任申康医院发展中心任党委书记直至退休。医联工程的另两位伯乐式的贵人是时任上海市科学技术委员会(分管信息的)副主任陈鸣波和市科委信息处处长缪文靖。刚上任的陈鸣波副主任和我在上医科研处时已有良好合作的缪处长,被我描述的医联工程的远大前程深深吸引,他们积极推荐,让我申报的"基于IHE规范的大型城市医疗信息共享服务及示范工程"项目2007年获科技部重大科技支撑项目,资助金额达3608万元,2009年和2011年又获上海市科委重大课题两项,资助经费3705万元。作为项目负责人,我获得了此生最高规格的科研项目和最大金额的经费资助,也使医联工程项目进展如鱼得水:已有HIS、LIS、PACS系统的医院,投资50万~80万就能完成共享;零基础的医院,投资400万~600万新建卫生信息系统就能完成共享。所有项目经费基本由申康医院发展中心通过政府财政拨款和课题经费解决,为项目的顺利完成打下良好的经济基础。几年后,陈鸣波任上海市经济和信息化委员会主任,医联工程肯定是他最早的信息化管理的精彩一笔。

创新之路,必然坎坷艰难。创新,往往要与现行的、习惯的、权威的想法和观点相左;创新者一定要有勇于尝试的勇气。医联工程的立项和筹资完成后,信息共享的实现途径是考验智慧和勇气的试金石。面对23

家医院10多家供应商的信息系统,代码标准五花八门,如何进行共享?当时卫生部卫生统计信息中心正在推行"卫生信息标准化",颁布了新的信息代码,认为信息标准化是未来信息共享的基础。且不说那时除了卫生部的信息代码标准,还有市场监督管理总局、药品监督管理局的信息代码标准,要让所有医院按新的统一代码标准"翻烧饼",其经济压力和政治风险也可想而知。经过与信息技术公司反复商讨,我拍板应用"异构共享",就是各家医院按原有信息代码数据入库,在医联工程平台上按卫生部信息代码标准翻译汇总入库。至今回首,20多年过去,全国统一的卫生信息共享平台依然遥遥无期,通过异构共享逐渐达到标准化共享仍是被普遍接受、经济有效的卫生信息共享途径。

医联工程的另一个难点是第一批共享项目的确定。尽管都知道由少到多、由易到难的策略,但国家投资数亿,全国第一个医院共享项目,如果项目太少、内容太简单,显不出共享效应,而项目太多,如数据收集效果不理想,共享时效会受很大影响。群策群力的同时,也是七嘴八舌的嘈杂,高调空洞狮子大开口的有,畏惧困难束手束脚的也不少。作为决策者的我,分析了市级医院卫生信息化的现状:所有检验设备和放射设备都具备数字化条件,门诊医师工作站完成建设80%以上,住院病史只有出院小结数字化达90%,病史、手术记录等数字化水平严重参差不齐。考虑到医院共享信息的应用和市民健康管理的需要,尤其是数据的可及性和准确性,我决定将门诊患者的临床诊断、电子处方、门诊和住院的所有检验报告、B超和放射报告、住院患者的出院小结以及所有X线图像纳入医联工程的必须共享项目。如此不仅将诊断、用药、检查、出院小结全部覆盖,为健康管理、慢病防治打下良好基础,还有PACS共享的高难亮点。这种以可及、可行兼顾高度和亮点的决策选择,充分体现了我务实而个性的管理风格。

医联工程自 2006 年 10 月正式启动,先是在 9 家信息化基础较好的医院试点,然后逐渐向 23 家医院推广。至 2008 年 12 月,完成医联工程在 23 家市级医院的全覆盖。其中的建设过程,不敢说呕心沥血,但用含辛茹苦来形容一点都不过分。曾记得,项目之初,为了达到全院信息共享无纸化的目的,我们逐一到各家医院开展培训,帮老教授配置年轻助手,编制老医师习惯的联合处方;曾记得,我亲自带队到医院检测信息共享效果、PACS 上传速度,每日观察信息共享报表;怎能忘,我亲自面试引进那个吃苦耐劳、精明强干的信息科长,组建医联中心,完成了工程中心管理和运营队伍的建设;怎能忘,为了完成一站式付费,我连续谈判半年,建成患者和医院都不付手续费的银联互通平台……

如果说医联工程初建的"春耕"是艰辛的,那么医联工程应用的"秋收"则是不断给人的惊喜:我们建立了以危机值设置为基础的智能提醒系统,3 天内的血尿常规,2 周内的肝肾功能、生化检查,2 周内的重复用药,一旦医师处方或检查申请提交,工作者电脑就会自动弹出智能提醒,并把该患者在其他医院的检查报告和药物处方推送给医师查阅;有肝、肾功能损害病史的患者,如医师处方的药物有肝功能或肾功能损害禁忌的,电脑会自动提醒……我们充分考虑医学是个充满不确定性和需要很多个性处理的专业,坚持只提醒不干预的宗旨,给医师充分的自主权,但每个医师无意的疏忽和偏离临床路径的诊疗行为都会在医联工程信息系统前受到监管和智能提醒。同时,每个医院的重复检查和重复用药率、单病种费用、抗生素应用情况都会定期向医院管理者推送。2011 年在医联工程覆盖包括卫生部部属医院、第二军医大学附属医院在内的全市 34 家三甲医院后,马上又推出了全国唯一的全市三级医院的统一医联预约服务平台。2012 年,医联工程在管理应用上全面开花:市级医院业务和财务实时数据信息系统、运营监管平台、医用耗材平台、患者"云健康智慧就医"服务平台、院长绩效考核实时数据库等纷纷应用。

　　春华秋实，作为全国最早的跨院信息共享平台和最大医疗信息库的医联工程，必然迎来获奖连连的丰收季节。医联工程2010年获中国国际工业博览会银奖，2011年在获得上海市科技进步奖一等奖后，又捧得中国医院协会首个医院科技创新奖一等奖；2012年获上海市电子政务创新应用奖，2013年获国家科学技术进步奖二等奖，这是医院管理成果首次登上国家科技进步奖的领奖台。在被WHO总干事誉为"国际上最大样本量的医疗信息库"后，医联云健康项目2015年获联合国人居署"最佳范例奖"。2012年9月，我亲自去北京申报，并通过擂台PK获批成立科技部的"国家卫生信息共享技术及应用工程技术研究中心"，这是卫生信息化唯一的国家工程技术研究中心，我成为该中心的首任主任。

　　2014年，在碧玉一树、万条绿丝的江南早春，应国家自然科学基金委员会管理科学部主任吴启迪的邀请，我走进第89期双清论坛的会场。双清论坛是研讨科学前沿或国家发展战略需求的深层次科学问题、发展和完善重大政策与管理问题、倡导学术民主、汇聚专家智慧的高层次学术论坛。当期论坛的主题是"大数据技术应用中的挑战性科学问题"。来自同济大学、曾任教育部副部长的吴启迪对上海卫生信息共享的医联工程十分熟悉，邀请我与会也是为了讨论全球最大的医疗卫生信息库的大数据应用问题。我在简述了医联工程的建设成果后，更多地阐述了医疗信息库大数据在隐私保护和信息安全前提下的开放、应用所必需的责任主体、组织结构、市场运营、技术处理……我深知，卫生信息化仍然有很长的道路要走，流年笑掷，未来可期。

（本文发表于《叙事医学》杂志第五卷第四期，获博客首页推荐）

"替人做嫁衣"的上海健康网建设

2022 - 06 - 16

职业生涯末期,通常来说会追求多一事不如少一事的洒脱和淡然,建功立业的进取心固然不存,平安着陆的划船心态也在日渐流行。网络有云,心态好,哪里都是威尼斯。

以这样的"常识性视角",来重新审视高解春调任上海市红十字会党组书记、常务副会长之前在医疗卫生系统的这一番"折腾",书圣王羲之那句"情随事迁,感慨系之矣"定当跃然而出。

知易行难。

邵卫东

2010年3月一个周末的清晨,南方春天炙热的阳光从窗外透入,让前来讲课的我微微睁开睡眼,看了一下手表,才7点多,还可再躺一会儿。然而一阵手机铃声让我睡意全无,来电的居然是时任上海市副市长沈晓明。他那略带绍兴口音的上海话把来电之意讲得明白:"解春啊,知道你医联工程做得很成功,想由你牵头,把上海所有医院和卫生系统的卫生信息联网,将上海卫生信息化推向一个更高的水平。"从小把老师的表扬、领导的赏识当激励,给一个台阶就像打了鸡血一样要跳上舞台激情展示的我,当然点头应允,约定具体事宜回沪细谈。

周一中午,按约来到沈副市长的办公室。桌上清茶一杯,沈副市长把项目的来龙去脉娓娓道来:那是一个市卫生局已立项 2 年而市发展和改革委始终没能立项的项目。原分管信息的卫生局副局长因出国定居辞职而去,考虑我在医联工程建设上的成绩斐然,想让我牵头来完成卫生局的这个项目。我问:"我以什么身份来做这个项目?"沈市长问我是否愿意调任卫生局副局长,我考虑对申康中心的 5 年感情、自己个性不适合政府行政管理和整个项目仍要利用医联工程平台 3 个因素,婉言谢绝了。睿智的领导似乎早有预见地马上拍板:成立"上海市卫生信息工程指挥部",他自己亲任总指挥,卫生局局长、申康中心主任、发改委分管卫生的副主任兼任副总指挥,我以执行副总指挥身份负责项目执行。于是,身为申康中心副主任的我,领衔负责卫生局的卫生信息健康网建设项目。

明知是"替他人做嫁衣",我却一点没有秦韬玉笔下《贫女》的"苦恨"感,而是满足于"敢将十指夸针巧,不把双眉斗画长"的陶醉中:拿来卫生局项目申请书认真研读后,分别拜访发改委分管卫生、信息、计划的三位副主任,了解项目被否定的原因。各方信息综合,得知原项目总体目标过于强调卫生管理应用,没有突出在公共卫生、市民服务上的作用,建设途径和措施表达得也不够清晰。我将信息向沈晓明副市长汇报后,在他提出的"两个任何"(医院、社区、公共卫生机构的任何地方,医师、患者、管理者任何个人都能共享卫生信息)的目标前,加上"以市民健康管理为核心",强调"为市民开展自我健康管理,享有方便、高效、优质的医疗卫生服务提供信息支撑"。

然而，这种没有行政管理权力平台的项目建设，协调是个复杂而又烦人的过程。到卫生局召开各处室负责人座谈会，了解对健康网的需求，都强调自己条线数据采集的特殊性，抱着原来直报系统的"烟囱"不肯放，没人从全市和市民角度考虑卫生信息化的框架设计。更有人当着沈副市长的面指责我"先斩后奏"，我则扯虎皮拉大旗反怼："我是市卫生信息工程指挥部执行副总指挥，项目向总指挥和副总指挥汇报，还得向谁奏？"而项目平台的互联，涉及卫生局、申康中心、疾病预防控制中心，更是一个需要打着政府大旗才能达到信息共享目的的难题。医联工程已创建的"异构共享"技术和信息技术团队、当时杨雄市长主抓的"光纤入户工程"在2010年已达95%以上的覆盖率、全市各区各医院卫生信息化的雄厚基础，都为健康网工程项目完成创造了当时全国其他省市不具备的扎实基础。

终于到了健康网项目立项论证会那一天，杨雄市长和沈晓明副市长都亲自参加。当我把上海健康网"以市民健康管理为核心""两个任何"和市区两级平台与医联工程、疾控扩展、健康外网互联框架及试点区县和预算讲完后，沈晓明副市长马上补充，强调了健康网工程完成后对上海在全国卫生信息化的领先地位的作用和应用前景。杨雄市长一句"3年了，总算有人把这件事说明白了！"我悬着的心顿时放下，徘徊3年的项目总算落地。接着让各委办局领导发表意见，当发改委分管预算的副主任对预算中拨给各区的启动资金预算以市财政原则上不下拨区属单位为理由质疑时，每次在答辩、论证、打擂台时都不依不饶的我又跳了出来，讲了这个项目对市区衔接和启动引导的重要性，结果杨雄市长马上接口："高主任的话是对的，手中没有一把米，鸡怎么会跟你走？""谁说市财政不能下拨区属单位？我们不是也向中央经常申请转移支付？"杨雄市长的肯定奠定了健康网项目的政府资助的落实。我们申请预算 1.8 亿,当天晚上发改委预算处打电话说可以上调到 1.95 个亿,这是发改委立项中罕见的支持,但要求修改项目书重新论证。我为了赶进程和怕夜长梦多,谢绝了追加拨款,只要求 1.8 个亿及早下拨,其余在二期项目中再申请。论证会上,杨雄市长又问"项目还要市政府什么支持?"我得寸进尺,要求由市政府出面召开全市"卫生信息健康网工程启动大会",请杨市长到会讲话,以保证区县确切落实。

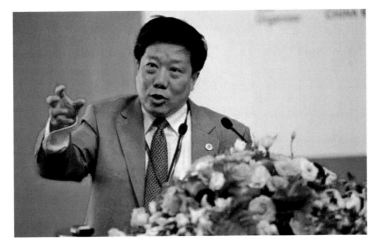

笔者激情演讲

2011 年晚春的一天,在作为上海市政治中心象征的人民大道 200 号的市政府人民大厦的大会议厅,各区区长、分管区长齐聚一堂,杨雄市长亲自召开了"上海卫生信息健康网工程启动暨动员大会"。沈晓明副市长做了健康网工程项目介绍,反复强调了健康网工程对上海卫生信息应用、市民健康管理的重大意义;杨雄市长亲自对时间节点、各区县落实、试点区县必须在年底前完成互联互通等提出要求。应当充分肯定,睿智、勇立潮头的市领导的抉择和力挺是上海卫生信息和健康网工程成功的关键,于我,则领到了一把"尚方宝剑",可以大刀阔斧地将这一具有重大意义的卫生信息工程切实推进。

2011年的夏天,闷热与雷阵雨频繁交织。我与卫生局信息中心主任谢桦、副主任谢维和范启勇以及申康信息中心主任何萍,顶暑冒雨走遍上海17个区县。我们到每个区,都要求分管卫生的副区长、区财政局、发改委、卫生局、信息委负责人现场办公,一揽子解决立项、拨款、技术和时间节点要求等问题。由于有市政府授权的"特事特办"的尚方宝剑,每个区县拨款600万~1000万元对上海的区县财政而言也力所可及,项目经费同步配套数百万,对各区也是很大的支撑。如此一次现场办公,把过去区卫生局从申请、立项、协调几年都办不下来的卫生信息项目迅速一一落实,如此多部门联合办公的高效率,让各区县卫生局领导,尤其是卫生信息工作者大受鼓舞。健康网建设的进程异常迅速:2011年9月发布数据采集和服务接入标准;10月份中心机房完成软硬件部署;11月份医联工程与健康网联网运行;12月份试点的6个区县即按时接入,开始数据交换。从立项到一期工程完成,仅用了6个月,这在政府机关内是罕见的高效率。

2013年4月,健康网信息工程二期项目获市发展和改革委批准,追加拨款1.3亿。2013年6月,全市17个区县完成联网,过去只有市级医院可以进行的病史、处方、检验报告调阅,重复用药和重复检查的智能提示,在上海17个区县、144家二三级医院、263家社区卫生服务中心均可进行;数万台医师工作站完成了全国首个省市级所有门诊、住院处方电子化;38亿条信息记录造就了当时国内最大样本量的医疗信息库。健康网的建成和稳定运行,尽管在疾病代码准确性、数据上传完整性方面还有不尽如人意之处,但其完成的全市所有公立医院和医疗卫生机构网络连通、市区和医联平台互联、市民健康档案框架设计、全市外网和身份认证系统等,为以后上海卫生系统的互联网医疗、DRG/DIP 管理都打下了扎实的支撑基础。

随着同样对卫生信息化一往情深的许速进入市卫生局领导班子分管卫生信息和我离开申康中心调任上海市红十字会党组书记,我于 2014 年卸去上海卫生信息工程指挥部的职务。在这个项目建设过程中,已过不惑之年的我,对职位和名利已很淡泊,乐意去践行那些关系到千秋万代、复杂而具有挑战的工作,明知替他人做嫁衣、功成不必有我,还是愿意一腔热血、满怀激情地奔波,尽心而未必尽职地去作出自己的贡献。回首这些,无怨亦无悔,只觉是职业生涯中又一段充实的心路。

我的医疗产业情结

2022 - 07 - 26

从概念上来说,医疗到底能不能被称作产业,至今未有定论。一方面是因为医疗行业与生俱来的社会责任,所谓"但愿世间人无病,何惜架上药生尘"。另一方面,医疗行业的外延和内蕴亦不断在拓展之中,作为产业的属性是客观存在的。尤其是当下以"保基本、强基层"为目标的新医改,确曾经历过"钱不够、政策补"的历史迷雾。

高解春的这篇文章,展现的正是特定历史阶段所经历的产业经营和管理的艰难岁月,从赶鸭子上架,到决胜于千里,一路栉风沐雨。

邵卫东

作为曾经的医院管理者和医科大学职能处室负责人,我所说的医疗产业是医院下属经营性产业和医科大学的校办产业。校办和医院经营性产业,虽说是特定时期的特有产物,但其形成、发生和发展也是我国高校和医院补偿机制、成果转化、社会化服务的一段历程。

所谓情结,按照弗洛伊德的解释,是观念、情感、意象的综合体,是一种强烈而无意识的行为,是一种化解不开、深藏心底的感情,它常常源于一段经历、往事、岁月。我的医疗产业情结就是如此一种挥之不去、难以忘怀的感情纠葛。

1992年6月,我担任上海医科大学附属儿科医院院长助理后才3个月,就成立了儿科医院科技服务公司,自己兼任总经理和法人代表。第一次涉足医院管理的我,也几乎同时第一次涉足医院"第三产业"。那时,医院被"吃饭靠自己"的补偿机制无情地推向市场,国家拨款只占医院总收入的5%不到;而儿童医院的减半收费政策更是把儿童专科医院"逼进绝境"。我们一边迅速建立了成本核算基础上的院科两级绩效考核制度,以提高员工工作积极性;一边发掘其他创收渠道,以维持医院人力资源成本和员工薪酬来源。这时发现,其他医院作为医院收入补充的三产,儿科人几乎没有意识:医院临街的6间门面房,由退管会的几位离退休干部经营,每年交给退管会活动经费10万元。看几位老同志早出晚归,十分辛劳,偶尔也为发个电饭煲、微波炉等小电器而欣喜不已,岂不知这门面房子仅仅出租即可净收入40万～50万元。在承诺将公司每年收入中的20万元交给退管会作为活动经费后,医院将门面房收归科技服务公司管理。

刚刚从事医院管理的我,是没有宏观卫生政策的概念的,但医院的生存、全院职工的工资奖金等切身利益是压倒一切的硬道理。于是,一个从来没有涉足过商业经营的外科医师,开始了一系列以医院无形资产去获取经济收入的操作。第一年即获利润192万,这占当年儿科医院总收入的20%,是医院年盈余的两倍。尽管这是医院在政府补偿不到位、价格扭曲下的无奈之举,但解决了当时医院普遍存在的主流业务入不敷出的问题,靠经营性产业收入"堤外损失堤内补"。在亲历了中国医院下属产业形成的初始阶段后,我也学会了看企业资产负债表、盈亏表,将知识产权收入做成企业资产等管理知识,这对我以后的医院经济管理还是有了许多无心插柳的意外帮助。

1999年3月,我由美国访学归来,犹豫徘徊了近半年之后,最终听从组织安排,出任上海医科大学校产处处长。当时上医拥有校办企业20余家,除了传统的红旗药厂、出版社、印刷厂外,均是在20世纪80年代后期市场化浪潮中各院系和学校各部门利用学校资源、品牌和科技成果成立的校办企业。学校临街而起的宾馆、招待所、药房,小到饮用水、保健品、保健仪……五花八门,大到利用学校操场、宿舍土地与社会资本联合开发商务楼、商品房的房地产公司。规范管理、解决历史遗留问题、关停并转和资产整合是学校给我的首要任务,也十分契合全国校办企业共同面临的由经营性企业向科技企业转化的转型要求。

经过约两个月的摸底梳理后,我召集校办企业负责人开会,强调以下几点:校办企业是国有资产,校产处代表学校行使资产管理和监管职责;校办企业实行会计委派制,会计由校产处聘任、发放薪酬,对学校负责;各企业的交通费、通信费、招待费与企业总收入挂钩,严格审核后纳入成本核算,超支不报;各企业员工薪酬与上缴利润挂钩,上不封顶,下以最低工资标准保底。校办企业云集了各院系中最机灵、最富有商业头脑的能人群体,与他们打交道,除了晓之以理外,更多的是和他们一起算账,帮他们解决生存、转型的出路问题,妥善解决关系到企业生存的历史纠葛和关停并转的善后安排……依稀记得:我们帮那个全校闻名的房地产公司落实学校承诺数年没有兑现的奖励房屋的产权问题后负责人的欣喜之情;年终酒会上,我以企业上缴利润10万我敬一杯白酒的戏言,一口气喝了30多杯,完成了校办企业当年上缴利润增长160%的初期目标。

将高校具有自主知识产权的科技成果,借助资本力量和社会企业技术,搭建产业化运作平台是校产管理的重要定位和方向。在我任上医校产处处长的1999年,宋后燕教授的"注射用重组链激酶"成功转让,收益中的25%,计304.6万分配给课题组,明确第一负责人宋后燕本人获转让收益的40%,总计120万。这在当时是我国高校高新技术成果转让利益分配第一例,全国轰动。如果说"注射用重组链激酶"成果转化更多的是《上海市促进高新技术成果转化的若干规定》(也称为上海市成果转化"新18条")的作用和学校领导的决策,我们只是在分配方案和个人提成比例上提了些建议,那么,后来宋后燕及课题组依法缴纳个人所得税后的全额返还,则是我和当时的副处长、总支书记张莲琴从科委、上海市成果转化中心、税务局一个个部门沟通、一个个盖章审批后落实的。就此以后,从药学院到基础部,从公共卫生学院到附属医院,在有效激励和正向引导下,上医的科技成果转化掀起一个小高潮。

在经历了复旦和上医两校合并,我从校产处转岗复旦大学上海医学院科研处并任处长,科研处并入复旦大学科技处后,2005年我被任命为复旦大学附属眼耳鼻喉科医院院长,又开始了"汾阳视听"院办产业的一段历程。当时,医院街面临街的眼镜店出租给了一位台湾商人,医院的近视眼准分子激光手术仪是租赁人家公司、以业务收入提成形式支付租金,医院紧张的用房中居然有一个面向患者家属的招待所是由退管会经营,医院自己的三产公司则因贪污案而暴雷⋯⋯所有的一切,都比我在儿科医院和上医校产处面临的严峻形势有过之而无不及。已经在院办(校办)医疗产业身经百战的我,在医院班子和全院职工的支持下,果断而迅速地进行汾阳园的产业整顿:关闭招待所,招待所用房改造成医院办公楼,医院按照招待所每年上缴退管会的利润的两倍拨款;谈判终止与租赁公司合作,医院自购准分子激光手术仪;按合同赔款后收回街面眼镜店;"汾阳视听"整体迁至宝庆路19号,外聘中山大学眼科中心产业办副总经理杨智宽为"汾阳视听"总经理,聚焦医学配镜和助听器选配相关产业,第一年即创造营业额增长 337.5%、利润翻 10 倍的可喜成绩。在"汾阳视听"迅速发展,并完成参股民营和平眼科医院、与社会资本合作开办浦东耀华路分院的同时,医院的科技成果转化取得喜人突破:2004年,我亲自主持了王正敏教授国产电子耳蜗的成果转化,以 300 万技术转让结合保留产品上市后的部分股权形式,完成了国产人工耳蜗产业化的起步。团队职业发明的奖励比例达到 40%,王正敏教授在获得 40% 个人奖励的同时,也为他 2005 年院士申报成功奠定了良好基础。

2004 年秋,我与时任上海复旦医疗产业投资公司副总经理章滨云在郑州铁索桥边的一次邂逅,续写了我与复旦医疗的一段业缘。尽管复旦医疗产业投资公司是我任上医校产处处长时由学校和各附属医院合伙投资的整合上医资源,以医疗投资、管理培训、后勤服务为经营范围的新型医疗投资管理公司,但随着两校合并和我调任上海医学院科研处处长及眼耳鼻喉科医院院长,之后我只是偶尔关注。正是黄河之畔、铁桥栏边我关于医疗产业的一番见解,又恰逢复旦医疗产业投资公司原负责同志调任附属医院任党委书记,我在儿科医院时的老领导王卫平找到我商议。我深知医疗产业需要职业管理者,年轻的医疗产业新舵手需要支持,应允出任执行副董事长,推荐章滨云出任总经理。他刚上任的数月,我每周出席公司经理办公会,兼任医院管理、后勤服务等下属公司的董事长和法人代表。当时我在复旦医疗提出"记住你是复旦人,忘记你是复旦人"的辩证观,强调"复旦人"的理念,为学校整体发展目标服务,符合社会公众和学校利益,做出有复旦特点的医院管理和医院后勤保障的产业品牌;同时强调"现代企业"概念,即按市场规律进行企业化运作,摒弃过去"等、靠、要"的行政管理和计划经济的烙印。我们制定了各个公司的目标责任和薪酬激励制度,复旦医院管理、复旦后勤服务、复旦医药全面开花,管理输出曲阳医院、参股泰福健康管理,三年即完成投资公司股东收益超过原始投入、净资产翻番的理想结果,尤其是复旦后勤服务、复旦医院管理都成为复旦医疗产业的一张名片。我和章滨云也就此结为莫逆之交。

应该说,医疗产业管理几乎贯穿了我整个医院管理的职业生涯。后来我在申康医院发展中心也曾作为产业管理委员会主任处理过原卫生局办产业的转制、兼并和管理,但只是作为分管领导指导产业处从事相关医疗产业管理。至今,我都不认为这种在特定时期特定产物的医疗产业管理是不务正业,其中对于医疗市场、产业运作、成本效益分析、投资融资等知识的学习和实践经验,是职业生涯一笔难得的财富。

（本文发表于《叙事医学》杂志第六卷第三期）

复旦大学医院管理研究所的砥砺奋进之程

2022 - 09 - 02

后人总结梳理中国叙事医学发展史，必然会提及韩启德、郭莉萍、凌锋、李春、杨晓霖等人的开拓性工作。而作为一种文本的首倡者，高解春和他的十篇叙事医管，大概同样是绕不过去的存在。

叙事医学，指具备叙事素养的医护所践行的医学。套用这个概念，叙事医管的定义倒是容易理解。近年来，随着叙事医学本土化、在地化发展的持续深入，具备浓郁中国特色的理论建树和实践推进，常有亮人耳目之处。以此文为收篇的叙事医管系列，就揭示了理论之树根深叶茂的全部奥秘。

倘若非要给这十篇文字找个共同的标签，我以为是 8 个字：敢为人先，追求卓越。诚如文中所言，多少学术机构在揭牌运作数年后销声匿迹？一别两宽，也不只是字面上的磊落和坦荡。复旦医管所奋斗 16 年，从制度设计、框架构建，到议题设置、课题开发，每一个高光时刻，都证明了高解春的字典里，没有懈怠，更没有平庸。

邵卫东

2005 年的 8 月,炎热仲夏的一天,待在虹桥机场的候机厅里倒是凉爽很多。应邀去山东潍坊卫生管理培训班授课的我,和同行的时任复旦大学公共卫生学院院长姜庆五、复旦大学医院管理处副处长兼医疗产业投资公司总经理章滨云一起,聊起正在公示中的我将出任上海申康医院发展中心副主任一事,对我在复旦大学眼耳鼻喉科医院管理的四年风云更津津乐道。作为公卫学院院长的姜庆五,感觉附属医院的管理精英是复旦医院管理的一个宝库,应该做个平台,让医院管理者们有一个交流、探讨和研究的园地,复旦公卫也应通过这个桥梁把医院管理理论和实践更加有机地结合,成为中国医院管理的一张名片。当汽车飞驶在青岛机场去潍坊的高速公路上时,3 个志同道合的人已启动一项对复旦大学乃至中国医院管理界颇有意义的事:由章滨云准备资料和文本,由姜庆五院长以公卫学院名义向学校提交报告,申请成立以我为负责人的复旦大学医院管理研究所。

2006 年 2 月 16 日,复旦大学校字〔2006〕11 号文批复:同意成立复旦大学医院管理研究所,隶属公共卫生学院,研究所负责人为高解春。盖有复旦大学校长办公室红印的批文,是复旦大学医院管理研究所的全部资产:一个非独立法人、没编制、没账户的学术机构,经过十多年的运作,成为一个有品牌、有学术影响的学术机构。记得在研究所十周年时,沪上一位大佬感叹:"高解春他们能把一个虚的学术机构做成如此一个实体,这是本事!"闻听此言,十多年来的酸甜苦辣、艰辛风雨,一一浮现眼前,如在昨日。

难忘 2006 年早春的那个下午,沐浴着将延安西路的梧桐树吹得摇曳的春风,我们相约在乌鲁木齐路延安路口的上岛咖啡馆。出席会议一共

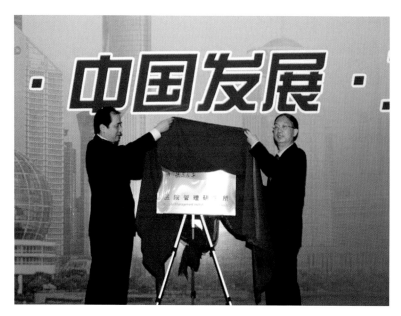

复旦大学医院管理研究所揭幕

五人:除了我和章滨云之外,还有时任复旦大学公卫学院副院长,后来出任过院长的陈文,时任复旦大学医管处副处长、现任公卫学院党委书记的罗力,以及时任复旦大学医院管理公司总经理的李云。

一杯咖啡还没喝几口,研究所发起人会议的几个议程即已完成:组织结构上,成立以复旦大学副校长王卫平、申康中心主任陈建平、公卫学院院长姜庆五、新加坡医院管理专家张翠芳为委员的学术顾问委员会。我任研究所所长,陈文、罗力、章滨云任副所长,秘书长为李云。研究所的宗旨确定为做医院管理政策研究的先行者,医院管理创新和科学化、规范化的推动者,医院管理学术交流平台的搭建者。

咖啡开始续杯,研究所的具体举措在你一言、我一语中逐渐明了:每年4次学术沙龙,每年1~2次医院管理论坛,积极申报和参与医院管理政策研究和科研课题,我还随口说了一句:"能否5年内推出一个类似美国最佳医院排行榜样的东西?"

2006年3月5日,在浦江之畔、毗邻东方明珠的上海国际会议中心,当王卫平和陈建平两位研究所学术委员会主任将"复旦大学医院管理研究所"铜牌上的红绸布徐徐揭起时,尽管数百位上海医院管理者一起作了见证,但是,大家内心深处的担心乃至质疑,我们也心知肚明。毕竟,潮起潮落,此起彼伏,多少学术机构在揭牌运作数年后销声匿迹?我们也坚信:我们的执着和坚持,一定能将这个平台铸成中国医院管理的一张名片。

复旦大学医院管理研究所揭牌登场的国际会议中心的华灯和黄浦江的浪潮,见证了我们的这种坚持。揭牌仪式那天就是研究所的首届医院管理高级论坛,以"医院管理实践和展望"为主题,论坛以主题演讲和圆桌讨论两种形式进行。就此以后,国际会议中心每年一次的医院管理高级论坛,聚焦国际视野和医疗变革,美国、法国、新加坡、中国台湾地区和中国香港地区……大洋彼岸、海峡两岸、香江之畔的学者和上海数百名医院管理者汇聚一堂,十几年映照着我们以激情追求真理、用智慧收获知识,成为中国医院管理学术交流的一道美丽风景。

如果说国际会议中心系列论坛因为有数百名医院中层管理者参加而辐射影响较大,那每年只限于50人左右的"湖论坛"以政府行政管理者和医院院长为主的唇枪舌剑更吸引医院管理者。同里湖、美兰湖、华亭湖、金鸡湖、阳澄湖、南湖……各式大小湖畔,都留下了我们论道国内外医改借鉴、剑指公立医院改革的身影;李玲、葛延风、刘俊、顾昕、刘远立……一个又一个医改的风云人物在湖畔发出中国医改者的呐喊;我预言的"中国医改的'泰坦尼克号'绕不过公立医院改革这座冰山",刘俊老局长"三个老太在社区看病"折射的医疗服务公平质疑……一个又一个中国医改的经典,从湖畔飞向天南海北。被誉为"湖论坛"的研究所医院管理和实践高层论坛,打造了医院管理论坛的又一个成功典范。

相对于论坛的正式和刻意，我更钟情沙龙的那种无拘无束和热烈探讨的氛围。记得曾经编著过《华西解密》和《申康维新》的桂克全来撰写关于我们研究所12年历程的《恒变有道》，当大家把沙龙描绘得引人入胜时，他有点将信将疑。我让他列席了我们第51期学术沙龙"患者和医师的选择权及其冲突的解决途径"，从纪录片《人间世》患先心病的吴莹赌上性命怀孕生子后与世告别，探讨医患选择权法律依据和冲突处理。三位引导演讲者娓娓道来，全体沙龙成员"斗地主"般的提问和争辩，最后仍以我的归纳总结结尾。半天时间的沙龙，令桂克全佩服得五体投地。复旦大学医院管理研究所的沙龙能16年长盛不衰，除了选题前瞻外，沙龙"专制"的制度和"民主"的氛围是其核心灵魂。沙龙一年4次，成员除邀请对象外不得随意参加；连续3次不参加即被除名(请假不能成为豁免条件)；被指定主题发言者不能以任何理由推脱；发言不踊跃者会不再受到邀请……沙龙的民主氛围则表现在明确强调演讲和讨论发言内容不代表发言人职务身份，仅仅作为学术讨论畅所欲言，不抓辫子，不扣帽子，不得上纲上线。每次引导演讲者讲完后，被沙龙成员"斗地主"是最考验人的，大家连珠炮似的提问，演讲者只能一一回答。实际上正是在这讲、问、答、辩、议中赢得了共识。正是这样对医院管理敏感话题的逐一梳理，使沙龙成员的理论水平和政策能力不断提高。由于沙龙实行30人左右的限额制，16年参加沙龙的总成员只有76人，其中还有5人是每期从外地赶来参加沙龙。许多人参加沙龙时还只是医院或卫生行政处室的副职，后来都成了行业管理精英：76人中已有11人升迁为正厅级干部，28人成为副厅级干部，复旦医院管理沙龙由此被戏称为上海卫生管理干部的"黄埔军校"。

课题研究是体现研究所学术水平的试金石。复旦大学医院管理研究所成立之际，正值新一轮医改和公立医院改革的方案酝酿和政策研究

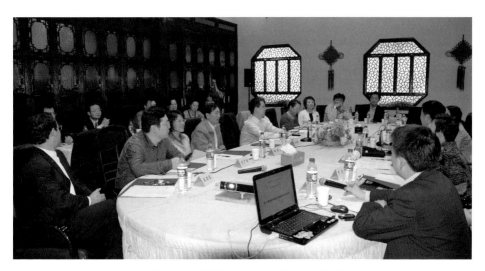

医管所第一期沙龙在华山花园大厅举行

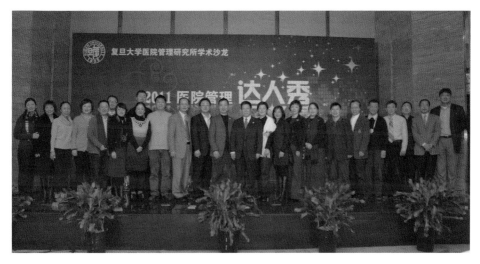

第二十期沙龙：医院管理达人秀

热潮涌动。复旦大学医院管理研究所受国家卫生计生委体改司委托，承担"中国公立医院功能定位及绩效评价研究"，我担任课题组长，罗力任副组长，以定义厘清、国内外借鉴、策略头脑风暴等方法，厘清了公立医院和国有医院的资产属性和管理区别，明确了公立医院公益性属性和四大特征,论证了国家卫生行政管理机构对公立医院统一绩效考核的必要性和可行性。课题报告提交后,我们参加了公立医院改革试点市县培训并承担公益性主题的主讲。我与陈文副所长承担的"国家基本医疗制度及其目录制定研究",使医改方案中"人人享有基本医疗卫生服务"的目标的内涵落实有了具体可操作性。随着医改深入,研究所承担的"互联网+医疗健康政策研究""医疗机构设置规划""公立医院分院、分支机构管理政策"等课题研究都定义严谨、观点鲜明,被公立医院改革实践证明是符合发展趋势的科学研究。研究所发起多学科治疗(multi-disciplinary treatment,MDT)的管理模式,在全国范围率先提出从医院管理角度创立MDT可推广可复制的组织模式,成果于2020年获第七届管理科学奖。

依稀记得,1998年8月1日下午,平时静谧的费城儿童医院全院欢呼,医护人员互相拥抱,难掩喜悦。正在美国做访问学者的我,得知原来是每年一度的美国最佳医院排行榜颁布,费城儿童医院力压老对手波士顿儿童医院,跃上全美第一。我感叹在美国有这样一个由第三方(《美国新闻与世界报道》委托芝加哥大学全国民意研究中心)做成的评价体系,成为了医院学科建设和质量评价的标杆。回国后,在担任复旦大学医学科研处处长和附属医院院长期间,我看到各个医院、各学科都自喻"国内一流",学科评估都限于自身纵向比较,缺乏客观评价和全国性横向参照比较……于是,我产生一种真实而强烈的冲动,一个美丽的梦想:建立一个中国的最佳专科和医院排行榜!

转眼来到2009年,当年上岛咖啡馆中定下的5年近期目标,学术沙龙、管理论坛和政策研究都开展得有声有色、如火如荼,随口一说的中国医院排行榜究竟要不要做? 被誉为"复旦医管所F4"的我们(我、陈文、罗力和章滨云)一致表示:男人的承诺必须兑现!

然而,复旦版中国医院排行榜圆梦过程的艰难,远超我们的想象:我

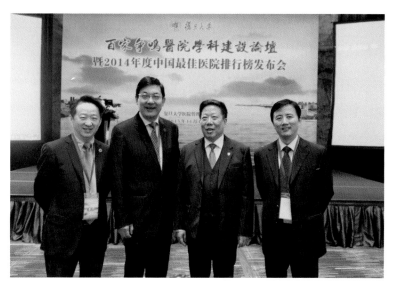

"复旦医管所 F4"

们曾经想参考 IHQ 方法，获取病史首页做专科疾病的难度系数、诊疗结果和死亡率校正的量化评估，多次走访卫生计生委，因病史首页信息不向社会开放怏怏而归。我们参照美国最佳医院排行榜眼科、儿科、风湿等专科声誉评定方法，以中华医学会和中国医师协会专家的声誉问卷再辅以 SCI 影响因子总和和国家级获奖，制定了中国专科声誉和最佳医院排行榜的评价方法。但在专家库名单的获取过程中，政府官员和带有明显行政色彩的学协会领导，都在充分肯定后又托词可能的敏感性而不愿提供名单……我们充分了体会"独立第三方"所承受的孤独和压力。

复旦医管所那群为共同理想而孜孜不倦的前行者不会轻言放弃，以其固有的激情、执着和智慧，独辟蹊径，从学会网站上获得专家名单，百度查询后逐一联系，建立了国内 27 个学科的专家库，在反复模拟权衡专科声誉和科研学术权重后，向 1824 名专家发出声誉评价表。欣喜的是第一年的专科声誉问卷回复率即达到 44.3%，远高于已有 20 多年历史的美国最佳医院排行榜的回复率。2010 年 12 月，中国第一个专科声誉排行榜颁布,我再一次被标记为"第一个吃螃蟹的人"。尽管开始也曾有不少质疑,但评选结果与众多医师和业内专家心目中的榜单的一致性,使排行榜的权威性日益显现。记得时任国家卫生计生委副主任的马晓伟就说过:"老高,你那个排行榜与我心目中的学科地位很符合;别看有些医院牛哄哄的,医院的核心竞争力还是学科建设。"

天波易谢,寸暑难留。复旦版医院排行榜每年一度的颁布已越过 12 个春秋,我们在坚持临床和声誉特色的同时,不断完善和改进:纳入排行榜的专科由当初的 27 个扩增到 42 个,每个专科的专家推荐数由当初的 5 个、8 个扩展到 10 个,2014 年增加了按 7 大行政区域划分的区域专科和医院专科排行榜,2017 年开始将各专科的课题、论文和获奖等科研产出纳入专科综合排行榜……随着复旦版专科和医院排行榜被更多地引用和应用于政府对医院的考核、激励和优秀学科的遴选,我们更欣慰其在推动医院学科建设上的标杆作用的日益彰显。

回顾复旦大学医院管理研究所 16 年的砥砺奋进之程,自己在享受一个又一个梦想被圆的欣喜的同时,更感叹我和我的伙伴们的心心相印和风雨同行,是那种共同的执着、激情、相互鼓励和坚守理想,才能将辛勤奋斗的身影映照在牵手向前的风雨人生路上,留在金秋收获的田野里。

日间医疗探索推广的漫漫长路

2022 - 12 - 08

　　这是高解春职业生涯的又一次敢为人先。能够第一个去吃螃蟹,当然首先是因为眼界开阔,能够取他山之石为我所用。但是,单靠眼光,并不能推动事业向前发展。小到一家医院,如复旦大学附属眼耳鼻喉科医院,大到一个行业主管部门,如全国第一个省市级管办分开的办医主体上海申康医院发展中心,一项新生事物从酝酿到落地的全过程,其定义、设施、流程、管理和推广步骤都必须十分明确,才能达到结果可控、效果理想的目标。

　　敢为人先,还意味着敢做担当。毫无疑问,主政者的担当精神,是凝聚改革共识最为有力的武器。复盘日间手术,从单个机构的先行先试,到国家层面的暂行规定落地,二十年过去,弹指一挥间,而清风明月,近水远山。

邵卫东

上海初冬的降温常常伴随着绵绵细雨。不能远行的我晨起即打开朋友圈,看看医界新闻。看见 11 月 23 日国家卫生健康委发布的《医疗机构日间医疗质量管理暂行规定》,想着从 2015 年"改善医疗服务行动计划"就将推行日间手术作为重要措施,2018 年"进一步改善医疗服务三年行动计划"鼓励有条件的医院设置日间手术和日间治疗中心,至今总算有一个暂行规定。看着日间医疗慢慢走上有章可循的全国推广之路,记忆打开的是 20 年前自己开始日间医疗探索和推广的漫漫之路。

2002 年春夏之际,新加坡飞往上海的航班上,我凝视着舷窗外的云浪翻滚,新加坡出访的所见所闻在心海中激起涟漪。刚上任复旦大学附属眼耳鼻喉科医院院长才半年多,我带着几位中层干部出访新加坡国家眼科中心(SNEC)。与新加坡中央医院一墙之隔的新加坡国家眼科中心,没有一张住院床位,CT、磁共振都与中央医院共享,眼科手术数是我们医院(190 个床位的眼科手术)的 3 倍。联想数月前意大利专家谈及 40 个床位的耳鼻喉科手术也是我们的 2 倍,他们都提到了一个名词: day surgery。

回国后,一贯对新生事物敢试敢行、多谋善断的我,马上组织人员对国外 day surgery 的定义、内涵、组织方式进行检索和分析,在"一日手术""当日手术""日间手术"众多翻译中确定用"日间手术"。我们制定了医院日间手术方案,并开始在白内障专科组先试行。原先需要住院、检查化验后择期手术、术后数天出院、平均住院时间 4~5 天的白内障手术,开展日间手术后,所有术前检查化验在门诊完成,当日手术当日出院。医院在日间手术室建设、手术质量保证、日间手术流程设计等措施逐项落实的前提下,对日间手术的积极探索,使白内障手术组的床位周转率、手术量提高,患者手术难的问题得到明显改善。

白内障日间手术开展后即带来与医保支付的矛盾问题。近 6 000 元的白内障手术费用，住院手术时可以医保支付，如果将日间手术纳入门诊手术，医保不能支付对患者说来是一笔很难承受的自费负担；但如将日间手术纳入住院，繁琐的住院病史、病程录、住院护理记录、出院小结等又使医护人员不胜其烦。我们借鉴国外的普遍做法，与医保局积极沟通，探索白内障患者日间手术的单病种结算试点；将日间手术纳入住院病例管理，创立日间手术专用表格病史和记录单……这一系列的探索，都开创了上海日间手术管理之先。

日间手术在汾阳园白内障手术中的试行成功，为其更广泛的应用打开了大门。能否在医院更多的手术中应用，尤其是需要全身麻醉、需要苏醒观察和过去需要术后观察的病例能否开展日间手术？这是日间手术推广应用的试金石。我们在安全和质量保证的基础上，逐个制定日间手术目录：声带息肉、鼻息肉、简单的耳部手术都被纳入日间手术。我亲自去询问玻璃体视网膜组学术泰斗：玻璃体手术后俯卧休息在家中进行有什么问题？当得知这只是一种长期的传统诊治习惯，对疗效没有影响后，我们开始将普通的玻璃体后端手术也转为日间手术……日间手术的开展，使复旦大学附属眼耳鼻喉科医院的年手术量从 2002 年的 1.3 万台增加到 2005 年的 3.7 万台，增长 162%；平均住院天数从 12.19 天下降到 7.6 天。日间手术的尝试大大缓解了患者住院难、手术难的问题，在提高医疗效率方面的作用显而易见。

2005 年 9 月，我被任命为上海申康医院发展中心副主任。作为全国唯一和第一个省市级管办分开的办医主体，我们提出了专业化管理的理念。在积极开展绩效考核、医联工程建设的同时，我把开展日间手术作为改变服务模式、提高服务效率的重要手段。

作为 28 家市级医院办医主体的一个医疗模式推广，不能像当初单个医院探索那样摸着石子过河，对定义、设施、流程、管理和推广步骤都必须明确,才能达到结果可控、效果理想的目标。经反复研究,我们于 2006 年初发布了《市级医院开展日间手术试点的指导性意见》。文件明确日间手术范围:①手术后 24 小时内出院;②需要使用手术室设备和/或实行全身麻醉;③不包括门诊手术和内镜检查。《指导意见》对日间手术病房设施、组织结构、流程有明确规定,同时也明确了日间手术的统计和结算按住院管理,病案书写允许按实际情况简化书写或结构式病历,并以附件形式罗列了 33 个建议手术目录。

《指导意见》下达后,根据申报、日间手术设施和管理措施审核后,先确定上海交通大学医学院附属仁济医院、上海市第一人民医院、新华医院、上海市眼病防治中心、上海市儿童医院和上海交通大学医学院附属上海儿童医学中心 6 家医院为试点。各家医院群策群力、不断创新:仁济医院泌尿外科将尿道的膀胱肿瘤切除、尿道和膀胱颈切开、前列腺激光切除等手术在日间手术常规开展;市一医院将腹腔镜胆囊切除、静脉曲张剥离和结扎等手术纳入日间手术;儿童医院和眼防所将需要全身麻醉的斜视矫正、扁桃体摘除、腹腔镜疝修补术也在日间手术中顺利完成……我们及时召开市级医院现场推广会,以求日间手术的迅速推广。

日间手术在上海市级医院中开展得如火如荼,并以年增幅 20% 的速度迅速覆盖。同时,日间手术的方式向日间化疗延伸。到“十三五”末,上海市级医院年日间手术人次达 28.51 万,占住院手术人次的 24%,其中仁济医院、市一医院、上海市第一妇婴保健院、儿童医学中心等 9 家医院的日间手术占比都超过 30%;年日间化疗达 15.6 万人次,占住院化疗病例的 48.3%。全国三级公立医院绩效考核国家监测分析显示,上海市级医院日间手术占比居全国前列。

20 年前的日间医疗探索推广的管理实践,再次验证了医院管理是一门科学。做医院管理,像做课题、做实验、做临床创新一样,要把许多概念、定义、内涵、要素搞明白，要借鉴国内外先进经验，更要根据国情、现实条件、政策环境制定可行可靠的方案，并在实践中不断修正和完善相应方法，才能达到理想结果。

红十字职涯的几度春秋

2023 - 7 - 28

行百里者半九十。在职业生涯最后几年，高解春不改逐浪弄潮的勇者本色，不将就，不凑合，殊为不易。一方面是个性使然，另一方面，恐怕也是习惯。

以《人道与底线》起势，以《上海市急救医疗服务条例》获人民代表大会通过来下落收势，擅习二十四式太极拳的高解春，相对短暂的上海市红十字会工作经历，却也当得起"心静体松、圆活连贯"的功法要诀。待回首，正是荷花开满池，清莲如洗坐心头。

邵卫东

这里的红十字职业生涯，不是泛指我从 1975 年开始的医师生涯，而是特指我职业生涯中最后从事的红十字会工作。我为人生有如此一段对红十字运动更多理解、体悟，并作出自己一份努力的职涯而骄傲和欣慰。

2014年8月21日,早已看见任命批复和已被进行组织谈话的我,清晨将那篇《挥挥手,康定园的九载风雨》博文贴出后,正午时分,顶着夏日闷热的酷暑,跟着分管市长和市委组织部领导来到了与静安寺一街之隔的国立大厦22楼的上海市红十字会的会议室,正式担任上海市红十字会党组书记(拟兼任上海市红十字会常务副会长)。已近职涯尾声的我,岁月和阅历已让我变得成熟,仕途上又上一个台阶并没有带来丝毫惊喜,新的岗位的挑战也不会像走进康定园那样有几分忐忑。但在坦然和淡定的同时,我也深知自己对红十字会的认识几乎一片空白,新的职涯需要学习和承担的责任还是有些沉甸甸的。

我知道红十字会这样的群团组织,与我长期从事的医院管理有很大不同。但管理的许多东西是相通的,我用两个月的时间进行调研和梳理:查阅了许多文件,从红十字会章程、群团组织要求、历年工作总结到运营报表;对班子每个成员、中层干部乃至普通干事访谈,尤其是对红十字文化造诣颇深、有长期红十字会管理经验的前任会长马强、谢丽娟、中国红十字会总会副会长郭长江、王海京等的拜访,使我对红十字会的宗旨、涵义有了深刻认识:尽管红十字会与其他群团组织一样有鲜明的群众性和协作性,但红十字会在人道领域的重要作用和国际性是中国其他群团组织所不能替代和比拟的。然后,我根据唯一性、不可替代性、国内实践的可行性等要素,将上海红十字会职责进行梳理,确定工作重点:应急救护培训、救灾物资储备、造血干细胞捐献宣传和组织、红十字青少年和志愿服务队伍组织、上海特有的少儿住院互助基金的筹资和管理,这是义无反顾的职责所在和主导任务。而应急救援队伍组织、灾难和慈善捐赠、无偿献血和遗体器官捐献等,更多的是会同和协助其他政府部门、专门机构、慈善组织共同完成,红十字会更多的要突出人道和生命救助。明确重点就能依据有所为有所不为的原则,利用有限的人力、财力等资源最大效率地做出更多的贡献。

进入红十字会后,我对人道主义的理解更为深刻了。在红十字会第十次会员代表大会上,我有幸接受习近平总书记接见,也反复学习习近平总书记在会见红十字国际委员会主席时所说的:"红十字不仅是一种精神,更是一面旗帜,跨越国界、种族、信仰,引领世界范围内的人道主义运动。"我在组织全市红十字会干部学习的同时,梳理撰写了《人道与底线》,文中明确提出:人道,即对生命的尊重和人格尊严的维护,这是做人的底线。我以历史和世界上诸多值得反思的现象,提出"任何人失去在人道底线前的控制和约束,其人生往往苦涩、落寞,甚至悔恨终身"。在罗列现代社会某些年轻人漠视生命,尤其缺乏对人格尊严的尊重教育后,强调开展青少年、大学和中小学人道主义教育的必要性,提出尊重生命和维护尊严,是人道主义不被任何时代和环境变化所遮蔽的普遍适用性,也是人道主义数百年历久不衰的魅力所在。《人道与底线》被我自己喻为看了戴厚英《人,啊人!》后学会自律和宽容后的又一次思想升华的演绎。

2014年,正是莫须有的"网络事件"通过社交媒体的影响使公众对整个中国的慈善事业产生质疑,也对中国红十字会公信力造成严重影响的时期。原本很容易被边缘化的群团组织,在这种社会舆论冲击下的无奈无助,使整个红十字会组织被一种委屈、不自信的氛围所笼罩。我上任后在阐述了我们组织的人道主义和国际性的属性,提高员工自信的同时,强调群团组织的公信力与法律保障、职业素质、舆论宣传,以及公众的知晓、认同、参与程度密切相关。我们在各种场合宣传上海红十字会在公开透明、规范运作、强化管理等方面一贯严谨的基础上,我利用自己过去在卫生信息化领域的经验,在市经信委立项,利用互联网平台使红十字会工作信息可以被公众实时关注;适应红十字会公信力价值评价主体由组织内向多元化、多角度的公众评价转移;充分利用网站、微信、公众号对敏感舆情及时回应,以正视听;也利用互联网提升人道服务质量,红十字工作者、志愿者、公众的信息都在信息共享基础上纳入监督评价体系……我撰写的《互联网思维下的红会公信力建设》也在《中国红十字报》的"公信力建设在路上"栏目刊登。

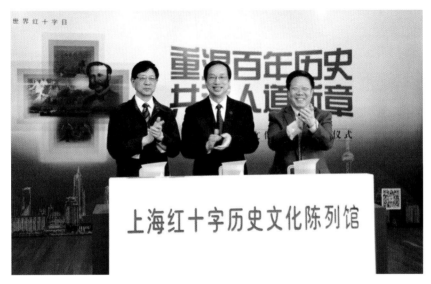

上海红十字历史文化陈列馆揭幕

长期的管理实践使我懂得,组织属性的确定和运营机制往往是组织行为的指挥棒。上海市红十字会作为一个群团组织,一直以来都是作为参公管理的群团单位,但其属下的备灾中心和事务中心由于历史原因都是自收自支的事业单位,而且编制远远不足。如此编制属性与红十字会公益性属性产生的冲突,对机构功能、队伍凝聚力、组织行为都有很大影响。尤其备灾中心在承接大量救灾物资储备、红十字救援队伍培训等公益项目的同时,为了生存的创收在屡次尝试后必然地走进死胡同。我到任后即与市财政、市编办积极沟通,使备灾中心从公益二类事业单位变成全额拨款的公益一类事业单位;事务中心从3个事业编制扩编到15个事业编制的公益二类差额拨款单位,从组织属性、财政拨款、人员结构上给上海红十字会工作的公益性注入了必要保证。

在红十字会核心业务工作中,我们在工作梳理的基础上积极开展上海红十字会传统优势和具有特色的应急救护培训、红十字青少年人道主义教育等工作的同时,考虑新时代对应急救护的新需求,借鉴国际红十字会经验,启动了在机场、地铁、高铁、大型商场等公共场合配置自动体外除颤仪(AED)的公益项目,成为提高群众性自救互救水平的重要举措。我们把政府拨款和社会捐赠结合、市区红十字会联动,第一次即配置AED 310台,以后每年以300~500台规模配置,并将心脏除颤纳入红十字急救技能培训,使AED项目成为上海红十字会在全国率先开展的特色项目。

作为省市级红十字会群团负责人,不同于普通红十字志愿者和工作者,在理论和日常工作梳理后,如何通过政策层面乃至立法来拓展红十字会工作新局面是我的职责所在。我仍然一如既往的直言快语:第一年参加蓝天下的至爱、温暖送三岛、红十字千万人帮万家等全市性慈善活动,当时按传统习惯,让救助者将救助款、救助物当众送给受助者。受助者在台上的那种低头无措、目不正视、无奈不安深深地刺痛了我。我在学习了国际红十字救助的普遍做法,结合上海红十字会《人道救灾援助受众和公众反映情况调研》结果,写下了《呵护受助者的尊严》博文,并在"蓝天下至爱"总结会上提出以后没有征得救助者和受助者同意不得轻易泄露救助者和受助者信息,取消受助者现场受助,由慈善组织通过捐赠、转送等隐形方法来呵护受助者尊严,倡议得到上海市慈善基金会、共青团上海市委员会等组织者的赞同,成为慈善活动的共识。

2014年跨年夜外滩踩踏事件后,面对"后退哥"们的大声呐喊把空间腾出,但除了温州医学院两个护士和数十个外国游客进行现场急救,众多游客因为缺乏急救技能培训和没有法律保障的"不能救"和"不敢救",我梳理后撰写《撒玛利亚好人的困扰》,从西方的好人法的普及到我国各地社会急救立法的推进,最后形成《关于加快救护培训普及和救助人免责立法的议案》,我作为上海市人大代表,在上海市第十四届人民代表大会第三次会议上提交了议案。

2016年五一节前夕,千呼万唤的《上海市急救医疗服务条例(草案)》终于进入上海市人大审议程序。然而,我一看草案,急了:条例草案中对社会急救者的资格和行为要求持证、按急救规范操作等限制,对急救的二次损害要求鉴定,并设置了国家赔偿……这些与鼓励社会急救、解决当前"不敢救"的主要矛盾、正确理解撒玛利亚好人法的内涵是格格不入的。另外,《条例》草案对社会急救培训组织主体、社会急救培训对象、AED配置和培训等都没有明确规定。我急忙拜会当时上海市人大常委会主任殷一璀。原本预约半小时的见面整整持续了两个半小时,她耐心地听了我的诉说并翻阅了我整理的相关资料,最后让《条例》草案执笔者来红十字会与我交流,又让我撰写了《社会急救立法的思考和建议》在《上海人大月刊》上发表。在亲和、睿智、善于倾听、敢于担责的市人大常委会支持下,最后定稿的《上海市急救医疗服务条例》在总则部分明确"社会急救,是指在突发现场社会组织和个人采用心肺复苏、止血包扎、固定搬运等基础操作,减少伤害的活动或者行为"。在"社会急救"的第四章,明确"鼓励具备急救技能的市民对危重患者实施现场救护""紧急现场救护行为受法律保护,对患者造成损害的,依法不承担法律责任"。这是中国第一次以地方法形式对社会急救明确完全免责的"好人法"。AED的配置和使用,在交通要道、学校、体育场馆、文化娱乐场所、大型建筑工地配置急救器械、AED和掌握急救知识的工作人员;红十字会和卫生行政部门组织急救培训,公安、消防、公交驾乘人员、学校老师、保安、导游必须具备急救技能;国家机关、企事业单位、社会团体、学校和居委会应该组织人员参加急救培训等内容都明确写进《条例》。当 2016 年 7 月《上海市急救医疗服务条例》最后获通过,在人大会场响起热烈掌声时,我的眼眶中溢出欣慰的泪花。

红十字会职涯在我 42 年的职业生涯中十分短暂,但那抹红十字使我职涯的夕阳异常艳丽,尤其是在人性、人道上的感悟得到极大升华,或许可以受益终身。

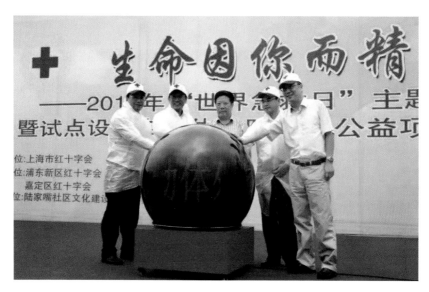

"生命因你精彩"活动现场合影

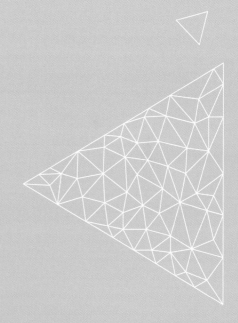

第二篇

医改漫谈
YIGAIMANTAN

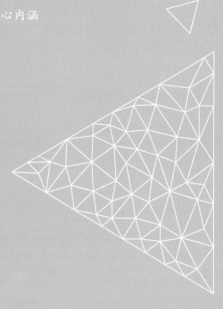

亦说医改

2012 - 05 - 25

一部电视剧《心术》,使医改和医患关系成了社会热议的焦点。每个走进我办公室的医院管理者,看见我案头上的那本朱幼棣撰写的《大国医改》,都会说:"角度不同,对医改的理解过于偏颇"。于是,我试着以《大国医改》为纲要,以"亦"与"医"的谐音,从医疗卫生业内人的角度,谈谈我理解的医改,权作学术商榷。

之一: 激辩医改

从酝酿到出台的整个过程充满着争论和质疑的医改方案,至今已实施运行 3 年。回眸当初征求意见稿出台时的一切,仍历历在目,记忆犹新。我相信历史终究会给这些质疑一个公正的评判。

2008 年 11 月,饱受争议的医改方案的征求意见稿选择了在北京奥运会圆满成功这一喜庆祥和的日子出台。没想到,第二天即遭当头一棒:中央电视台黄金时间的"7+1"节目,著名节目主持人白岩松尖刻的一句;"都是中国字,连在一起都没太读懂"。于是,"看不懂"成了举国上下质疑医改方案的导向性评价。

白岩松看不懂医改方案,我一点都不奇怪。试想,医改方案出台前我在《中国医院院长》杂志的"医改漫谈"六论,放在博客上,网友不是普遍反映"看不懂"？我实际上很赞同当时饱受质疑的卫生部部长的那句话:"作为医疗改革的纲领性文件,看不懂不构成问题,随着医改方案的相关文件出台,老百姓可以从切身利益的变化中理解这次医疗体制改革给他们带来的实惠。"

医改是个世界性难题。即使是美国这样的经济大国,从希拉里帮助其丈夫克林顿竞选美国总统,到乔治·沃克·布什执政 8 年,整整 16 年,美国医改连个法案都没有通过。奥巴马几经修改被参众两院勉强通过的那个纲领性的医改法案,估计让白岩松导读,一定也是看不懂的。中国的医改方案,从 2007 年 2 月成立由 16 个部委参加、发改委主任和卫生部部长双组长制的协调小组,到复旦大学、北京大学、北京师范大学、中国人民大学、世界卫生组织、世界银行、麦肯锡公司和国务院发展研究中心的"八大方案",历时 2 年,热议不断,可见其复杂和艰难。最后的医改方案,尽管有明显的各方利益折衷、协调的痕迹;许多措施受到国情、财力、原有体制机制的制约,尚不尽如人意,但学者和政府决策者忍辱负重、锐意进取,以朱镕基当初勇闯"地雷阵"的精神,将医改方案公之于众,将胡锦涛总书记在党的十七大报告中有关医改的宏图落地对接。

医改方案颁布实施至今已有 3 年,如何评价？作为具有里程碑意义的医疗保障覆盖率,从医改前的 30% 以下,去年已达到近 90% ;3 年 8500 亿的政府投入,在各级政府的高度重视和支持下,2 年就远远超出预期;门诊和住院的均次费用,由改革前年均 2 位数的增长,已控制在 6% ～ 9% ,相对于近年 CPI 的高增长,卫生部部长说一声"有所缓解"和"逐渐得到缓解",值得某些学者如此愤慨吗？

我曾有幸与美国哈佛大学公共卫生学院的萧庆伦、刘远立等学者进行学术交流，对照美国千呼万唤始通过的医改法案，待2014年启动实施，医保覆盖率目标也只有85%～90%，相对比较后，美国学者对我国医改给予了高度评价。尽管我们的医改之路必然荆棘密布、艰难凶险，我们的医改过程必然还会有许多不尽如人意之处，但我们的学者能否像海外学者那样，给祖国医改的推进者和改革者们更多的宽容和鼓励，对我们的医改方向和成绩给予多一点的客观评价？

之二：争锋的焦点和实质

医改的焦点问题，历来争辩激烈、唇枪舌剑，但毕竟还是学者间的君子之争。但《大国医改》作者的犀利则让我惊讶：院士、学者、部长全被点名直击。院士因为按医药费用比较说了句"中国看病并不贵"，被讽刺、抨击的同时，连拿过课题经费数千万也似乎成了罪过；那个被卫生部聘为顾问、曾经给政治局作过报告的女学者，只是像全世界同行一样讲述过度医疗监管之难而被冷嘲热讽，并以"不懂经济的北大经济学教授"专批一节；卫生部部长讲了一句很多人在评论医改时都曾用过的"政府失灵，市场失灵"，即被要求承担责任，引咎辞职……我想，没有必要对批评和抨击的态度过多计较，但医改争锋的焦点和实质问题，应该有个理性判断。

中国"看病难、看病贵"的界定，经过3年的医改激辩实践证实，应该已经得到共识。曾记得，2008年，有位医师出身的卫生官员，一句"走遍全世界，中国看病最不贵"，被百姓吐槽和质疑。看病贵的问题，不是简单地按我们的门诊均次费用、出院均次费用或者手术费用与国外的同类费用的绝对值比较，也不是将这些费用占收入比例和国民人均收入作比例测算，最关键的是这些费用中的患者个人支付比例及其承受能力。我国医改前 20% 多的医保覆盖率和 69.9% 的个人支付比例,看病贵是一个无须争辩的事实。通过"人人享有基本医疗保障"的医疗保障广覆盖的战略实施,看病贵的问题必然有所缓解。但看病难、看病贵问题缓解的标志,不应以个别有钱人挥霍基本医疗资源就说过于低廉,也不应以个别贫困者依然不能承受自付而讲依然太贵,而应以医疗资源公平配置、基本医疗平等享用、总体上达到可承受、可持续发展为方向和目标。

关于医改总体导向上的政府主导和市场作用、政府失灵还是市场失灵的问题,似乎争辩得昏天黑地,热闹非凡。其思维模式就是非此即彼,不是东风压倒西风,就是西风压倒东风。但《大国医改》的作者最后将政府失灵上纲到不讲政治、市场失灵只能定义为形成垄断,似乎也过于偏激。我认为我国医疗体制改革的问题,就是政府主导和市场作用协同没有搞好,政府失灵和市场失灵都客观存在并且交织难解。只有理性梳理问题,对资源公平配置、劳务价格调整、公益导向引导,加强政府规划、引导、监管和考核等主导作用;同时发挥价格梯度、支付比例制约等市场调控手段,才能达到体现公益性、卫生事业良性发展的理想结果。

至于《大国医改》作者提出的关于公立医院应该政府举办还是市场竞争、基本医疗是公共产品还是市场商品、过度医疗监管是容易还是艰难等问题,以北大李玲和刘国恩为代表的两派从医改方酝酿到今天,争论从未停止,也不可能有明确结论,而《大国医改》作者袒护一边的立场也十分明显。但是,医改方案迄今已经公布和实施 3 年,这一切争论还有意义吗? 我依旧不愿意卷入一群除了看病从没有医院管理实践、又不愿意倾听医务人员和医院管理者意见的学者们的争论之中,一句"少意识争论,多务实解题"就是我的态度。不必刻意把自己打扮成政府主导派或者市场派的领袖或者旗手,针对不同的具体问题,遵循卫生事业发展规律,找到能达到理想结果的正确途径,这才是真谛。

之三：公立医院：隐忍不言的难与痛

我在8年前所说的那句"中国医改这艘泰坦尼克号，怎么也绕不过公立医院改革这座冰山"的预言，至今仍被业内不少人津津乐道。谈及公立医院改革的艰难性和复杂性，也就是那"隐忍不言的难与痛"，不同的学术观点会有不同的理解和解读。《大国医改》的作者在上一章抬出北大那个著名"市场派"学者打压被他喻为"不懂经济的北大女经济学家"的"政府主导派旗手"时，我就已经知道了他的学术倾向；本章他又抬出了中欧工商管理学院的另一位"市场派"学者来诉说公立医院改革的三大软肋，我更坚信他一定以市场导向来对中国医改进行抨击和处方，但其理论定义、逻辑推理和解决方案之偏激，还是令我惊讶。

《大国医改》的作者以儿童医院一床难求、走廊补液还收"板凳费"与某公立医院带会议室的VIP病房的比较，指出公立医院资源配置的不公平问题；抨击某些学者强调公益性而非福利性，以医院补偿和经济效益强化医院和员工的集团利益。然后以"几个软肋"为题，首先以公益性定义不清、医疗不具有公共产品特征，把公立医院的公益性彻底否定；接着以义务教育为比喻，把基本医疗否定，认为应该是以"人人享有初级卫生保健"而不是"基本医疗"；再接着以"信息不对称"可以通过强制信息公布，否定了政府主导。然后以公立医院医疗技术发展和先进设备配置，历史不会倒退而否定"回归公益"，以包括检查粪便颜色和形态在内的高端体检的高价套餐，揭示公立医院的技术垄断性。他开出的改革处方是：大医院和专科医院走向严格监督下的市场，初级医疗卫生服务回归公益，并喻"唯此，才是医改的正道"，最后竟然提倡全世界都没有的开征公立医院税收，"借力外部监督，建立科学管理制度"。暂且不说诸如对粪便常规必须包括颜色形态、法律规定住院患者必须化验艾滋病、梅毒等项目的非专业的误解,也不介意对医院和医务人员的那些偏见,其中对公益性、基本医疗和政府主导等中国医改关键理念的偷梁换柱、扭曲推理,以及因此而对医改方案的粗暴否定,才是我这个一般并不被人归为"政府主导派"的学者认为应该认真商榷的。

作为本次医改公立医院改革的亮点和重点的公益性,无论从理论概念到国际借鉴,都有明确定义。公益,是指有关社会、公众的福祉和利益。现代社会中的教育、文化、医院等事业,都有无可争议的公益性质。公立医院的公益性,就是其具有不以营利为目的的非政府、非企业和非营利的事业单位的组织属性。而对我国具有公益性组织属性的公立医院,其运营和行为上的许多趋利性,非公益的现状,不是简单地以医疗服务的非外部性否定公益性、以初级卫生保健偷换基本医疗概念、以外部监督否定政府主导,把公立医院完全推向市场,再加一个征税制约即可达到公立医院改革目标的。而应该从公益性的特征要求,借鉴国际先进经验,从体制机制上进行改革探索。

公益性具有非营利性、公共筹资、政府主导、公平配置和平等享受四大特征。任何偏离公益特征的体制机制是导致非公益行为的根本原因。回归公益性即从这几个方面着手,让公立医院公益性的组织属性成为其组织和个人行为的本质属性。相当长一段时期以来,在西方市场补偿理论主导下,某些学者甚至认为基本医疗也不具有公共产品特点而交给市场提供,加上历史原因造成的劳务价格低下、药品加成制度和医保按项目支付方式,导致大处方、大检查、过度医疗、医务人员薪酬与医院收入挂钩等趋利行为,成为老百姓对医疗服务不满意的主要根源。近年来各地公立医院改革以药品零加成作为契机的劳务价格调整;按疾病给付、按人群预付和总额预付等医保预付方式改革;按服务质量和岗位工作量为核心的绩效考核基础上的工资总额核定,对维护公益性、摈弃趋利性具有重要意义。按照公共经济学理论,公益性的公立医院的投入应该是公共筹资,即除了政府拨款外,医疗保障、商业医疗保险都是医院的经济来源,而目前高达60%以上的个人支付是不符合公益性特征的。随着医保覆盖率的迅速提高,在不断增长医保筹资水平和支付能力的同时,让更多具有支付能力的人通过商业医疗保险获取多层次医疗服务是卫生筹资的亟待。如全世界多数政府一样,通过规划、准入等卫生资源配置,对医疗价格、服务质量的监管才是政府主导公立医院公益性的必须。

最后,需要与《大国医改》的作者商榷的是,当以"老照片简短回放:60年前的协和、华西医院"为题,对外资兴办百年老院大加赞赏,希望优良传统弘扬光大时,也应该晒晒网上近日盛传的那张薪金表:钟惠澜、曾宪九、吴阶平等专家当年月薪分别为650、250和200大洋,而当年北京最贵的燕京大学一年学费是162大洋,那种整个社会从人格到价值对医师的尊重,才是最应该回归和倡导的。而不应以鲁迅《父亲的病》为例,借"横眉冷对千夫指"自喻,"不捡柳叶刀,改使匕首、投枪",把众多的医院和医师作为憎恨对象,这才是公立医院和医师们真正"隐忍不言的难与痛"。

深水区医改更需要勇气和智慧

2013 - 01 - 12

　　2012年,被称为3年医改的"收官之年"。医改3年,医疗保障覆盖率明显提高;以国家基本药物目录和县级公立医院建设为标志的基本医疗服务体系的可及性和服务水平有所改善;医疗流程优化和便民利民措施层出不穷……中国医改成就举世瞩目。但也应该清醒地认识到:公立医院改革真正涉及利益调整、行为规范、补偿运营机制的相关改革,如医药分开、管办分开、多元化办医等涉及体制机制等敏感问题的改革,或刚刚试点、或正在探索,争议不断、步履艰难,尚未进入医改的深水区。

　　新的一年,展望公立医院的深化改革,期望在补偿机制改革上,以医药分开、药品零加成作为契机,在取消药品加成、完成以政府拨款和服务收费两个补偿渠道转变的同时,更应关注长期被扭曲的价格机制。要清醒认识到劳务价格过低,是滋生以药养医、以查养医、大检查、大处方等不规范医疗行为的一个重要原因。寄希望在2013年,公立医院改革以增加政府投入、取消药品加成、调整劳务价格、改革医保支付方式为主,辅以岗位工作量和服务质量为核心的工资总额核定,营造以公益性为导向的良性补偿机制。

新的一年,期望在医疗服务体系的构建上,政府切实以医疗资源公平配置、基本医疗平等享受为宗旨,以区域卫生规划为抓手,加强县级医疗中心建设的同时,构建包括养老护理、康复医疗、精神病、传染病、社区和乡村基层卫生中心的服务体系。政府应当一手抓基本药物应用、适宜技术普及、限制医保患者的自付比例,另一手引导补充医疗保险和商业医疗保险的普及,构建符合国民需求的多元化、多层次医疗服务体系。

新的一年,期望在公立医院管理上,遵循卫生事业发展规律,借鉴国际先进经验,应用信息化、战略规划、绩效考核、全面预算等先进手段,使公立医院的公益性引导、学科建设推进得以更好体现。医学人才培养、医疗行为规范、服务效率提高有切实可行的举措和抓手,充分发挥医院和医务人员的积极性,使政府和患者对医疗质量、服务效率的改善有所体会。

2013年,公立医院若要涉及补偿机制、服务体系、管理体制的深化改革,因利益调整、权责冲突、理念交锋,更需要改革的勇气和智慧,但这也是先前被我喻为"泰坦尼克号"的公立医院改革能否冲破体制机制束缚的"冰山"的必由之路。我们充满信心地期望着!

我国发展高端医疗的困局和出路

2013 - 04 - 24

随着人民群众对医疗服务的需求日趋多样化和多层次,医改对多层次医疗服务体系的引导也屡有探索。近期,万科集团与复旦大学附属儿科医院、和睦家医院和北京大学肿瘤医院共建高端医疗服务机构。于是,公立医院那份难得的淡定再次被搅动、民营医院似乎看到了曙光,更是兴奋异常。关于我国高端医疗的内涵、悖论、困局和发展策略由此再次成为热点。

高端医疗的界定和内涵

高端医疗服务是针对高端人群,以高端技术和特需服务为特点,向有需求和意愿、有支付能力的患者提供的特殊医疗服务。

高端医疗服务是相对基本医疗服务而言的。本轮医改对基本医疗服务的定义已形成共识:基本医疗服务不再以需求为确定标准,而以基本医疗保障的支付能力来确定。某种意义上讲,我国的基本医疗服务都是基本医疗保障的覆盖范围。反之,基本医疗服务不能覆盖的特需医疗、私人医疗等均归并于高端医疗范畴。

高端医疗具有三大特征:高费用超出社会平均支付能力,而且都是基本医疗保障不能支付的医疗服务;与高端技术、先进设备和特需服务密切关联;绝大多数高端医疗服务是基本医疗服务在技术和服务上的延伸。

早在2003年我主持完成的《上海多层次医疗服务体系研究》的课题报告中,我就根据技术内涵、服务外延、服务主体和支付能力,将高端医疗服务分为三类:①基本服务中的高端技术服务,指无特需服务内容延伸,具有高端医疗技术的医疗服务;②常见病的特需医疗服务,指无高端医疗技术要求,有高标准服务内容延伸的医疗服务;③高端技术伴有特需服务,既有高端医疗技术要求又有高标准特需内容延伸的医疗服务。不同的高端医疗服务类型,其发展策略应该有所不同。

我国高端医疗发展的悖论与政策困局

随着社会进步和经济发展,多元化和多层次医疗服务体系的需求已有共识,同时我国高端医疗服务发展的滞后也是公认的。追本溯源,在高端医疗发展的提供主体、筹资途径、发展策略上,尚有许多理论上的悖论及法律政策上的缺陷和困局。

公立医院长期以来是我国提供医疗服务的主力军,公立医院"一统天下"的行业垄断导致高端医疗技术和人才大多集聚在公立大医院。公立医院既具有高端医疗技术优势和条件,也有攀登医学高峰、创新医疗技术的动力。但公立医院开展高端医疗服务的行为,似乎违背了政府兴办公立医院旨在提供基本医疗服务的初衷,以纳税人的资金让少数人占用优质资源,必将影响普通民众对医疗资源的公平享用和可及性。

民营医院,尤其是营利性医院,无论思维定式或国际借鉴,本应是高端医疗理所当然的提供者。但我国目前的民营营利性医院、外资或合资医院,尽管具有社会资金雄厚、体制机制灵活的优势,但技术薄弱和人才短板决定了其相当部分不堪承担高端医疗的重任,也尚未建立民众信任的品牌效应和高端医疗市场。

高端医疗的费用支付,我国至今盛行的自费形式,既不符合国际规律,也违背医疗费用应该公共筹资的原则。正确的筹资途径是让有一定支付能力的民众,以需求为基点、自愿为原则,通过商业医疗保险或者社会补充医疗保险等多种形式,成为高端医疗支付的第三方。但商业保险要求的与社会保险的内容界定、高端医疗的服务规范、结算体系,都是我国目前商业保险发展的短板和障碍。

同基本医疗服务体系的建设相同,与生命息息相关、关系民众健康需求的高端医疗的主导者仍然应该是政府。政府应该就基本医疗和高端医疗的界定、高端医疗资源配置、社会医疗保险和商业医疗保险的衔接、高端医疗的政策扶植,以及公立医院内高端医疗的开展、限制和介入方式,投资者的回报方式和权益保障,高端医疗的准入和监管等方面有所作为。这或许也正是我国高端医疗发展滞后的主要症结所在。

扶植和发展我国高端医疗的政策建议

面对高端医疗服务的市场迫切需求和良好发展前景,公立医院和民营医院都独木难以成舟。通过政府主导、第三方支付、相互合作、合理界定、积极引导是当务之急。

● 规范引导公立医院的高端医疗服务。根据我国目前医疗市场现状,考虑非特需服务的高端技术是公立大医院,尤其是医科院校附属医院攀登医学高峰、探索技术创新、延伸基本医疗的必须,应该对专家门诊、器官移植、先进设备等高端技术服务在严格准入的前提下规范开展,并以一定比例限制。而对院中院、"月子"会所、家庭产房等占用国有基本医疗资源过多和常见病特需医疗服务的高端医疗,应该从公立医院中逐渐剥离,规范高端医疗市场和资源的公正配置。

● 鼓励社会资金和外资创办大型高端医疗服务机构。针对我国目前民营和营利性医院普遍规模较小、以常见病特需服务为主的现状,政府应该通过土地、税收等优惠政策,鼓励社会和国外资金举办具备高端技术和特需服务的大型营利性医院,并引进国外高端医疗的管理团队,创建与国际接轨的高端医疗服务机构。

● 引导公立医院积极参与高端医疗服务。可尝试鼓励公立医院以人力、技术、管理和品牌资源与社会资金以合作或合资形式举办独立法人和独立场所的高端医疗服务机构。允许公立医院医师以多点执业形式在民营和合资的高端医疗服务机构工作。政府在公立医院以人力技术或无形资产参股、收益回报、过渡时期的税收优惠等方面给予政策保证和落实。

● 加快高端医疗第三方支付体系发展。明确社会医疗保险的支付范围和发展方向,给商业保险和补充社会保险留出充分的发展空间,规范和鼓励商业医疗保险、探索政府主导或委托第三方管理的补充社会保险,建立公立医院非基本医疗和高端医疗机构自动结算支付体系。

● 政府及行业协会应该将包括高端医疗、公立、民营、合资医院在内的多元化多层次的医疗服务体系纳入统一监管,保证多层次的所有医疗机构的依法执业和行为规范。

总之,在呼唤多层次高端医疗蓬勃发展的同时,正确认识高端医疗的内涵与分类,对我国高端医疗发展滞后的原因、理论和政策困局逐一梳理,提出可行、有效的政策建议并勇于实践探索,或许是我国高端医疗健康发展的必须和保证。

（本文为《健康报》约稿）

医师自由执业的内涵、瓶颈和引导

2013 - 08 - 05

近日,在深圳召开的医师自由执业专题研讨会上,深圳市卫计委即将出台的《深圳市医师多点自由执业实施细则》,由于得到了国家卫计委领导的肯定与支持,使该项新政被高度关注,但褒贬不一、争议不断。我认为,对自由执业的内涵和意义、现状与瓶颈认真剖析后,才能对其可行性和正确引导作出理性判断。

自由执业的内涵与意义

医师多点执业是在两个以上医疗机构从事诊治活动。根据现行《卫生部关于医师多点执业有关问题的通知》,需经所在单位和相关卫生行政部门批准后,原则上在同一省、自治区、直辖市内执业,地点不超过3个。

深圳市即将出台的医师自由执业,是在上述多点执业的基础上实现了两个突破:无须经过所在单位批准,也无须经卫生行政部门审批,只需行政网站备案;多点执业不受地点和数量限制。

无论多点执业还是自由执业,其初衷都是为了贯彻《中共中央 国务院关于深化医药卫生体制改革意见》的精神,推动医务人员的合理流动,促进不同医疗机构间的人才交流,对提高医疗资源配置的公平性、调动医务人员积极性、促进多元化办医具有积极的现实意义。

自由执业的瓶颈与难点

自由执业之所以充满争议,主要原因是与我国医师执业现行法规政策、执业制度、医院管理现状的冲突,使自由执业的可行性和可操作性被普遍质疑。

● 与上位法规政策的碰撞:医师自由执业的突破点,即不需所在单位和卫生行政部门的批准,不受地点数量的限制,正是原卫生部 2011 年《关于扩大医师多点执业试点范围的通知》和《医师多点执业管理暂行办法》明确规定的。如此引发的法律地位尴尬和试点内容与上位法规的冲突,潜在的法律风险值得重视。

● 与现行人事制度的冲突:我国医师的人事制度与世界上众多国家不同,我国医师不是自由职业者,而是事业单位行政隶属的单位人;医师聘任都是全日制的工作时间,没有弹性和契约工作时间的概念;医师绩效考核的目标和量化指标相对随意……如此人事制度制约下的医师,即使允许不经单位和卫生行政部门批准即可自由执业,但其在工作时间、对原单位工作责任和绩效考核的影响客观存在,众多医师的后顾之忧显而易见,自由执业的可行性必然频受质疑。

● 服务同质化和执业风险缺乏保障:多点和自由执业都是为了引导大医院的医师到基层和民营医疗机构服务,但我国基层和民营医院普遍存在的规模、设施,尤其是医疗技术水平和人才与大医院的差距,使多点执业的服务质量同质化成为社会普遍担忧。自由执业者在缺乏原执业单位技术、时间、团队支持的前提下,医疗质量能否保证更为堪忧。尽管多点和自由执业的有关规定都已明确医疗纠纷的责任人为执业点法人,但医疗毕竟是直面患者的行为,自由执业带来的医疗责任分担、执业风险保障问题亟待解决。

● 自由执业的规范和监管迫在眉睫:自由执业在服务平台和兼职兼薪的激励下,医务人员人才流动和服务积极性被充分调动的同时,新的趋利动力可能造成医疗秩序混乱,公立医院优质资源转移:如医师将到第一执业点就诊的患者带到其他执业点手术或住院,引起的原单位和患者的不满和纠纷;公立医院医师甚至院长通过自由执业形成基层医院科室承包、兼职民营医院老板等,引起的医疗秩序和资产产权属性混乱的问题,亟待规范和监管。

医师多点执业的引导和建议

医师多点执业是公立医院改革的重要内容和必然趋势,其对医疗资源均衡配置、调动医务人员积极性、医疗人才流动,推动公立医院改革的积极意义不容置疑。但此类关系到医疗机构人事制度、医疗服务质量、医疗服务秩序的重大改革,不是简单地取消审批、取消限制即可大功告成的。我国改革历程中,"一收就死,一放即乱"的教训比比皆是。应该从体制建设、氛围营造、激励约束上正确引导、有效推进。

● 尽快完成《中华人民共和国执业医师法》为代表的法律法规的完善,使医师多点执业在法律框架内规范,其资格、准入、适用范围、地点数量,以法律形式予以鼓励和肯定。

● 积极倡导和探索医师多点执业的聘任制、弹性工作时间、协商工作时间制度。保障多点执业医师在养老、医疗、住房等保险、职称晋升、绩效考核、薪酬分配上的合法权益,使医师多点执业在制度上、时间上得到保障的同时,加快医师从"单位人"向"社会人"的转变。

● 积极拓展政府指令、医疗合作、医师受聘等多种形式的多点执业探索,营造医师多点执业的氛围。任何因医师多点执业而随意开除、解聘、低聘等行为,都应参照《劳动法》保护医师的合法权益。

● 在执业点法人明确医疗法律责任的同时,明确医师在多点执业中的责任分担和风险分担机制,执业医师应对医疗行为在各执业点的设施要求、技术能力、团队水平有正确评估的权利和责任,卫生行政部门应对多点执业的技术准入、合法执业有效监管。

● 加强医师多点执业的信息公开,让卫生行政部门、各聘用单位、医师和患者对医师多点执业都有公开透明的信息共享,从而达到公平监管、和谐共赢的理想目标。

(本文为《健康报》约稿)

党的十八届三中全会后医改趋势的演绎

2013-12-09

　　万众瞩目的党的十八届三中全会胜利闭幕,《中共中央关于全面深化改革若干重大问题的决定》(下文简称《决定》)作为新一届中央领导未来5年乃至10年的施政方针,对中国未来改革趋势释放了重大的信号,具有鲜明导向价值。

　　在"问题倒逼改革"的研究模式下,医疗卫生明确作为社会矛盾明显增多、关乎群众切身利益的突出问题,被社会舆论公认是同城乡一体化、房价并列的重大改革领域。试以《决定》为导读,从以下几个方面解析今后10年医改趋势。

资源配置市场化下的多元化办医格局

　　市场在资源配置中起决定性作用,这是中共十八届三中全会《决定》划时代的理论亮点。当新一届中央领导明确要求放开竞争性业务、推进公共资源配置市场化,经济体制改革积极发展国有资本、集体资本、非公有资本交叉持股、相互融合的混合所有制的改革浪潮中，医疗体制改革明确提出"鼓励社会办医，优先支持举办非营利医疗机构，社会资本可直接投向资源稀缺及满足多元需求服务领域，多种形式参与公立医院改制重组"。这意味着长期以来阻挠多元化办医的将医院产权属性与营利性非营利性分类混淆、将医院产权属性和医保定点挂钩、公立医院改制强调"全进全退"等"玻璃门""弹簧门"都将被打破，公立、民办、混合所有制等多元化多层次医疗服务格局将出现。公立医院多种形式改制、医师多点执业、政府和医保向多种办医主体购买服务，会使中国公立医院在未来的5～10年内，迎来20年前国有企业改制那样的体制改革浪潮。

去行政化的管人、管事、管资产、管导向的治理结构

党的十八届三中全会《决定》把正确履行政府职能和加快事业单位分类改革作为管理体制改革的重点，第一次明确将事业单位去行政化、逐步取消医院的行政级别放入议事日程。可以预料，以政事分开、管办分开为基本导向，与文化、教育管理体制改革同步，办医主体以管人、管事、管资产、管导向为主要内涵的统一管理，淡化编制和级别，参照国有企业已实行并将进一步严格规范的绩效考核、激励约束机制，以及医院管理者的聘任制、竞岗制、年薪制将成为医院法人治理结构的基本管理模式，职业化院长之路将步国有企业职业经营者的后尘。

当然，医疗服务的公共服务和公益性的特征，决定了政府在发展战略、规划、政策、规范，尤其是在价格核定方面仍将起主导作用。但在新一轮医改中，引入竞争机制、推广政府购买服务、打破行业垄断、增强透明度、接受社会监督等改革举措，都将使医疗机构受到更多的制约和挑战。

统筹的医疗保障、公共卫生和基本医疗的一体化均衡配置

党的十八届三中全会《决定》，突出了医疗保障、医疗服务、公共卫生、药品供应和监督机制的"统筹"。其实质是针对我国地大人多、长期多级财政和多头行政形成的发展不平衡、公共卫生和医疗资源配置不均衡的现状，从政府财力、配置政策、部门协调等方面提高统筹层次，以达到城乡一体化、医疗卫生均等化的目标。

随着城乡一体化的推进，作为公共产品提供的基本医疗保障，职工医保、城镇医保和新农合三险合一是大势所趋。卫生主管部门过去以掌控医院兼管新农合而得以提高效率的模式将被打破，管办分开、医保卫生各司其职的格局将使医保基金、政府监管和医院在新的博弈中得到新的平衡。国家将会充分应用财政转移支付、国家基本公共卫生目录、统一标准等手段，率先实行传染病防治、疾病控制、孕产妇卫生、预防接种等基本公共卫生服务的全国均等化。基本医疗服务体系方面，"网络化城乡基本医疗服务体系"的表述，显然比原来医改方案中的"农村三级、城市二级"的提法，更能体现未来城乡一体化带来的卫生服务体系新宏图。

统筹的均衡化配置，政府在规划、准入、监管等诸多方面具有重要的引导作用，但在市场化配置的原则下，政府将在确保公益的前提下，充分发挥多元化办医主体、各种产权属性的医疗机构的作用，民营非营利医院纳入医保支付范围，政府向包括民营营利性医院在内的所有医疗机构购买服务，民众需要而社会资本暂没兴趣的传染病和精神病防治、临终关怀、养老等机构由政府举办。如此，才能完成全覆盖、均衡配置、多元化多层次的网络化医疗服务体系。

取消以药补医、回归公益导向的公立医院改革

补偿机制改革一直被公认是公立医院改革的"牛鼻子"。近年来,我们经历了"南京模式""芜湖模式""宣威模式"多次折腾;药品零加成政府按医疗收入 15% 补贴使以药补医仅更换支付方而大处方居高不下的挫折;以及"药房剥离重返回"的闹剧……党的十八届三中全会《决定》终于明确:取消药品加成、理顺价格、改革支付方式。在政府兜底财力有限、医保预付结余留存潜力有限的现实下,让被扭曲的劳务价格回归理性才是正道。而随着医保全覆盖和预付制全覆盖,医疗劳务价格调整不会加重患者支付负担也成为可能。

公立医院回归公益性的要点是消除趋利性。长期以来,公立医院的收入可以直接用于医院基本建设、设备购置和职工薪酬,势必趋利化,医疗行为的大处方、大检查、过度医疗成为必然。放眼世界,公立医院的基本建设、设备购置是由办医主体统筹和承担,医务人员的薪酬是社会平均薪酬的数倍而与医院收入脱钩是普遍规律。遏制公立医院盲目扩大规模、规范医务人员的医疗行为,以绩效考核、患者满意度、岗位工作量、工作难度为导向的医院全面预算和工资总额核定,医务人员尊严和知识价值得到尊重将是改革方向。

学科建设、绩效薪酬、信息化手段将成改革杠杆

医疗卫生行业是关系国民健康的服务行业,学科建设、行业人才的素质和能力是关系到服务水平、服务质量的关键。而绩效评价和人事薪酬制度,则是学科建设、人才激励的重要手段。十八届三中全会《决定》明确将与收入脱钩的医院内部绩效制度、适应行业特点的人才培养、人事薪酬制度作为公立医院改革的新举措,使医院管理者对其职责和内涵

建设有了更为深刻的认识。

而对医疗卫生行业有限的资源不能发挥更高效率、医疗资源浪费、就诊流程紊乱、医疗信息不能有效共享等问题,世界各国纷纷将现代信息化作为医疗体制改革的重要手段。党的十八届三中全会《决定》要求充分利用信息化手段,促进优质资源纵向流动,加强区域公共卫生服务资源整合。可以预计,以共享整合为特点的卫生信息化,必将成为医疗服务、健康管理、医院管理的重要手段。

任何趋势的预测和变迁的演绎,最有力的验证是历史。若干年后,我们一起回眸党的十八届三中全会后的医改历程,也许会有骄傲,也许感到欣慰,也许会有遗憾,也许已没有也许⋯⋯

大变局下的医院战略转型

2013 - 12 - 27

迈克尔·波特和托马斯·李撰写的《医改大战略》中，以患者价值最大化、以最低的成本实现了最佳的治疗结果，包括六大要素的整体战略。而今已经走过5年历程的中国医改，在未来5～10年，医院将发生大变局的背景下，将进行怎样的战略转型？我认为，以公益为导向、涉及医疗资源整合的服务体系，以及医院法人治理结构下的管理体制、补偿机制改革下的医疗行为、医院管理手段的战略转型，将开启中国公立医院改革的新航程。

发展模式：规模扩张向资源整合转型

几十年的计划经济和行政管理模式，使我国的医疗服务体系和医疗资源配置以多种财政、多头行政为特点，缺乏统一规划，造成了公立医疗机构资源配置极不合理和无序竞争。以上海为例，公立医院的设置被喻为"八路大军战上海"：资产归属卫生部、行政隶属教育部的复旦大学附属医院；资产归属上海市、行政隶属教育部的上海交通大学医学院附属医院;资产归属上海市、行政隶属上海中医药大学的附属医院;资产和行政都隶属上海申康医院发展中心的市属医院;隶属解放军总后勤部的第二军医大学附属医院;众多企业举办的职工医院和企业医院;资产和行政隶属各区县政府的二级医院、社区卫生服务中心。全国众多省会城市,更是省政府举办的省级医院、市政府办的市级医院、医学院的附属医院云集一区,而农村,甚至近郊和远郊地区都没有二、三级医院,医疗资源配置极不均衡。

近20年的医院发展历程,更是规模发展、无序竞争问题突出。公立医院床位和规模以数倍的速度剧增,几千个床位的大型公立医院比比皆是,令国外医院管理专家大跌眼镜,惊呼"那是上帝管的医院"。不少城市的每千人口执业医师和每千人口床位都已高于英美、新加坡等发达国家和中国香港地区这样的国际化大都市。一边是医疗机构拥挤、资源浪费和公立医院之间的恶性竞争;一边是不少区县没有医疗服务中心、郊区和农村医疗资源匮乏。于是,医院间以自愿为基础的医院集团蜂拥而起,跑马圈地,名义上是双向转诊、分级医疗,实质是以市场和患者为对象的外部资源整合,结果必然是医疗资源配置不均衡的问题不仅没有改善,公立医院以集团为形式的竞争更为激烈:综合医院规模超大、专科医院风卷云集,而社会和百姓急需的养老、护理、康复、传染病、精神病等医疗机构严重不足。

放眼世界,囿于有限的医疗资源与无限增长的医疗服务需求之间的矛盾,以及国家对医院公益性要求和价格核定,各国(地区)十分注重医疗资源整合和医疗资源配置效率:英国、北欧各国等福利型国家,十分注重大医院与社区医疗机构以区域规划为依据整合而成的医疗集团、综合性医院与专科医院以功能整合和资源共享为主要内容的医疗中心建设;新加坡将全国的公立医院重组整合成"新保"和"健保"两个医疗集团,统一规划、公平竞争。中国香港地区将所有非营利医院在医院管理局的统一管理、统一财务、统一薪酬、统一采购的基础上，按区域实行网片管理，强调网片内专科设置和大型设备尽可能地避免重复配置和浪费。即使在美国这样多元办医倾向明显的医疗机构内，也会为了共同的医疗保险偿付利益，将不同资产的医院及私人家庭医师组成股份制医疗集团，从而达到缩减成本、提高医疗资源配置效率的目的。这些不同体制下医疗资源整合的经验，对我们全部为国有资产的公立医院进行不同投资主体、不同隶属关系医院的统一规划、资源整合，难道没有借鉴价值？

大变局下的医疗服务体系改革，强调"统筹"。针对多级财政和多头行政形成的发展不平衡和医疗资源配置不均衡问题，应以政府规划、财政转移支付、各个产权和行政主体之间的利益协调等手段，提高统筹层次，建设"网格化城乡基本医疗服务体系"。

上海自2011年起探索的"卢湾瑞金医疗联合体"，以市级三甲医院上海交通大学医学院附属瑞金医院为龙头，整合卢湾区所有3家二级公立医院和4个社区医疗服务中心，实行统一资源配置、统一行政管理。理事会是最高决策机构，区长担任理事长，瑞金医院院长任联合体总裁、区卫生局局长任副总裁。将原来的区级东南医院转型为养老护理院，原来的区属中心医院功能转型为以康复和常见病诊治为主要任务的综合医院，社区医疗服务中心和瑞金医院直接双向转诊、信息共享、医务人员柔性流动，取得区域内医疗资源统一配置、高效运作的可喜结果。

我认为，以覆盖城乡居民的医疗保障体系为基础，以医疗机构资产属地化统一管理为前提，在政府统一卫生规划下，以统一行政管理、统一资产配置、统一医保核算为主要内容，进行以区域服务需求为依据的城市大医院与社区卫生服务中心的网片整合和城乡一体化的网络整合；以功能为依据的综合性医院与专科医院共享的医疗中心建设；以需求导向、有严格准入监管的医师自由执业制度建设，将共同勾画出一幅质量保证、资源优化、就医方便、管理有效的基本医疗服务体系的蓝图。

医院院长：由兼职经营者向职业管理者转型

论及我国公立医院院长的角色，必然要谈及我国公立医院法人治理结构的现状与问题：所有权和管理权缺位、越位、不到位现象并存。我国绝大多数公立医院缺乏明确的出资人代表，公立医院的资产所有权在政府国资委、人事编制权在政府编办、财政预算在政府财政、干部任命权在相应党委……如此导致的政府和院长的权利界定不清晰，医院院长既拥有如投资决策、预算制定这样的出资人权利，致使内部人控制现象严重；同时又面临人事分配、干部任命等管理权利没有充分落实。这种所有权和管理权界定不清、两权缺位、越位、不到位乱象丛生。医院院长也缺乏科学和常态的绩效评价机制，往往以医院收入、规模效应为目标，趋利现象严重，公益功能弱化也成必然。

长期以来，我国的医院院长多由医学教育背景的医务工作者担任，缺乏系统的管理学培训。谈及职业，许多院长都信誓旦旦地称"医师才是我的终身职业"。那么，医院管理对中国公立医院院长意味着怎样的一份工作？作为职业内涵的薪酬构成，中国众多院长的基本工资由其担任医务工作的职称、工龄所决定，与其医院管理的岗位、职责无关；其管理岗位津贴往往只占其薪酬的小部分，而且与其管理绩效没有关联；但在担任院长期间的专家门诊、手术津贴、医务劳务、科研论文津贴，成为其职业薪酬的主要构成。如此职业制度下，某些医院院长被人描述为：上午门诊、下午手术、下班前才想起还有一份兼职管理而召集开会，晚上回家又在撰写他的学术论文。如此，院长在管理上的时间、精力、角色如何保证？

医院法人治理结构和职业化院长制度是调整医院所有者、管理者及其利益相关者各自职责、权力和利益的核心。纵观国外公立医院的法人治理结构,无论是委托管理、利益相关方管理或新公共管理模式,在院长经营层之上普遍有个类似理事会、委员会那样的决策和议事机构。此类决策或议事机构,多由政府委托任命,但往往由非政府官员担任理事长或委员会主任,由社会贤达、医师、社区代表等多元结构组成已经成为趋势。如此法人治理结构下,政府将公立医院的管理权让渡给决策层,决策层除保留重大决策和监督权外,再将权力逐级让渡给医院管理者,此举使公立医院的规模资产聚和、资产效率提高成为可能。同时,也完成了公立医院管理上的政府、决策层、管理者的逐级监督和激励约束,使公立医院管理的责、权、利真正到位和发挥最大效益。公立医院法人治理结构管理的另一个重要命题,就是落实医院管理自主权,明确公立医院院长的权责。其中应当重点明确医院院长对医院的日常管理、资产运作、医疗行为负有管理责任。诸多国内外公立医院办医主体,通过如此简政放权、扩大医院自主权、落实院长独立法人地位,实现了落实公立医院公益性、提高医疗质量、加强学科建设、提升服务效率、降低费用成本的目标。

上海申康医院发展中心作为全国第一个省市级的管办分开改革试点,自2005年成立起,上海市政府即将市级医院的资产管理权、财政预算单位、人事编制关系分别由国资委、财政局、编办授权给予申康中心,并成立拥有医院院长任命权的党委组织。申康中心作为政府出资人代表和办医主体,行使院长聘任、资产监管、绩效考核的权力。他们以规划为统领的战略管理,要求医院以增强公益性和核心竞争力为发展主线,编制有实施举措和量化指标的规划,对医院床位数、医护比、服务量、患者满意度、费用控制、学科人才建设均有具体指标;进行包括收支、工资总额在内的全面预算;以规范、统一、公平的方法对下属28家医院的院长进行每年一次的绩效考核,以坚持公益性、兼顾持续发展和服务效率、关注员工对管理者满意度为导向,构建医院院长的激励和约束机制,并将医院的人事聘任权、内部结构设置、中层干部聘任、薪酬分配、年度预算执行等自主权真正下放给院长,改变了行政管理过多干涉、报批审核繁杂的陈规积习。

在医院大变局的背景下,以职业化院长氛围营造和专业化管理为核心的体制将形成。所谓职业化院长,应该将医院管理作为自己获得个人主要收入的工作,要以管理绩效、管理精力、大多数时间用于管理来适应院长这个岗位的需求,而不应以专家门诊、查房或手术、撰写业务论文来维持其收入水平。在此基础上,更希望职业院长以医院管理为事业,以事业成功的振奋和喜悦为人生追求,将医院管理演变成自己鞠躬尽瘁、呕心沥血的终生事业。理想的职业院长,无论什么教育背景,过去是职业医师、职业护士或药师,还是职业管理者,一旦担任院长,就意味着将以医院管理者的身份从事医院管理职业,而现代医院管理必然会期望他们除了管理实践和经验积累,还应该受过较为系统或者是一定程度的在职或继续教育的管理培训。政府和办医主体应该注意职业院长体制建设,即对职业院长进行系统管理培训,建立有效激励和约束的医院法人治理结构,强调社会效益和高效运营统一的绩效考核,对职业院长制定绩效年薪,营造科学、公平、有效的职业院长选拔、聘任、奖惩机制,让更多医院管理者主动积极地成为以医院管理为终生事业的职业化院长。

医疗行为: 由趋利向公益转变

医院作为医疗保障的支付对象和医疗服务的提供主体,必然成为医改的载体和焦点。医院的补偿机制和运行机制,也被普遍认为是医疗行为的方向仪与试金石。

过去相当长时期,西方市场补偿理论成为我国卫生经济的主流理论,它把医院归属于非生产消费活动,认为政府只需要做好医疗保障,发挥市场的无形之手即可,甚至认为基本医疗不具备公共产品特征,完全可以由市场提供。如此理论主导下的以美国为典型的西方市场化发达国家,尽管医疗劳务价格较高,医务人员薪酬体系较为规范统一,医疗费用迅速上涨也成为社会诟病的焦点。我国现存的问题包括政府财政支付能力较弱、劳务价格相对低下、药品加成成为医院三大补偿渠道的主流、医患矛盾较为尖锐、医保支付按项目结算为主……

在上述补偿机制和运营机制下,医院的收支结余成为医院发展和员工薪酬的主要来源。医院又将收支结余为核心的经济指标作为院科二级分配的主要内容。于是,大处方、大检查、重复检查、过度医疗、医疗费用迅速增长、看病难看病贵成为必然。近年来,尽管政府应用总量控制、结构调整等多种手段调控,但由于收支结余作为补偿的机制没有根本改变,供方诱导消费的医疗行为仍然屡禁不止。

在公立医院补偿机制和方法的选择中,"新计划经济"理论推崇的福利国家补偿理论,即国家将公立医院作为公共产品提供方,通过税收或保险基金筹资,全额拨款。我国政府和社会财力远远不能满足国民的医疗需求,公立医院一统天下的办医格局使服务效率也不能尽如人意。因此,初级阶段医院补偿理论成为我国此轮医改的主要理论,即应用科斯定理和有限责任原则,政府加强对公立医院的财政补助,引导公立医院的公益责任,激励公立医院在保证医疗质量的同时维持较高的服务效率。换句话说,在有限的政府财力、医疗资源与无限的医院发展、服务需求的矛盾中,按照效用最大化理论指导医院补偿。

大变局下的公立医院补偿,政府首先要对医院的基本建设、公共卫生、设备购置和学科建设增加投入,强调服务满意为主要内容的费用成本比,维持医院合理补偿的收入成本比,强调控制费用,推行医保预付、全面收支预算和工资总额核定。政府和办医主体按岗位工作量和绩效考核对医院的工资总额进行核定,从机制上使医院再无趋利补偿的动机和必要,抑制诱导消费和过度医疗的道德危害,体现需方公平和供方公平的平衡。医院内部绩效与分配机制也顺势改变,医师的收入与医院、科室的收入脱钩,合理用药、慎用抗生素、以最小的成本追求最佳疗效、保证与患者较为充分的沟通时间、关注质量和健康管理……坚持公益,以社会满意、安全可靠、经济高效、心理健康为医疗行为的准则。

管理手段: 由传统经验向绩效智能转变

相当长时期内,大多数医学教育背景的医务人员出身的医院管理者,对传统的医院管理模式和医疗服务流程熟视无睹:挂号、就诊、检查、付费、拿药,每一个环节都在排队和等待中考验着患者的耐心;问诊、体检、实验室报告、诊断、处方或手术,所有的医疗过程的质量保证都依赖医师的责任、知识、经验与万无一失;报告、报表、脉冲式的抽查、人为填写的统计数据成为医院管理的基础,也给虚报造假留下了漏洞……

针对医疗卫生行业普遍存在的效率低下、资源浪费、就诊流程紊乱、重复检查、重复用药的医疗信息隔离,世界各国纷纷以卫生信息化作为医院管理的重要手段。美国奥巴马的医改方案,斥资数百亿美金,希望以信息共享达到提高服务效率、资源共享、改善流程的目的。2007 年我出访芬兰,在卫生部和科技部的合力推动下,芬兰政府每年投入 1.6 亿欧元,以统一编码、电子病历为主要内容的区域共享,2005 年即达到全国电子病历应用率 96%、全国患者电子档案覆盖率 99.4% 的惊人成绩,医院管理真正进入智能化时代。

上海自 2006 年创建"医联工程"，36 家三级医院实行门诊诊断、处方用药、检验报告、医学影像、出院病案首页和出院小结的实时共享，2013年全市所有 600 家医院的健康网信息共享。患者可以通过医联网和健康网的门户平台进行全市专家门诊网上预约和检验报告网上查询；患者在医院就诊，一次挂号预付，在医院内化验、影像检查时无需付费，最后一次付费结算取药，全程电子无纸化；医师看诊时将患者医保卡或健康卡放入读卡机，即可获得患者的健康档案和在本市任何一家医院就诊的所有记录，当医师重复用药或重复检查时，电脑会自动智能提醒；医师用药中的配伍禁忌，对肝功能损害者的肝毒性药物应用、对肾功能不全者的肾毒性药物应用都会收到智能警示；最新治疗方案、儿童用量核算等都可以直接从知识库中获取，临床路径的电子化成为可能；病房医师查房、护士的血压、体温、监护都可在无线终端直接输入；病床患者的任何监测指标和检验报告有异常时会自动在床位主管医师的智能手机上显示，医师可以在智能手机上医嘱处理；医院绩效考核管理的工作量统计、费用监管、质量控制、药品耗材的跟踪、人财物的管理都在实时、可信的信息化平台上实施；双向转诊、慢病管理、社区医疗卫生与三级医院的信息共享、远程会诊、公共卫生和传染病监控在卫生信息化的基础上更为科学高效。

医院大变局下的卫生信息化应用，将对提高医疗质量、改进服务流程、促进资源共享、加强医院管理起到巨大的推进作用。

结语

记得 8 年前，医改方案尚在云中雾里不见真容的岁月，我曾预言：中国医改这一泰坦尼克号，怎样也绕不过公立医院改革这座冰山。尽管其改革难度大、涉及面广，公立医院改革依旧是医疗体制改革必须迈过的一道坎。党的十八届三中全会,以"问题倒逼改革"的研究模式,将医疗卫生置于社会矛盾明显、关系群众切身利益的突出问题的重大改革领域。《关于全面深化改革的若干重大问题的决定》,对公立医院的破冰之路,从资源配置、办医格局、服务体系、管理机制、补偿机制、改革途径等方面都进行了清晰、明确的导向。公立医院改革的大变局势不可挡。

面对大变局,医院相应的战略转型成为**必然**。只有剖析现状和问题,借鉴国内外先进经验和历史教训,按照卫生发展规律,正视国情民情,应用现代化先进手段,才能到达理想的彼岸。

(本文为《清华管理评论》约稿之部分章节)

大型公立医院基本医疗和非基本医疗的承担、筹资和运营

2014–03–21

　　随着公立医院改革的深化,基本医疗的界定、基本医疗的提供主体,尤其是大型公立医院在基本医疗服务中的承担和提供、筹资渠道和运营模式,成为了必须面对的焦点问题。

　　基本医疗服务的定义和范畴,是历次医改成功与否的试金石。长期以来,必要性、合理性、适宜性的概念似乎成为共识,但明确的基本医疗服务目录和制度一直是中国医改的空白。近年来,随着国家基本药物目录和制度的实践,大家对基本医疗必要性、合理性、适宜性和有效性的相对性认识更有体会,对其可承受性和提供主体的刚性的认识也在日益加深。政府财政和社会医疗保险的承受能力和以公立医院为主体的提供能力已成为基本医疗服务的主要特征,由此而形成的基本医疗制度和目录将成为现实。

　　当基本医疗服务制度明确各地医疗保障必须把基本医疗作为保障内容,各级政府通过兴办和购买服务,使基层(包括村、乡、县和城市的社

区、区)公立医院和社会兴办的非营利及其他社会办的医院成为基本医疗服务的提供主体时,以三甲医院为代表的大型公立医院在基本医疗服务中的角色,其相对应的非基本医疗服务的承担、医院筹资渠道和运营模式,将决定公立医院改革的导向。

剖析我国大型公立医院基本医疗服务的现状,由于定点医保、分级诊疗制度的缺失,确有大量常见病、慢性病充斥大型公立医院的问题,但也应客观承认,许多属于基本医疗范畴的疑难杂症、有一定技术要求的诊疗和手术、危重患者抢救还必须由大型公立医院承担。放眼世界,尤其是需求和医疗体制与中国内地(大陆)较为相似的新加坡,以及中国香港、中国台湾,尽管有严格的分级诊疗和定点医疗体系,大型公立医院仍是基本医疗服务,尤其是疑难杂症、大中手术、危重急救的服务主体和技术后盾,也是基本医疗规范制定、人才培养的基地。可见,大型公立医院必然是基本医疗的承担者,而且是举足轻重的主导者。

同时,也应承认,我国目前高端人才技术高度集中于大型公立医院,民营医院尚不能扛起高端技术的大旗,社会多层次医疗服务需求客观存在,大型公立医院实际上也是攀登医学高峰、开展非基本医疗服务的主要承担者。这种基本医疗和非基本医疗都在同一医院并存,基本医疗、非基本医疗甚至特需医疗多层次医疗服务由同一主体提供,是我们大型公立医院的角色定位、筹资策划、运营模式、管理体系必须面对的重要课题。

借鉴国际先进经验和习惯做法,正视我国公立医院和基本医疗的国情,必须明确公立医院是我国基本医疗服务的主要提供者,利用基本医疗分级服务制度、基本医疗保障支付和报销比例梯度、医疗服务价格梯度等多种手段,引导大型公立医院主要承担基本医疗的疑难杂症、疑难手术、危重抢救等服务内容。同时,在政府严格准入和适当限制的原则下，允许公立医院开展以高端技术和攀登医学高峰为主要内容的非基本医疗服务，甚至有一定限度内的特需医疗服务。大型医院的基本医疗服务的人力、设备、基建等筹资，主要通过政府财政拨款和社会医疗保障来确保，国家和地方的基本医疗服务及其基本药物目录将成为国家财政和医保支付的主要依据。而公立医院非基本医疗和特需医疗服务，则主要由商业医保和患者个人支付，通过在政府主导下的市场价格体系进行筹资。必须强调的是，公立医院的公益性和医疗服务的特殊性，决定了政府必须对公立医院通过全面预算、工资总额核定、绩效考核等科学管理手段，抑制可能产生的趋利性，以确保公立医院的正确导向和良性运营。

国企医院改制：何去何从

2014‑05‑14

　　近日,国企医院改制成为公立医院体制改革的热点。党的十八届三中全会《关于全面深化改革若干问题决定》明确提出:"鼓励社会办医,优先支持举办非营利性医疗机构,社会资本可直接投向资源稀缺及满足多元需求服务领域。多种形式参与公立医院改制重组"。而国家卫生计生委员会 2014 年工作重点之一是"制定国有企业所办医院改制试点工作方案,推进公立医院资源丰富的城市国有企业医院改制试点"。于是,关于国企医院改制的方向、模式、利弊取舍、法律界定、资产处置、职责落实等问题的争论,将国企医院放到了医疗体制改革的十字路口:何去何从?

　　国企医院的涵义和历史渊源

　　严格定义上讲,国企医院不是公立医院,而属国有医院的范畴。公立医院是指由政府举办,纳入政府财政预算管理的医院。国企医院,虽然拥有国有资产属性,其资产归国家所有,但其举办主体为国有企业,不能获得直接的政府财政补贴。其管理运营主体也不像公立医院那样由政府及其办医主体运营管理,国企医院的运营管理主体可以多元:企业、集体、财团,甚至还有国有民营等管理模式。

国企医院是我国特定历史阶段的产物。在计划经济时代,国有企业实行的是职工劳动保障制度,职工医疗费用由企业自行报销。众多国有企业纷纷举办冠有"矿业""电力"等行业名称的"职工"医院,作为企业职工及其家属的医疗服务和健康保障机构。国企医院的职工多为企业编制,医院资金、管理、运营均由企业承担。如此企业内的医疗服务机构,对控制医疗费用、节约劳保成本、方便职工和家属就医具有一定积极意义。国企医院在我国曾经拥有相当体量,在我国医疗服务体系中占有一席之地。

国企医院的演变与改制必然

随着我国经济体制改革和国企改革的推进,尤其职工医疗保障由社会统筹医保替代了企业报销的劳保,定点医疗也随之弱化,职工就医已有更多选择,国企医院赖以生存的医疗市场顷刻崩解。

按照现代企业管理制度,"小而全"的社会服务已被社会购买服务所替代,企业再也没有举办企业医院的动力。而国企医院由于没有纳入公立医院管理,得不到政府财政补贴,使其医院发展、设备更新、经济运行逐渐进入困境。

国企医院的医师由于其大多非事业编制,使其在人才市场中的竞争长期处于劣势,加上国企医院大多不是医学院的附属医院,缺乏科研技术支撑,诊疗水平和医疗特色与公立医院相比缺乏竞争优势。

尽管各地卫生行政部门多把国企医院纳入属地化全行业管理,医保也大多将其纳入医保服务机构,但由于上述市场、资金、人才的瓶颈,国企医院往往依靠自主创收来维持运营,公益性保证受到很大制约,更受到拥有人才技术优势的公立医院和资金体制优势的私立医院的包夹。

因此,在公立医院体制改革的浪潮中,国企医院首当其冲,改制势在必然。

国企医院改制的方向与政策要点

国企医院改制,作为公立医院体制改革的先行者,不是只有社会资本引进这一种模式"一刀切",也不是"一卖了之",而是营造多元化、多种形式公立医院改革探索的重要步骤,其方向和模式,尤其相关的政策要点,都应反复推敲、深思熟虑。

● 统一规划、有序改制:国企医院改制,既关系到多元化多层次医疗服务体系建设的大局,也涉及众多国企医院员工的切身利益和社会稳定。国企医院改制必须纳入政府全行业、属地化的统筹管理,应该在政府的区域卫生规划指导下进行。各级政府应该在规划各地区域医疗中心、养老、康复、社区医疗网络时,充分利用国企医院的土地、房屋、设备、人才等医疗资源,并针对国企医院改制中的资产归属、人员编制等处置问题制定相应政策,使国企医院改制在合法合理的框架内有法可依、有章可循。

● 因地制宜、多向改制:国企医院改制,应该根据国企医院的综合实力、学科科研能力、诊疗水平,结合区域卫生规划要求,因地制宜,准确定位:某些综合实力较强,在当地具有一定影响和服务能力的三甲医院,可以改制为区域医疗中心规模的公立医院,甚至成为医学院的附属医院,如首钢医院向北京大学首钢医院的转型;也有不少国企医院被当地公立医院以兼并、集团分院等形式重组;某些在职工家属住宅密集区,规模较小的职工医院,在当地卫生行政的统筹下转制为社区卫生服务中心;更多国企医院根据当地区域卫生要求,根据自身特点和能力,以多种形式转制或转型为康复、养老和专科特色医院;也可以引入社会资本,转制为民营非营利和营利性医院。

● 多种模式、探索改制:国企医院的改制,涉及资产权属改变、人员编制划转等问题,目前相关法律法规尚不完善,各地积极探索,以多种形式转制重组。国企医院转制为公立医院,大多实行整体属地化移交,人员纳入事业编制;也有国企医院整体由政府托管,政府购买服务,享受政府补贴,但资产和编制暂不变更;也有国企医院和公立医院以医院集团或医疗联合体形式合作,资源共享、统一管理,但资产和编制仍维持不变;引进社会资本进行转制和重组,有全退全进、股份制、国有民营等多种形式。

● 扬长避短、稳妥改制:国企医院的历史演变,决定了其具有企业职工常见病、慢性病就医群体相对稳定;职业病鉴定、厂矿抢险救治、工伤疗养等特殊功能;医务人员年龄结构偏高、学历层次较低等特点。在国企医院改制中,原国企医院的公共卫生职责落实、国企医院职工安置是必须考虑和落实的要点。国企医院人员进入事业编制后,原国企医院退休员工的退休待遇、养老保险标准等问题,都会成为改制的矛盾焦点。在国企医院改制方向和转制模式选择上,扬长避短、权衡得失、稳妥平稳是改制成功与否的关键。

总之,国企医院改制,在政府区域卫生规划指导下,坚持公益性,保证国有资产不轻易流失,使国企医院职工得到合理安置,健康发展和良性运营,是国企医院多种模式改制的关键要素。

公立医院改革大盘点

2014-05-27

　　近日,国务院医改办公布了第二批城市公立医院改革试点名单,意味着饱受争议、被喻为医改深水区重中之重的公立医院改革将继续推进。此时,回顾2010年首批城市公立医院改革以来的轨迹历程,展望新一轮公立医院改革的愿景,或许是理性和必要的。

　　曾记得,2007年医改方案尚在酝酿、许多学者认为公立医院改革过于复杂,建议暂不把公立医院改革纳入本轮医改重点时,我却在多个论坛撰文呐喊;"中国医改的泰坦尼克号怎么也绕不过公立医院改革这座冰山";怎能忘,在公立医院改革如履薄冰的艰难时刻,是全国各地一批改革实践者,以良知理性和激情执着,在中国公立医院改革中不断探索……在新一轮公立医院改革启航之际,将这种探索、创新,甚至挫折、折腾,进行认真的梳理,对未来改革轨迹的展望才能更加清晰。

　　公益导向：云遮雾罩见真容

　　《公立医院改革试点指导意见》明确把"坚持公立医院的公益性质,

把维护人民健康权益放在第一位"作为改革宗旨。但在改革初期,对公益性的涵义却有许多模糊、混沌的认识,甚至有很大的误区:不少政府官员和医院管理者,把公益性简单地理解为非营利性,甚至错误地认为公益性就是免费的福利性、公益性的医院必须公办、必须全额拨款⋯⋯于是,有人按照政府投入比例和医院运营模式,断言"中国公立医院都为准公益性医院",并将其作为公立医院改革的理论首创;更多的医院管理者基于公立医院为非营利性事业单位,认为公立医院公益性毋庸置疑、"回归公益性"是个伪命题;更多人将坚持公益与追求效率、经济效益对立起来。

随着公立医院改革的日益深入,公益性的定义和特征被公认。公益是指有关公众的福祉和利益。公立医院的公益性,作为组织属性,是其非政府、非企业、非营利性的事业单位属性,但其内涵应该体现为非营利性、公共筹资、政府主导、均衡配置和平等享受四大特征。公立医院的公益性,不以利润最大化为目的,而以维护民众健康和社会效益为目标,但这并非意味着公立医院只能全额拨款、收支两条线,而是同样可以通过收费补偿提出合理的经济效益要求。按照公共经济理论,公益性的公立医院的筹资,除了政府拨款外,社会医疗保险甚至商业医保支付都是有效的公共筹资渠道。政府通过准入规划、医保支付改革、劳务价格体现、全面预算管理、绩效考核与激励、医疗行为监管等职责和手段,使公立医院均衡配置、科学发展、有效管理,让患者方便、平等地享受基本医疗服务。

医药分开: 峰回路转见正道

医药分开,因为涉及公立医院的补偿机制,被业内普遍关注,但其中的曲折、教训也颇为深刻。

曾几何时,国内不少地方借鉴美国、德国等国家各种医药分开的经验,创造了"南京模式""宣武模式""芜湖模式",其中有的药房托管、医院和医药企业收益分成;有的政府组织招标采购并统一配送;更有政府举办统一药房,将医院药房剥离……结果由于医院补偿不到位、医药利益难断、药事服务责任不到位、药房员工不满意而纷纷谢幕。记得我曾在"芜湖药房重返"之际,明确提出医药分开不是狭义的剥离和托管,而是经济利益分离,通过取消药品加成,达到降低医疗费用、规范医药行为、缓解看病难看病贵的目的,并且提出了群众受益、补偿完善、良性激励三大衡量要素。

在政府明确以药品零加成为医药分开的主要手段后,不少地方政府按药品销售额的加成比例实施政府补贴,如此方法,由于缺乏有效的绩效考核和医疗行为监督,其实质是变相的以药补医,只是由政府支付替代了社会医保和个人支付,其药品费用往往不仅没有下降,反而迅猛增长,导致不少地方政府没有支付能力而使收支两条线形同虚设。这是没有将医药分开、药品零加成与医院补偿机制改革统筹考虑的必然结果。

在众多探索、实践甚至折腾的基础上,全国基本形成共识:公立医院的补偿机制,不是简单的药品零加成即可改变医院的趋利行为,而是与医保支付、收费价格、医疗行为监管密切相关的。过低和扭曲的劳务价格是大处方、大检查、过度医疗持久存在的主要原因。北京、深圳、浙江纷纷以取消药品加成为契机,将医院药品加成的补偿平移为劳务价格补偿,而患者支付增加部分由医保按原药品支付比例支付,取得了理想结果。更有上海市级医院和福建三明市等地,探索按岗位工作量和绩效考核核定医院工资总额,或探索医师和院长年薪制,强调公益性、抑制趋利性,使以药补医和因补偿机制扭曲导致的趋利行为开始出现根本性的改变。

服务体系：先易后难试金石

应当肯定，公立医院的服务体系建设，同医改中的医疗保障改革一样，是公立医院改革中最为平稳、最少周折、效果相对较好的。

各地政府纷纷增加政府投入，加强村卫生室和乡卫生院、社区卫生服务中心等基层医疗服务机构的建设，2012年又启动了县级公立医院建设，对加强基层基本医疗服务体系建设具有积极意义。4年来，各省市、地区对乡村和社区基层医疗机构的统一规划、统一标准的建设，全国加强县级公立医院建设的标准化、规范化的指导，如此提高统筹层次的公立医院建设，尽管在人才培养、乡村医务人员薪酬制度等方面还有待改善，但对落实公益性的均衡配置、平等享受有重要的推动作用。县级公立医院改革相应进行的医药分开、补偿机制、运营机制、薪酬分配等改革，使做强基层基本医疗服务体系得到较好落实。

然而，涉及城市大型公立医院的改革，是新一轮医改成功与否的试金石。在积极稳妥推进的指导思想下，公立医院服务体系建设的思路较为清晰：做强基本医疗、规范非基本医疗、建立以市场配置为主的高端和特需医疗服务体系；大型公立医院盲目规模扩张必然被严格控制，在政府规划指导下包括养老、康复、传染病、精神病等公立医院多元结构已成方向。应当充分认识到，城市公立医院改革涉及的医院发展由规模向内涵转变、医疗行为由趋利向公益转变，其所要面对的既得利益调整、理念观点冲撞、行为习惯改变，都会比雪中送炭似的基层基本医疗体系建设更为困难和艰巨。

管理模式：八仙过海难成佛

《公立医院改革试点指导意见》中，关于管理模式"积极探索多种实现模式"的表述,使本轮公立医院改革的管理模式名目繁多,真可谓百花齐放:最受关注和敏感的管办分开,在上海2005年成立申康医院发展中心开展市级医院管办分开后,直至2011年北京、深圳、成都的医管局成立才有实质性推进,但体制内体制外、不同隶属关系的多种模式,让人眼花缭乱;以镇江、马鞍山等地为代表的医院集团模式,开创了体制内资源整合、营造竞争的先例;全国各地"医疗联合体"的探索更是五花八门;作为法人治理结构典型的"东阳模式""深圳港大医院模式",以多元投资为特色的董事会、理事会模式对全国大多是国资一元化的公立医院借鉴价值甚少;而某些地方院长改任理事长的理事会模式,总给人"换汤不换药"的感觉……

令人欣慰的是:医院的决策权和经营权两权分离,对医院管理者的有效制约和激励是法人治理结构的核心,这一点已被政府和医院管理者充分认识;规划管理、绩效考核、学科整合、资源共享、统一管理、统一医保、统一采购、统一配置等专业化管理的探索创造了许多亮点和经验。让人担忧的是:多级财政、多头行政所造成的壁垒难以打破;政府的规划、财政、国资、编制、干部聘任等职能部门各自为政、利益冲突、协调困难常常成为有效管理的障碍。

体制改革:蹒跚艰难迎曙光

多元化办医、公立医院改制一直是医改的重要课题。我国长期以来的公立医院一统天下的单一办医体制,尽管曾经具有政府主导性强、公共卫生职责落实相对容易等优点,但其体制缺陷导致行政性治理模式、人事制度陈旧、组织结构臃肿、机制突破艰难、所有权管理权界定不清等弊端,效率低下、服务质量不尽如人意成为普遍现象,体制改革势在必然。

然而,我国公立医院改制之路,堪称一波三折、蹒跚艰难。曾几何时,某些地方政府以一种"卖光"式的冲动,将许多公立医院,甚至数个县的全部乡镇卫生院一卖了之,撒手不管,而政府对民营医院和改制医院又缺乏严格准入和有效监管,导致其基本医疗体系崩溃。于是,又一股风地"政府回购改制医院",其间国有资产的流失,折射的是在体制改革上的政府缺位、决策失误和方向迷茫。曾几何时,各地政府以"原罪论"定义民营医院,将医院产权属性与营利性非营利性混淆,医保定点只局限于公立医院、民营医院只能是营利性医院、公立医院改制只能"全退全进",众多的"玻璃门""弹簧门"使公立医院改制举步艰难。

党的十八届三中全会的《关于全面深化改革若干重大问题决定》,以市场在资源配置中起决定作用为改革理论亮点,明确鼓励社会办医,优先支持举办非营利性医疗机构,社会资本可直接投向资源稀缺及多元需求服务领域,多种形式参与公立医院改制。国家卫生计生委已将国企医院改制试点等体制改革纳入2014年医改重点工作,并将公立、民办、混合制营造多元化、多层次医疗服务格局,公立医院多种形式改制,医师多点执业,政府和医保向多种办医主体购买基本医疗服务等,作为新一轮公立医院体制改革的主要内容。

总之,在4年的公立医院改革试点的基础上,理性梳理得失利弊,更加注重系统性、整体性和协同性,对得到共识与被实践证明成功的改革积极推进、稳步推广,从政府转变职能、医院回归公益、社会多元办医、调动医务人员积极性着手,一定能开创公立医院改革新局面。

公立医院改制中的 PPP 模式选择与前景

2014 - 07 - 10

在公立医院改制的具体模式上，尤其是公立医院公私合作（public private partnership，PPP）模式的应用问题上，争议颇大。有人认为 PPP 难以保证公益性、助长趋利性；甚至有人把其上纲上线到"违宪"高度予以否定。我认为，其中有不少对公益性、PPP 理念的认识误区。应该从公立医院改制的必要性、PPP 的理念和政策要点进行认真梳理，才能对其模式选择和应用前景进行正确判断。

我国公立医院改制的必要性与 PPP 模式借鉴

应当承认，我国作为发展中大国，各地卫生资源配置和政府财力差异甚大，公立医院改制面对的实际情况和需求有很大不同：某些地区政府财力无法满足公立医院的基础建设和基本医疗服务体系的运营维护；某些地区政府在完成基本建设和配置后，后续发展资金困难；也有一些地区公立医院硬件尚可，但管理和技术水平较低；更有一些社会资金举办的高端医疗和营利性医院,由于技术人才云集公立医院而渴求合作合资……

PPP 模式是 20 世纪 90 年代开始,世界众多国家应用公私合作模式,针对公立医院资源配置、管理机制、运营机制中的上述问题,应用服务外包、运营管理、租赁承包、建设转让经营、合资新建、股份制等多种 PPP 模式,在澳大利亚、瑞典、巴西、英国等国创造了许多成功案例。

对 PPP 模式的认识误区与模式选择

对于公立医院 PPP 模式的质疑,主要是认为私人资本进入公立医院,一定会导致公立医院公益性不能保证;同时,对政府和公立医院资本进入营利性医院,认为与政府投资公益事业的宗旨相悖……实际上,其中不乏对医院公益性、社会资本参与公益事业、PPP 模式的认识误区。

在现代社会中,医院、文化、教育等事业的组织属性,都有明显的公益性质,即使民办教育、民营医院、营利性医院,公益性也都是其必然的组织属性。社会和政府不能以"原罪论"的有色眼镜,认定民营医院就必然是趋利和不公益的。国外许多社会资本以 PPP 模式办医办学,在坚持公益性方面十分成功。反之,缺乏监督和不能保证公益的体制下,政府举办的公立医院的趋利行为不同样比比皆是吗? 那种认为公益必须公办、公立医院改制必须全进全退、民营医院不可能坚持公益性的偏见,正是长期以来存在的社会资本参与公立医院改制的"玻璃门""弹簧门"的原因所在。

医院的公益性,是指医院不把利润最大化当作主要目标,以人民健康和社会效益为主要追求目标。但这并非意味着公益性的医院只能政府举办、全额拨款、收支两条线,不能运用市场机制进行补偿和不能有经济效益的要求。按照公共经济学的理论,医院提供的是公共利益,按照谁投资谁收益的原则,医院的投入应该是公共筹资或融资,即除了政府拨款外,医疗保障体系、商业保险支付都是医院的经济来源,同时,为了保证公共利益,政府往往对医疗价格、服务提供模式进行管制。而医院,包括公立医院、民营医院、股份制医院,仍然必须利用市场机制,以最低的成本获得最大的社会效益。国内外许多民营非营利的医院,均在保证公益需求的同时,应用政府购买服务、市场补偿等经济手段达到良性发展,不仅不影响医院的公益性属性,而且是医院科学有效管理、可持续发展的必然。

我认为,在 PPP 模式选择上,一定要根据区域卫生规划和多元化多层次医疗服务建设要求,依据当地实际情况,慎重而科学地决定是否采用 PPP 及其模式选择:对那些资产和资金充足,为了引进私人技术、医院管理团队或管理机制的地区,可以采用委托管理、服务协议、设备和房屋出租等方式,建立多元化、公私合作的医院管理模式;那些区域基本医疗服务体系尚有资金缺口的地区,为了解决融资问题,可以采用建设—委托管理—转让、合资新建—委托管理等模式,由社会资本全资或部分资金建设新的公立医院,并委托管理若干年后,产权归政府所有;那些已有公立医院因资金不足、管理不妥等原因导致后续发展困难的,也可通过部分股权转让、混合所有制等模式实行公私双方以资产为纽带的合作;而社会资本投资建造的高端和营利性医院,如需公立医院技术和管理支持,应该以公立医院的无形资产和技术人才入股,实行股份制和受益权分配合作模式,而公立医院以资金投资营利性医院应该十分慎重。

PPP 模式的相关法律政策和监管

我国目前多元化、多层次的医疗服务体系建设,民营营利性和非营利性医院的发展,PPP 模式的开展,都亟待卫生法律法规体系的完善。我国至今尚未颁布卫生基本法,基本医疗的法律地位、民营非营利性医院的进入和退出机制、营利性医院的公益性保证、公立医院以无形资产和技术人才入股营利性医院的法律依据,私人资金、管理团队和公立医院技术人才在 PPP 模式中的权益维护和规范制约等,都需要以法律法规形式给予明确。

PPP 模式下的公私合作和医院行为规范更需要相关政策激励约束和有效监管。例如:委托管理、服务协议前后国有资产核准和评估;委托管理、设备和服务租赁的资产风险责任和收益分配原则;建设—委托管理—转让、合资建设—委托管理模式的产权归属与转让定价、委托管理年限限制;公立医院和社会资本混合所有制的产权界定、管理模式、权益分配等,都应该有相应政策引导和激励,更需要政府卫生行政部门和社会公共治理机构的严格监管。

总之,PPP 模式是促进多元化和多层次医疗服务体系建设的方法之一,应该本着解放思想、实事求是的原则,勇敢探索、科学实施。不能以坚持公益性为理由简单排斥社会资本参与公立医院改制,不能只以办医主体的身份和属性来判断医院的公益方向和医疗行为。对所有医院,包括公立医院和民营医院、股份制医院,建立科学合理的支付、补偿、激励和约束机制,政府和社会进行有效的监督和规范,可以达到坚持公益、良性发展的理想目标。

从网络医院看移动医疗的前景与方向

2014‑11‑17

　　近日,广东省第二人民医院的网络医院正式上线启动,而且被冠以首家获卫生行政部门许可的网络医院。一直被称为可能"颠覆传统医疗模式"的移动医疗终于亮剑。于是,关于网络诊疗这一新型医疗模式是否合法、是否靠谱、是否适应中国国情、移动医疗的前景和方向究竟如何等议题,已成社会关注的热点。

　　移动医疗的定义是通过使用掌上电脑、移动电话、卫星通信等移动通信技术来提供医疗信息和医疗服务,以达到有效改进医护流程和提高质量的目的。在互联网经济已被高度认可的信息时代,移动医疗在医疗信息提供和共享中的作用已成共识,通过移动数据处理,网上和手机预约挂号、检验报告查询、医疗费用网上和手机支付,医疗信息通过无线网络、条形码、二维码的采集、整合、共享已被越来越广泛地应用。

　　移动医疗发展的另一个标志,应用移动设备向健康管理领域的渗透已势不可挡:以互联网和智能手机为载体的健康教育、健康咨询、健康管理广泛开展,尤其是家庭健康医疗监测方兴未艾:以家庭为单位,利用

3G、蓝牙、Wi-Fi等移动通信技术和穿戴式或床旁医疗监测设备,对家庭成员的血压、血氧、血糖、心电图、肌电图、脑电图等健康和疾病指标的数据采集,为远方遥测的医护人员提供安全、可靠、准确的健康信息,通过医疗数据中心处理,为患者提供健康管理方案。移动医疗在健康管理上的应用,开拓了健康管理的新模式。

关于网络医院、网络诊疗和网上处方的争议,主要集中在法律主体、责任主体、运营模式、准入制度、管理要点方面,但我认为更应探讨的是市场需求、民生需求和应用前景。

看病难、看病贵是医疗体制和服务体系的世界性难题,其中优质医疗资源的供需矛盾、就医流程的繁复、患者往返医院的辛劳和不便等,往往是主要矛盾焦点。移动医疗具有便捷、空间距离改变、诊疗范围辐射的优势,也客观存在不能直面问诊、无法体格检查等局限。美国等发达国家应用网络软件推出移动医疗等服务项目,保险公司向移动医疗购买服务、美国有十几个州允许医师通过移动医疗诊疗和处方,被认为大大缩短了诊疗时间和降低了医疗成本。我国的"好大夫""春雨掌上医师""丁香园"、微信、微博网上在线咨询等服务模式,都是移动医疗的雏形和探索。我认为,在中国目前的医疗体制和服务体系现状下,应用网络医院、移动医疗进行慢性病处方配药、诊疗体检报告出来后网络处方、疑难杂症远程会诊、轻问诊、网上疾病咨询等,对提高医疗资源的配置效率、缓解看病难、减少医疗成本、改善就医流程有不可估量的积极作用,应用前景良好。

关于网络医院和移动医疗的法律和责任主体、医疗纠纷处理、准入监管和医政管理,我在医疗信息共享的法律问题研究时就强调:以传统医疗的法律法规为底线,不应以载体和手段的改变而改变法律关系。在我国现有法律下,远程会诊参照会诊的法规,会诊医师提出咨询甚至指导诊疗或主刀手术,法律和责任主体是患者所在医院;同样原理,网络医院和移动医疗,在我国现行法律下,法律主体仍然是医院,任何网络医院和移动医疗一定隶属于经卫生行政准入的合法医疗机构。医院在承担法律、经济、医疗责任的同时,理所当然成为医疗纠纷的供方代表;医院在具有聘任医师、医疗收费的权利的同时,有提供服务、保证质量、医事管理的义务;医院和医师之间,则依然是聘任、合同或雇佣关系;患者与实体医院就诊一样,而且更为强调病史和资料提供的准确性,在医师提供告知义务的同时,患者相应承担其责任义务的同时也拥有与实体医院相同的维权权利;卫生行政部门如同实体医院的管理一样,对网络医院、移动医疗的诊疗行为拥有准入、监督等执法和管理责任。随着可能产生的虚拟医院、医师网上多点执业的开展,相应的法律法规、卫生政策和医政管理的完善成为移动医疗健康发展的亟待。

总之,面对移动医疗、网络医院这样的新生事物,卫生行政和医院管理者应从信息时代的大势看医疗发展的趋势,因势利导,务实地从顶层设计、法律规范、准入监督等方面着手,以保证质量、服务民生、便捷患者为宗旨,在现代医疗服务模式创新上积极探索和有所作为。

医院绩效评价的忐忑和期盼

2015 - 07 - 09

闻悉国家卫生计生委员会联合若干部委近期将颁布《关于加强公立医疗机构绩效评价的指导意见》。作为医院管理界绩效考核的积极倡导者和推进者,我百感交集,忐忑之际也有几分期盼。

曾记得,20 世纪 90 年代,针对我国医院管理体系紊乱、医院管理标准缺乏、制度建设落后的状况,卫生部开展全国统一的医院等级评审。客观地说,当时对促进医院管理全行业归口、标准化制度建设、医院硬件建设和以"三基三严"为核心的队伍建设有一定的积极意义。但其导致的追求规模、形式主义、盲目竞争、标准缺乏科学性、应付检查、浮夸作假的恶果也遗祸至今。2009 年,卫生部再次颁布《医院评价标准》,我在《中国卫生》杂志上撰文《医院评价标准功能定位要明确》,预言如此全国范围内的等级评审,必将重蹈覆辙。一切被不幸言中,2012 年卫生部宣布240 家三级医院评审无效,暂停评审。我发表了《医院等级评审"折腾"何时休?》,痛心之余,呼吁反思我国医院等级评审的历史教训,应结合中国国情,出台以绩效评价为主要功能定位的医院管理评价指南。

纵观现代医院管理趋势,世界各国都积极探索科学、实用、有效的医院评价体系,强调公益导向、医院功能定位、淡化医院等级,以促进健康维护、质量安全、有效管理为宗旨。这种医院绩效评价的主体,有由政府、办医主体逐渐向专业机构、行业协会的第三方评价、吸纳社会公众和媒体参与的趋势;评价指标的筛选坚持科学、系统、导向、易得和灵敏的原则,定性和定量、纵向和横向比较结合、以参照值、基准值等方法制定切实可行的评价标准;以现代信息系统采集和线性处理、加权等科学方法分析……形成覆盖公立医院、社区基层、公卫机构、适用医院、科室、员工的评价体系,达到正向激励、正确引导、专业化精细化管理的理想目的。

我国地大人多,各地发展失衡严重,医院规模、学科水平、管理能力参差不齐。试图以一个全国统一的标准和方法进行全国统一的医院绩效评价,必将再步医院等级评审折腾的后尘。医院绩效评价指南一定不同于《医院评价标准》,不能再将医院准入、等级标准和绩效评价混淆,形成许多法律定位尴尬、功能定位缺失、可操作性很差的标准;不应该制定全国统一的绩效评价方法,因为很难获得全国划一的评价标准,也无法制定全国适用的量化指标。

要想真正形成科学、客观、准确评价医院管理的绩效评价体系,应该以政府规划和指南引导,各地医院管理机构、办医主体制定适合当地具体情况、以医院宗旨、有效管理为功能定位的绩效评价体系。医院绩效评价应当紧扣良好社会效益和医院运营两个要素,将患者满意率、医疗质量、费用和成本控制、人力和资产效率、教学医院的科研教学等指标进行精简、筛选后量化,以强调公益、持续发展、提高质量为导向权重设置,以当地医院管理的平均水平为参考标杆,横向和纵向比较,不同类别医院分类评价。医院绩效评价结果一定要与医院规划、卫生资源配置、医院管理者奖惩和聘任挂钩,成为医院管理的导向。

上海申康医院发展中心自 2006 年起,从社会满意、管理有效、资产运营、发展持续、职工认可 5 个维度,对 28 家市级医院院长进行绩效考核,以医联网数据采集保证客观公正,定量与定性结合、纵向与横向比较结合,综合和专科医院分类考核,考核结果与院长年度奖惩挂钩、作为院长聘任依据,并探索作为资源分配、医院工资总额核定的参考,达到强化公益导向、提高运营效率、加强成本控制、注重内涵建设、形成持续改进机制的评价体系的目的。

总之,期望在政府的规划指导下,医院评价系统以长效的绩效评价替代脉冲性的等级评审、以现代专业化精细化的实时评价替代以抽查应付为主的传统检查,使常态的绩效评价成为医院坚持公益、提高水平、持续发展的管理导向和激励杠杆。

（本文为《健康报》特约撰稿）

分级诊疗的概念内涵与格局趋势

2015 - 09 - 13

　　分级诊疗,作为深化医改的重要内容,随着国务院办公厅印发的《关于推进分级诊疗制度建设的指导意见》的出台,完善模式,推进全科医师、家庭医师、基层医疗的契约服务,试点基层首诊等举措将成为大家关注的热点。与此同时,关于导致目前城市大医院人满为患、就诊无序的原因和分级诊疗模式选择等问题,也是众说纷纭:不少人把现状不尽如人意归罪于基层医疗资源匮乏与服务水平低下;也有人认为是政府规划缺位和基层医疗激励不力;而医保定点、支付比例、价格梯度等分级诊疗的约束引导机制又被普遍认为很难实行……

　　分级诊疗的定义,就是根据患者病种和病情选择最适宜的医疗机构,达到治疗及时、效果良好、费用节省的目的。这符合基本医疗适宜、及时、效果好、费用省的四大要素。理想的分级诊疗的普通模式就是首诊去就近方便的家庭医师、全科医师和基层医疗机构;急诊可以越级直接去上级医院;在医院治疗的患者当病情稳定后的康复、慢性病治疗都应转回基层医疗机构。

国外和我国历史上劳保制度时期分级诊疗成功的经验告诉我们,有效的引导和约束机制是分级诊疗的关键。创造患者满意、治疗方便的基层医疗环境、鼓励患者就近有序就诊的引导机制的主要内容是:在政府统一规划下,对社区卫生服务中心、乡村卫生院(室)实行较高统筹层次下的标准化均衡配置;所有医师在接受全国统一规范化培训后才能到各级基层医疗机构工作;基层医疗机构应用检验、放射、心电图等实验室检查中心化和与上级医院的远程联网,提高基层医疗的诊断水平;基层医护人员的薪酬激励;建立有效的医保按人群支付、社区统筹、拉开基层与大医院的治疗价格梯度和支付比例……而分级诊疗的约束机制主要是医保定点,即不经基层医师转诊的患者不予医保支付;严格的急诊分级制度,不符合急诊条件的患者不能享受急诊治疗;大医院的门诊专科化,没有全科、普通内科、普通外科。家庭医师和基层医院的首诊和转诊成为患者到大医院就诊的必须前提。

在全国各地纷纷进行分级诊疗试点的基础上,国务院《关于推进分级诊疗制度建设的指导意见》的出台,标志着全国性的分级诊疗行将启动。但我认为如果不切实做好基层医疗资源配置标准化、推进多点执业、完善绩效考核、完善价格体系和医保支付、加强住院医师规范化培训等基础工作,而是简单地以基层医疗就诊率等若干指标强制要求,只会把医院和医师再次推向在政策和患者面前左右为难的尴尬境地。

针对我国目前的困境和现状,欲想建立有效的分级诊疗机制,唯有改革创新是正道。我的建议是:①探索基层医疗服务平台建设,鼓励大医院医师到基层医疗机构多点执业,允许兼职家庭医师,开设私人诊所;政府鼓励和组织检验、放射、心电图中心化建设和与公立医院远程联网;②结合住院医师规范化培训和医院工资总额核定,实行住院医师、专科医师规培期间薪酬标准化,提高基层医师、全科医师和家庭医师的薪酬水平,对工作重心下沉、基层医疗队伍稳定有激励和引导作用;③在医保预付制度下,调整或取消《基层医院基本药物目录》,某些药物控制可以探索医师授权制,在统一的医保药物目录下保证常见病、慢性病患者在基层医院和大医院用药无明显差别;④探索医保按家庭成员向家庭医师或基层医疗机构统筹预付,鼓励基层医师关注慢病管理和疾病预防;⑤抓住药品零加成、医院补偿机制改革契机,提高医院专家门诊、专科门诊的劳务价格,拉开基层医院与大医院医保支付和门诊诊疗价格梯度,引导患者分流;⑥公立大医院稳步推进专科门诊制、转诊制,逐渐取消普通门诊;⑦积极探索网络医院、电子处方、互联网医药,构建"问诊配药在网络、小病慢病在基层、急诊重病去医院"的分级诊疗格局。

(本文为《中国卫生》杂志约稿)

互联网医疗的内涵和实现途径

2015 - 10 - 14

当我站在 2015 年百度世界大会互联网＋智慧医疗论坛上，回顾近几年关于互联网医疗的种种争议，不由动情疾呼：我们能否少一点炒作和争论，务实地认真探讨中国互联网医疗的内涵和实现途径。

曾几何时，互联网医疗似乎是一个可以无休止争论和炒作的话题：互联网大佬说了声"互联网医联可以使 30 年后医师找不到工作"，惹得我"对'马'谈医"，从职业消失规律、医学学科特征、互联网医疗对医师的依赖去反复论证医师职业的永恒性；互联网狂人说声"我们这代人真的可能永生，互联网医疗将使所有疾病被治愈"，我把已故的史蒂夫·乔布斯都搬出来，试图证明自喻意志和努力可以改变世界的狂人们尽管忌医讳疾，但在生命规律面前依然无奈；更多的人把互联网医疗按照自己的需求进行炒作：互联网医疗与多点执业、互联网医疗与分级诊疗、医师集团推动互联网医疗等；互联网医疗概念股、龙头股，A 轮 B 轮上市、投资融资，不亦乐乎……然而，互联网医疗的内涵究竟是什么、中国互联网医疗该从哪里着手、互联网医疗的实施措施和实现途径，却很少有人问津。

于是,想起丘吉尔的那句名言:"做一个精致的实用主义者,是所有国家持续强大的唯一途径"。我们或许应该抛弃那些无谓的争吵,务实地去着手我们互联网医疗的实现,以显示我们的智慧、勇敢和成熟。

互联网医疗是以互联网为载体和技术手段在医疗行业的新应用。目前较为广泛应用的以预约挂号、导医导诊、专家推荐、网上查询报告、网上支付为特点的网上医疗服务;以慢性疾病咨询、健康指导、健康评估为特色的健康管理;以好大夫在线、春雨、轻问诊为代表的在线咨询;像百科全书、私人健康实时查询等健康服务的体验都是互联网医疗的实现形式。方兴未艾的远程会诊、网络医院、电子处方等将使互联网医疗成为一种新的业态,而健康和医疗信息的联网共享,建立随时随地可实现共享的国民健康档案是互联网医疗的基础,如此才能完成以健康云服务替代传统的医患面对面服务、以协同网络服务替代医院诊疗服务、患者可以在自己的空间接受互联网健康服务而不需要在医院等待服务,使慢病防治、疾病预防比疾病治疗更加受人关注。

互联网医疗衍生出来的另一个概念是移动医疗。移动医疗实质是把互联网医疗的终端从 PC 端改为移动设备,即通过掌上电脑、移动电话、卫星通信等移动通信技术来提供医疗信息和医疗服务。移动医疗往往通过无线 Wi-Fi、条形码智能识别、移动数据处理等技术,达到改进服务流程和提高医疗质量的目的。目前广泛使用的 App、微信,患者可以便捷地在手机上完成预约挂号、报告查询、智能分诊、排队叫号、费用支付,并能在手机上获取疾病库、医院信息、健康咨询、报告解读;医师、护士可以应用移动查房、移动医嘱、移动护理,甚至在任何地方得到主管床位患者的信息并进行远程移动医嘱处理;医院管理者可以应用移动设备随时随地看到医院业务数据并进行移动管理。移动医疗的便捷和空间延伸,对医疗质量的提高和服务流程的改进有着不可估量的应用前景。

互联网移动医疗和物联网的联手,家庭健康医疗监测随即应运而生。家庭健康医疗监测是以家庭为单位,利用 3G、蓝牙、Wi-Fi 等移动通信技术和医疗监测设备,对家庭成员各项健康和疾病指数实时采集,在为医护人员提供可靠、准确的患者健康医疗信息的同时,还通过医疗数据处理中心对数据进行分类处理,为患者设计出一套个性的诊疗、运动、饮食等服务预案,实现对家庭成员进行全面监测、分析评估、提供健康咨询报告,并对健康危险因素进行及时干预。健康监测相关的血糖仪、血氧仪、心电、血压、胎心胎动监测、血象、尿、半自动生化仪等智能监护设备的研制和应用是家庭健康医疗监测的硬件必备,而以家庭为核心、以社区为依托、以专业化服务为后盾,预防、保健、康复、健康教育、咨询指导、治疗"六位一体"的新型服务模式,使互联网医疗的内涵得到了更完美的演绎。

互联网医疗的崛起,必然对医疗改革、法律法规完善、卫生和健康管理提出新的要求。在中国的现状下,互联网医疗不可能、也不应该绕过公立医院这支生力军。线上线下同步、众多物联网医疗网站纷纷创建实体医院,对多元化办医、分级诊疗、多点执业的推进作用不容忽视;互联网医疗大数据对政府主导的公共信息开放和专业医疗信息处理机构运作的呼唤已刻不容缓;而电子处方、网络医院、网上医药对立法和监管的要求日益迫切;与其相应的医保支付、健康管理、物联设备开发等都需要市场、政府、社会的齐心协力。

总之,互联网医疗这一新生事物在被高度肯定和大势所趋的共识取得的同时,更需要一批务实的实践者从互联网医疗的基础工作、内涵拓展、创新探索和政策环境上群策群力,甘做互联网医疗中国模式的铺路石和开拓者。

公立医院药品招标采购机制如何改

2016 – 04 – 04

国务院总理李克强在政府工作报告中强调协调推进三医联动的话音未落,国家发展和改革委员会在主题新闻发布会上就"废除以药补医、医保控费、招标采购机制改革、药品监管、价格监管"五箭齐发。其中明确允许公立医院单独或组团采购,建立医院与生产企业直接交易的互联网平台,按照招采合一、量价挂钩的原则开展药品采购工作。这一重磅信息横空出世,瞬间刷爆医药界,"自由采购""二次议价"等解读众说纷纭。实际上这里折射的仍然是公立医院药品采购主体、模式、药品降价的目的和降价后利益分配的原则等问题。

曾几何时,我国公立医院作为药品采购主体,直接进行药品采购,政府只对药品零售价进行审核,药品加成率无制约。在那个药品加成是医院主要补偿渠道的体制下,医院"只进贵的,不进对的"现象屡禁不止,医院药品加成率高达 30% 以上也并不罕见。于是,各级政府纷纷出台省市集中招标制度,其招标和交易平台的操作者是政府卫生行政部门。尽管进行了单一供应商承诺、低价竞标、双信封制等积极探索,但卫生行政部门不是医院药品采购主体,既不能定量,也不能签订采购合同。这种招标者不采购、采购者不谈价,量价效应分离的做法,导致了政府中标价高于医院直接交易进价、药品供应商"贴着政府核定价格的玻璃天花板投标"、低价药物中标后不生产、政府中标药物医院不进货、医院与供应商二次议价、社会和患者抱怨药品集中采购老百姓没有享受实惠等问题频频出现。这次国家发改委的公立医院采购机制改革,强调了公立医院的采购主体、招采合一、量价挂钩,究竟应该如何做?

集中采购,又称团购,就是消费者联合起来,在保证质量和服务的前提下,获得相对较低的价格,其原理就是"量价效应",就是在单一供应商承诺、交易成本降低的同时,供应商通过薄利多销、量大价低原则让消费者得实惠。这被认为是防止市场暴利、克服消费者盲从、抑制消费泡沫的现代购物模式。过去世界卫生组织采购艾滋病赠送药物、上海疾病预防控制中心长期集中采购免疫接种疫苗等,都采用定点生产、质量保证、集中采购、价格低廉的做法。这些成功的药品集中采购的案例,都具有药品集中招标和药品采购者主体一致、先定量后招标、量价效应明显的特点。

关于药品采购的主体,无论是 2001 年国务院印发的《进一步规范医疗机构药品集中招标采购工作规范(试行)》,还是 2009 年卫生部等六部委印发的《医疗机构药品集中采购工作的意见》,都明确规定药品集中采购的主体是具有独立采购和支付法人资格的医疗机构。因此,调动公立医院主动采购质量可靠、价格低廉药品的积极性,是本次药品采购机制改革的要点。应该说,近年各地积极推进的破除以药养医机制、药品零加成、以提高劳务价格为核心的价格体系调整、医保支付改革等涉及补偿机制的改革,为药品采购机制改革创造了良好基础。

公立医院集中采购机制改革中,集中采购组织和交易平台建设是关键,在互联网思维下,若干组织主导和基础工作必须落实:一是组织和健全药品集中招标采购管理机构和工作机构;二是建立以互联网为载体的非营利性采购交易平台;三是采购交易全过程的监督管理和信息公开。必须改变目前卫生行政部门直接招标、物价局定价,而真正具有定量定价能力的医院不能抱团谈判、也不参与招标定价的现状;必须改变招标价格居高不下、老百姓支付的药价虚高依旧的问题。近日各地纷纷探索有基本药物支付能力的医保局牵头组织和搭建交易平台,或者由医院集团、办医主体联合下属医院二次议价,虽然解决了医院采购和政府监督的两权分离、职责明晰的问题,但如何实行招采合一、量价效应?采购平台如何结算?还有许多需要研究和解决的问题。

最后,无论是上海试点的以第三方联合谈判为核心的 GPO 采购,还是重庆、广东以互联网和信息化为载体的药品交易所或药品交易平台,药品集中采购后,在药品进价相对低廉后产生的成本空间,如何正确引导、合理分配,是药品采购机制改革成功与否的试金石。笔者曾多次撰文强调:患者得益、补偿完善、良性激励是药品采购改革的宗旨。集中招标采购,最后一定要让患者的药费有所下降,任何只顾及医院和药品供应商企业利益再分配、政府与医院收支平衡而患者药费没有明显下降的模式,都违背药品招标采购机制改革的初衷。同时,也不能因为不同医院因量价效应不同而造成药品"同城不同价"的乱象,必须建立以集中采购、实际中标价格为基础的药品价格动态调整机制。而药品零加成和药费下降后的医院补偿,应当通过政府投入增加、调整劳务价格、医保支付改革结余留存等渠道进行完善。

综上所述,我认为,药品招标采购机制改革,绝不是简单的回归医院自主采购,也不是在政府招标基础上鼓励医院二次议价,而是必须遵循集中采购、量价效应原理,建立以互联网为载体的非营利交易平台,在药品监督和质量保证的基础上,药品供应商在得到单一货源承诺后,提出不同团购量的价格梯度。各地医保、医院集团、办医主体、医院自主抱团根据自己的采购量,获得较低价格。同时,在一定区域范围内,参考进价,根据"同城同价"的市场原则,结合药品零加成改革,制定让患者明显受益的药品零售价;医院仍可通过政府投入、医保支付改革、劳务价格调整等途径获得合理补偿;医务人员因药费控制、合理用药通过绩效考核在薪酬核定、绩效工资中得到有效激励。如此药品采购机制改革,才能达到医药费用合理、医院得到良性补偿、医务人员积极性得到有效激励的理想目标。

(本文为《中国卫生》杂志约稿)

互联网医疗的发展趋势和政策呼吁

2017 - 01 - 12

当围棋人工智能机器人 AlphaGo 横扫世界职业围棋高手,以 60 战全胜的战绩让人工智能再次成为世界瞩目的焦点;当谷歌无人驾驶汽车和无人驾驶自行车的试验视频让人震惊;当互联网商购、互联网金融、互联网工业、互联网媒体开展得如火如荼之时,人们对关系自身健康的互联网医疗的期盼,使其必然成为焦点。也因此,对于互联网医疗的概念梳理、政策谋划,尤其是实施途径的探讨,具有重要意义。

争论折射的是对健康和医疗资源合理配置的关注

曾记得,那年在被喻为"预见新未来"的首届世界互联网大会上,阿里巴巴董事会主席马云语出惊人:"阿里做的(互联网医疗)是健康和快乐的行业,30 年以后应该是医师找不到工作了。"另一位互联网大佬则直言"我们这代人真的可能是永生的,在未来的 30 年,所有疾病都会被治愈"。他们期望互联网医疗的大数据智库能替代医师成为疾病治疗的主要手段。我当时即撰文《对"马"谈医》,细数行业和职业消失的规律,借鉴国外互联网医疗经验,强调医师是一个科学深奥、知识密集、崇尚经验、个性化极强的职业。我在文中写到:强大的互联网思维,可能重组医疗体系、改变医疗业态,甚至改变现有的生产关系,但医疗行业的生产力代表——医师,既不会被替代,更不会消失,互联网医疗或许更需要适应新业态的医师!我在文中对互联网大佬的铁血、激情、创新和颠覆的特质表示敬佩的同时,也调侃他们具有一个通病:忌医讳病。那些叱咤风云、自喻意志和努力可以改变世界的伟人,最不能接受的就是在生老病死面前人人平等,要让他们把自己的生命和命运交给或者由医师参与主宰,往往会受到如乔布斯般的反抗。于是他们以充满理想化的激情,一次次编织"病可自愈,天下无医"的美好世界。尽管我在文章最后打了个赌:30 年后,马云未必是阿里主席,我如有幸长寿,依然是个退休医师。但从内心来讲,我对他们关注健康与生命、希望通过互联网医疗推动医学发展的精神是由衷敬佩的。

关于互联网医疗的种种争论:希望盘活存量、提高效率、共享资源,又担心医疗质量问题和监管缺失;希望利用互联网优势做到看病不出门、随时随地咨询,同时质疑诊疗效果和医者法律责任;期望互联网大数据和健康档案应用,又担忧个人隐私泄露和数据质量;憧憬医药电商、网上处方、送药到家,又对药品质量、医保支付、流通控制等许多环节不尽放心……所有关于互联网医疗的争论,折射的都是对目前大医院人满为患、等待时间长、优质医疗资源配置效率低、医疗质量难以保证、就诊流程亟待改进的诟病和关注。

理念梳理和内涵共识是健康发展的关键

关于互联网医疗争论颇大和发展策略模糊混沌的另一个原因,是将互联网医疗的定义泛化夸大,甚至把互联网与生物、生命相关的一切都装入"互联网医疗"这个筐里。于是,策略、规划、框架、融资、概念股上市等搞得异常热闹,而互联网医疗相关的政策研究、网络医院、实践探索、模式分析等务实探讨却相对滞后。

互联网医疗的大势所趋与前景展望

互联网时代的今天,人们再也不会一味地强调医疗服务的特殊性而否定互联网医疗滚滚而来的发展趋势。骤然回首,健康咨询、医学全书、慢病指导等网上健康咨询,挂号导医、报告咨询、网上支付等网上医疗服务开展得如火如荼,以好大夫在线、春雨医生、微医为代表的第三方医疗服务平台,正从在线咨询慢慢向网络医疗服务伸出触角;基层医院将心电图、X线片等检查结果通过网络上传,由上级医院医师出具诊断报告;病理切片和影像图片通过网络远程会诊在不少地方已成常态;而远程医疗、网络医院、电子处方、医药电商也开始不断涌现,大有方兴未艾之势。试想:慢病患者每月常规配药,是否可以通过网络电子处方和医药电商完成? 某些患者首诊检查后要求数天后根据报告处方的过程,是否可以网上查询报告后让医师通过网络电子处方而减少患者的舟车劳顿? 当某些轻症可以在家中、在汽车上,在方便的任何地方,通过移动手机得到医疗服务,是否就完成了面对面的患者服务向健康云、无距离约束的新医疗模式,从单个医院的单个医师服务向协同网络医疗服务的转变? 如此"轻症上网络、小病在社区、大病到医院"将赋予分级诊疗新的时代烙印?

当互联网医疗成为一种新的业态,健康和医疗信息的联网共享、随时随地可实现共享的国民健康档案、健康和医疗大数据为依据的临床路径和辅助医疗,必然是互联网医疗的基础。如此才能完成以健康云服务替代传统的医患面对面的服务,以协同网络服务替代医院医疗服务,患者可以在自己的空间接受互联网医疗服务而不需要在医院等待服务。可以相信,以此为基础的"AlphaH""AlphaM"等智慧医疗产物必然应运而生,给人类带来更多惊喜和帮助。

我国互联网医疗的瓶颈剖析和政策呼吁

谈及我国互联网医疗发展的策略焦点,无论是执业主体和准入网络平台的标准和监管、网络医疗的服务范围,还是隐私保护及医疗健康大数据应用的规范,无不聚焦于相应的法律保障和政策导向。8年前,我联手华东政法学院教授,完成上海市科委课题"互联网医疗的法律问题研究",在问卷调研、文献检索、国外借鉴的基础上,提出互联网医疗的法律基点是:不因诊疗载体的改变而改变相应的医患关系和法律关系。就这一法律基点,试着剖析我国互联网医疗发展相关瓶颈问题。

互联网医疗的提供主体必须是依托互联网技术构建网络服务平台、具有资质的医疗机构,其也必然成为医疗服务的法律承担者。互联网医疗机构往往有三种:一种是一方医疗机构邀请其他医疗机构通过网络进行远程医疗,其法律责任由邀请的医疗机构承担,优质医疗资源共享和辐射效应明显;一种是现有的以公立医院为主体的医疗机构,纷纷构建网络医疗平台,直接向患者提供医疗服务,其法律责任必然由提供服务的医疗机构承担,由此带来的便捷、时间和空间的弹性延伸将大大缓解相当部分的看病难问题,应该成为互联网医疗的主流;第三种就是第三方的网络医疗平台,或通过线下实体医疗机构兴办,或直接注册网络医疗服务机构,由其承担法律责任,这或许将是互联网医疗的最大增长点,也将对医疗服务体系改革和新业态产生巨大影响。

互联网医疗的执业医师,必须取得执业医师资格,并且因为要通过网络平台直接给患者诊疗和处方,应该有数年的执业经历,进行专科诊疗还应该有专科医师证书。网络执业医师应该与相应的医疗机构或第三方网络医疗平台机构有聘用合同关系；如果是多点执业，还应该按照国家相关多点执业规范进行管理。应当明确的是，按照我国现有医疗机构管理条例和法律法规，互联网医疗服务行为的法律主体仍然是医疗机构，执业医师不承担法律责任，医疗机构只能按照劳动合同和雇佣关系对医师进行管理和相应奖惩。

应当承认，尽管互联网医疗具有便捷、消除时空距离等优点，但在目前条件下，因为不能直接诊疗，许多实验室检查、手术、创伤介入等操作仍受限制，因此在互联网医疗的服务内容和患者选择上，医疗质量保证和医患信赖仍是关键要素。借鉴国外互联网医疗的相关法律法规，一般在互联网医疗的初级阶段，会明确要求医患在一定时间内有直面诊疗史的随访复诊、医患相互信赖、慢性病和常见病的简单处方、身边有执业医师陪伴的远程会诊、某些不会直接导致诊疗法律责任的影像或病理会诊、精神病或心理辅导等，成为互联网医疗明确的诊疗范畴。而对于需要直接检查或触诊、症状严重、患者认知障碍、神志不清、危及生命等，都明令禁止进行互联网医疗服务。

社会关于医疗信息共享对隐私保护的担忧，目前越来越多的共识认为不应成为互联网医疗的障碍。《互联网医疗的法律问题研究》明确，病史所有权，古今中外均归医院所有。但任何随意泄露患者隐私的行为，无论是医师还是任何第三方，均要承担相应的法律责任。在加强网络安全维护的同时，更应明确对网络窃取医疗信息行为的法律制裁。而应该告知社会的是：电子病历，由于其任何记录和修改都有后台痕迹，某种意义上比纸质病历更为真实、客观、可信。

面对互联网医疗迅猛的发展趋势，目前最亟待解决的是政府通过立法或卫生行政部门颁布类似《互联网医疗保健信息管理办法》的政策法规,明确互联网医疗的定义、内涵、必备条件;互联网医疗主体的准入、注册和登记;互联网执业医师资格和执业年限;网络医疗的法律责任和监管部门;互联网医疗的服务对象和范围;医疗健康信息大数据的规范应用;网上电子处方的法律地位和医保支付等,使我国互联网医疗有法可依、有章可循。

总之,在对互联网医疗高度肯定和趋势共识的同时,应该摒弃无谓的争论,更需要一批务实的实践者和探索者从互联网医疗基础工作、内涵拓展、创新探索上群策群力,着手我国互联网医疗的实现,以显示我们的智慧、勇敢和成熟。

(本文为《中华医院管理》杂志约稿)

国家医学中心的标杆价值和示范意义

2017‑02‑13

　　新春伊始，医改又有新举措。国家卫生计生委印发《"十三五"国家医学中心及国家区域医疗中心设置规划》，明确通过合理规划、能力建设和结构优化等举措，到2020年，建成若干个综合和专科的国家医学中心，力争每省一个综合性国家区域医疗中心和各行政大区的专科医疗中心。这一举措，对我国优质医疗资源配置、顶尖医学水平的提高具有重大标杆价值与示范意义。

　　近年来，全方位全周期维护人民健康，已被放在我国优先发展的战略位置。众所周知，医疗资源的总量不足和优质医疗资源缺乏，尤其在科研、学术、学科建设水平与国际顶尖水平的差距，已成我国医疗卫生服务的明显短板和供给侧结构性改革的主要方向。启动国家医学中心和国家区域医疗中心规划设置，就是通过顶层设计、政府引导、发挥主体医院学科优势，建设若干个在疑难危重症诊断与诊疗、高层次医学人才培养、高水平基础医学研究与临床研究成果转化、重大公共卫生和医院管理等方面在国际上有一定竞争力的国家医学中心，并通过其引领和辐射作用,优质资源共享、不断推进临床路径、标准示范等医疗服务同质化,完成多层次医疗服务体系建设和整体医疗服务水平的提高。

管理学上的标杆管理,就是不断寻求最佳实践,以此为基准进行测量分析与持续改善,达到鼓励创新和不断获得竞争优势的有效管理。标杆管理方法较好地体现了现代管理中追求竞争优势的本质特点,以此推动行业和领域的整体水平,具有较大的实效性和广泛的应用性。根据标杆管理系统化、规范化、借鉴先进、持续改进的原理,对国家和区域医学中心规划设置的实施细则提出以下建议。

● 国家医学中心设置强调专科学术水平和优质资源共享,淡化主体医院的综合实力。国家医学中心建设,既然围绕解决疑难疾病、高层次人才和高精尖科研,就应该举全国之力,整合顶级专科的人才和资源,像已经成立的国家儿童医学中心那样,在肿瘤、精神病、传染病、呼吸系统疾病、心血管疾病等若干专科设立国家医学中心,利用我国临床资源丰富、国家体制优势,尽快缩短与国际顶尖水平的差距,提高整体医疗服务水平。反之,如果一味强调国家级综合医疗中心,只怕再次因为追求大而全,沦入新一轮的规模扩张、无序竞争的歧途。

● 国家区域医疗中心建设应该坚持标准化、科学务实、逐步到位。面对我国地域博大、差异较大的现状,国家区域医疗中心千万不能因为利益平衡、照顾关系而忘了学科建设的初衷。应该强调标准先行,以建设行政大区的专科医学中心、区域标杆医院等条件相对成熟的先行先试为起步,宁缺毋滥,不必强求短期内每省必须有一个医疗中心,而是成熟一个发展一个,使区域医疗中心真正成为我国高水平医疗服务体系的核心。

● 国家和区域医学中心的设置和评估力求公平公正,充分发挥第三方和行业专家的作用。在我国现有体制下,国家和区域医学中心的设置必然成为各大型公立医院的竞争目标。要达到理想的建设结果，医学中心的设置、评估必须公平公正，切忌成为新一轮权钱交易、学术腐败的温床。建议政府通过购买服务、公开招标等方式，充分发挥第三方学术评估机构的作用；应用标准制定和评估分离、专家库随机抽样、盲评盲审等方法，发挥专家的作用，确保医学中心遴选和评估的科学性与公正性。

真心期望，国家医学中心的设置规划能成为促进我国医疗机构回归公益、崇尚学科建设、尽快完成医疗学术水平与国际并行、提高我国整体医疗服务水平这一标杆管理的成功抓手。

（本文为《光明日报》评论约稿）

医院学科建设需要理念、制度和恒心

2017‑03‑21

公立医院改革走到今天,医院发展由规模发展向内涵发展转变;医院的补偿和运营随着公益性的确立将从体制机制上发生重大改变;医院的准入和服务,在政府主导和社会监督下将日趋科学和规范……在抹去了曾经的浮躁、迷惑和折腾后,医院管理精英们开始静下心来思考:什么才是医院发展永恒的灵魂? 什么才是医院品牌塑造和感召力提高的关键?

学科建设是医院的灵魂和命脉

自 20 世纪 80 年代起,世界发达国家的医院管理者逐渐取得共识:医院的学科建设是医院发展的重中之重。按照医学知识体系的学科及其亚学科,进行临床管理、人才培养和临床科研,具有纲举目张的效果。

学科是医院品牌、声誉、地位的基石。在现代医疗服务体系中,医院与家庭医师、全科医师、社区卫生服务中心不同。即使是县中心医院,也是区域医疗服务中心,必须要具备一定危重症及突发公共卫生事件的医疗救治能力,代表区域先进医疗水平,独立解决某些疑难疾病和提供相应的专科医疗服务。医院各学科的建设水平,对医院的声誉、品牌,对患者的感召力具有标杆性的作用。

学科是医院人才、绩效、补偿的基础。医院学科的竞争实际上是人才的竞争,"筑巢引凤"效应,决定了是否重点学科、是否博士硕士学位授权点,学科梯队水平必然是人才凝聚的基础。随着公立医院补偿机制和绩效考核的深入改革和不断完善,与医院收入脱钩的工资总额核定和以绩效考核为基础的激励制约机制成为必然,而学科建设水平必然成为医院补偿工资总额核定、绩效考核的主要内容和医院管理的主要指标。

学科是医院医疗质量、业务管理的抓手。现代医院管理制度下,传统的以职能科室为主导的扁平化管理已被以学科为基础的树状型精细管理所替代。医院的医疗质量、科研组织、流程管理、成本控制,甚至院内感染控制、劳动纪律、环境卫生等管理,都应该以学科为单位,明确责任人,才能使医院管理落到实处。

总之,学科应该成为医院医、教、研、预防、保健一体化的基本组织结构,成为医院组织的细胞、医学活动的载体、医院管理的基石,也应是医院的灵魂和命脉。

医院学科建设的内涵和方法

医学学科的含义是指作为医学知识体系的每个分支学科。学科建设就是不断研究和完善该领域的专门知识,拥有该学科的专门人员队伍和配置专门设施,而使其医疗技术保持在先进水平。

学科建设的要素包括学术方向、学科组织、学术梯队、学术研究、学术成果和研究基地。医院的学科建设首先要明确学科定位,制定以学科发展目标为依据的学科战略;着手不断完善与国际先进水平同步、符合中国国情的诊疗规范,进行以统一的诊疗规范为抓手的质量管理;在二级学科、三级学科分科基础上,根据学科发展趋势和本学科的特色优势,明确各亚学科发展方向和全科协作的临床科研队伍。在此基础上,结合责权利统一的学科内部人事聘任和薪酬分配管理,关注学术范围、人性和谐的文化环境,构建好医院学科建设的体系、制度和氛围。

定期和有效的学科评估是医院学科建设的有效手段和外因推力。学科建设的成效和动态变化,必须有一个客观、公平、刚性的评估体系。学科评估的内容包括学科定位、学科规划、实施措施,更应该强调临床工作量变化、出院病例和手术难度比较、新技术开展状况,同时结合学术成果(科技获奖、课题、SCI 收录论文及其影响因子等)、学科人才和梯队建设、教学水平及学科管理能力。学科评估结果必须与学科设置和兼并、重点学科评选、学科带头人聘任、临床资源配置等挂钩,才能达到理想结果。

除了医院内部的学科评估,全国和区域内的第三方学科评估也是重要的参考指标。应当承认,不同维度和不同方法的医院和学科排行榜,提示的是不同的信息和产生不同的评估结果,如复旦大学医院管理研究所的最佳医院和最佳学科排行榜的声誉排行和科研产出评估、中国医学科学院医学信息研究所的医院科技影响力排行榜、北京大学以病史首页的信息数据为基础的临床学科排行榜⋯⋯其折射的评估结果和比较差异,可以从某个维度反映各个医院的学科发展状况、临床水平、学术影响和辐射效果,有一定的借鉴价值。

医院学科建设的要点和误区

当医院学科建设的理念和战略被日益重视,当学科管理的激情和地位不断提高时,我们必须注意医院学科建设中可能产生的误区,掌握要点,真正提高医院学科建设的能力和水平。

医院学科建设的核心是临床和创新。谈及学科建设,往往会受到高校对教师教学和科研业务能力界定的影响,片面强调论文、科研获奖、课题承担、重点实验室等学术研究、学术成果和研究基地。医院学科建设必须强调:医院是以临床医疗、临床研究为主的,医院的学科建设必须以临床为核心。学科的门诊、住院、手术的质量、疑难程度、临床能力和声誉必须成为学科评估放在首位的重要指标。临床创新能力更是医院学科建设的重要标志。

学科建设必须重视体系、制度和氛围。不少医院管理者在学科建设中片面强调学科带头人引进,过于依赖学科带头人的个人魅力和能力,往往产生"人来科兴,人走科衰"的学科起伏。学科建设是一个关系到整个医院的体系建设,涉及学术、人事、分配、管理等诸多方面,在完成学科带头人引进或选拔后,需要一系列以学科建设为宗旨、以临床创新为核心、以医疗质量保证为基础的制度保证,营造学科优先、崇尚学术、鼓励创新的氛围,这才是学科建设蒸蒸日上的真谛。

学科建设必须举全院之力综合协调。某些医院在完成重点学科遴选后,尽管在人力、财力、设施上给予很大投入,学科建设效果却不尽如人意:各学科独立分割,人才过于专业而综合能力较差、研究方向狭窄、重大项目缺乏、高水平研究能力薄弱,资源不能共享、整体效益低下。医院学科是个树状结构,医院院长实际上是一级学科(临床医学)的代表,各二级学科、三级学科相互关联。医院应该关注以功能为基础的共享实验室配置、专科人才的综合能力培养、多学科联合攻关、发挥重点学科特色优势的辅助科室和相关学科的共同提高,如此才能真正提高医院的整体学科水平。

学科建设需要"功成不必在我"的胸怀和恒心。医院学科建设是一个"十年树木、百年树人"、关系到千秋伟业的宏伟工程。学科建设不可能一蹴而就,需要几代人的不懈努力。在当今医院院长任期较短、更替频繁的情形下,医院管理者要有事业责任心和"功名非我求,但求无愧于心"的胸怀,从我做起,从现在做起,以对医院未来负责的执着、坚持和恒心,笑迎"待到山花烂漫时,她在丛中笑"的明天。

医院学科建设,任重道远。这是一个关系到人民健康的千秋伟业,需要众多医院管理者、学科带头人、医务人员务实认真地不懈努力。

（本文为《健康报》约稿）

互联网和人工智能医疗的前景展望

2017 - 05 - 22

　　互联网医疗和人工智能医疗在成为热点的同时,也必然成为争议的焦点。引起争论和歧见的原因,离不开医疗是一个关系人的生命的领域,人们给予太多的关注。乐观者认为互联网和人工智能医疗将走向让人神往的未来,悲观者将其描述成一个令人畏惧的明天;当互联网和人工智能医疗成为一种新的业态,也对传统的诊疗模式、服务流程、行为规范、准入监管提出了新的挑战。于是,在时空跨越和质量保证、资源共享与有效监管等问题上的纠结成为无休止的辩题;政府、社会、医者、患者、商家等诸方对互联网和人工智能医疗的认识和关注都受到观察角度、利益立场和专业知识的局限,加上某些虚拟科幻的渲染和低技术含量产品的炒作,使互联网和人工智能医疗的边界界定和实现途径变得愈发混沌,很难达成共识。

　　实际上,互联网医疗和人工智能医疗的定义和内涵是不同的。互联网医疗是以互联网为载体和技术手段的医疗服务,其行为主体是医师,通过互联网对患者进行医疗服务,其法律主体按目前法律法规是雇佣该医师进行这一医疗行为的医疗机构。人工智能医疗是以计算机来模拟医师的思维过程和智能行为,其行为主体是计算机,其法律主体,按目前达·芬奇手术应用的法律适用,依然是组织实施本次智能医疗的医疗机构。因此,相关的规范、准入、监管、法律责任界定和创新都应该在上述定义、内涵的基础上进行。

互联网医疗的发展如我几年前的预期的那样,在健康咨询、健康评估、实时查询、网上预约、导医导诊、网上支付、轻问诊等一系列的前期叩门之后,必然地汹涌扑向互联网医疗的核心业务——远程会诊、电子处方、远程医疗。这种迅猛发展势头,以广州中山大学附属第二医院网络医院的启用拉开序幕,至近日数十家互联网医院挂牌宁夏达到一波高潮……

如果不出所料,永远滞后于改革的政策法规将匆匆出台。在谨慎、探索、规范、突破等若干个循环以后,以信息共享为宗旨,以视频、病理、影像等互联网远程输送为基本手段的远程会诊,由于由邀请会诊的医院和医师承担责任的法律界定比较清晰,必将成为互联网医疗率先应用的领域;与分级诊疗推进同步的慢病患者网上配药、首诊检查后的复诊处方、中医抄方、轻症咨询及非处方药物互联网配送等,由于患者的获得感强烈,社会需求刚性拉动,医疗风险相对较小,慢慢形成互联网医疗的常态;随着公立医院为主体的各实体医院纷纷建立了相应的互联网医院,互联网医疗的适应范畴、诊疗规范、责任归属、医保支付、政府监管将日趋成熟;最后,在医师多点执业浪潮和互联网跨时空的资源共享需求的夹击下,像互联网零售的淘宝、天猫那样性质的互联网医疗第三方平台会逐渐替代各实体医院的网络医院,但由于医疗所具有的关系人的生命的特性,其对安全、规范、监管的要求必将十分严格,政府对其准入门槛、资质要求等方面的苛求,决定了互联网医疗平台将竞争激烈、胜者凤毛麟角。

人工智能,作为20世纪(空间技术、能源技术、人工智能)和21世纪(基因工程、纳米科学、人工智能)的三大尖端技术之一,正在实现当初美国麻省理工学院温斯顿教授的描述:让计算机去做过去只有人才能做的智能工作。

以达·芬奇手术机器人、智能药物研发、智能辅助诊疗、智能影像识别、智能健康管理为代表的人工智能医疗,正逐渐向人们展示着令人神往的未来。以统计学、信息论和控制论为基础的计算机技术,在医疗这个以经验为依据的学科具有特有的优势,计算机对医疗大数据的处理能力比人脑更快、更准确。达·芬奇机器人的超强稳定性、皮肤科辅助诊疗和病理切片识别的人机PK的结果已让人们对其刮目相看,好在前面已有AlphaGo频频战胜世界围棋冠军的冲击,人们对人工智能的能力已不再怀疑而是充满期待。

人们不再为越来越多的工作被人工智能替代而担忧,而已意识到人工智能是人类智慧的结晶,足够多的医疗案例、医疗和健康大数据在临床路径、诊疗方案、手术操作程序上的智能化,必然使人工智能医疗越来越多地在辅助诊疗、辅助医疗操作上发挥更大的作用,逐渐走向全面人工智能医疗的未来。

我们应该如此憧憬未来:互联网和人工智能几乎替代了传统的生活方式,人们用更多的时间去享受自己喜欢的事情:喝咖啡、听音乐、健身、聊天游戏、感情生活……而把那些枯燥繁重、无趣反复的工作交给人工智能化的计算机。医师把大量的日常医疗和健康管理工作交给人工智能,偶尔当忠实和理性的机器人遇到疑难杂症,反复运转最后死机报警时,人类医师才作为专家进行会诊,给予它新的指令以完成诊治;医师不断地去面对新的疾病和健康问题,研究新的方法,再经过验证后,通过编程去完善人工智能医疗。

总之,我不会像某些互联网"大佬"那样不断地编织"长生不老、天下无医"的美梦,但我也坚信互联网医疗和人工智能医疗必将改变传统的医学业态,无奈的"有时去治愈,常常去帮助,总是去安慰"的状态将被便捷、安全、稳定、有效的互联网和人工智能医疗所替代,医师将用更多的时间欢愉地去翻越健康和医疗的新高峰。

学科建设和科学管理是公立医院高质量发展的核心内涵

2020－09－05

千呼万唤的《国务院办公厅关于推动公立医院高质量发展的意见》在几经酝酿后，端倪尽显。公立医院高质量发展将成为我国医院未来5～10年发展的纲领和航标，必然成为医院"十四五"规划制定的依据和模板。因此，有必要对公立医院高质量发展的意义、内容，尤其是核心内涵予以梳理，并对其导致的演变轨迹作一预测和展望。

公立医院的现状症结和高质量发展的框架价值

随着卫生体制改革的不断深入和健康中国战略的部署实施，我们在全民医保、补偿改革、现代管理、药品供应、综合监管等制度建设取得积极成效的同时，新时代的不平衡不充分的矛盾也在公立医院日益突出：人民群众对健康和医疗日益增长的需求与医疗健康创新能力、技术能力、服务水平的矛盾日益突出；长期不变的公立医院三级体系既不利于分级诊疗的实质推进，也不能达到公立医院攀高峰、促创新、聚人才、兜网底的主导作用;公立医院长期无序扩张的高增长效应造成的公立医院服务体系的公平可及、协调连续结构性失衡亟待解决;长期市场趋利环境的习惯管理方法对新的补偿机制、支付改革、绩效考核的不适应也不时凸显;科学化、精细化、智能化的医院管理缺乏切实可行的导向规范……

高质量发展,是相对于前一段时期的高增速阶段而言的,宏观上强调稳定、均衡和创新动力;行业层面通过结构优化,转型提效;微观层面则是质量提升和持续创新。公立医院高质量发展的总体要求,就是经过5年的努力,聚焦能力现代化,实现发展方式从规模扩张向质量效益转型;通过服务人文化和管理信息化,在管理模式上从粗放管理向精细管理跃进;强调模式整合和创新激励,在资源配置上从物质要素向人力资源发展转变。使公立医院坚持公益性和主体地位、提供公平可及、系统持续的医疗服务,让人民群众和医务人员的获得感和幸福感得到理想实现。

公立医院高质量发展的新体系,由国家医学高峰、省级医疗高地、城市医疗集团和县域医疗共同体所构建。其中,国家医学高峰就是重大疾病攻关、高层次人才培养、高水平创新研究和成果转化的国家医学中心和国家临床研究中心,是公立医院主体的领头羊和排头兵;省级医疗高地以"N+X"方式遴选学科发展均衡、诊疗能力强、紧密对接国家医学中心的公立医院及特色突出的重点专科,构筑解决危重疑难疾病的区域医疗中心;城市组建市级医院牵头的网格化紧密型医疗集团,强调诊治、健康管理、护理康复一体化的连续服务和慢病防治为主的重点专科;农村以县级医院为龙头,发展县域医共体,做强县级医院,补齐服务短板,提高县域就诊率。如此新型服务体系,将摒弃长期沿用的一、二、三级医院的固有服务体系,细化功能定位,强化分工协作,使新医改方案早就描绘的城市二级、农村三级的扁平化高效服务体系更加明晰并得到切实落实。

学科建设是医院高质量发展的灵魂

当我们开始思考公立医院高质量发展的途径时，必须明确什么才是医院发展的灵魂？什么才是持续创新、质量变革、提高人民群众获得感的关键？

自20世纪80年代起，世界发达国家的医院管理者逐渐赢得共识：按医学知识体系的每个分支学科，不断研究和创新该领域的理论和技术，拥有该学科的专门人才队伍和设施，使其医疗水平不断提高，如此学科建设是医院的重中之重，是医院品牌、声誉地位的基石；是医院人才、绩效、补偿的基础；更是医院医疗质量、业务管理的基本抓手。公立医院的高质量发展，无论是医学技术创新，还是临床诊疗能力提高，无论是人才培养，还是质量保证，学科建设都是其必然的载体和基石。

学科建设的要素包括学术方向、学科组织、人才梯队、学术研究、成果推广和科研基地。医院学科建设首先要在明确学科定位的基础上，制定发展目标和学科战略；不断完善与国际先进水平同步、符合中国国情的诊疗规范，并以统一诊疗常规为抓手的质量管理制度；适应群众医疗新需求，聚焦学科方向，建立全科合作各有方向的亚学科特色优势。医院在国家绩效考核和第三方学科评估的引导下，建立定期、有效、客观、公平的学科评估体系，学科评估结果与学科设置、重点学科遴选、学科带头人聘任、临床资源配置等挂钩，这是促进学科建设的有效手段和外因推力。

对于学科建设中可能产生的若干误区，我们必须正视，掌握正确理念和实施要点，真正提高医院学科建设的能力和水平：

● 学科建设的标志就是论文、课题和获奖?

医院学科建设的核心是临床和创新,学科的门诊、住院、手术质量、疑难程度、临床能力和声誉必须成为学科评估放在首位的重要指标,新技术开展和科研成果转化更是医院学科建设的重要标志。

● 学科建设是附属医院和大医院的专属?

学科建设既然是关系到医疗质量、医学人才、服务能力的重要手段,那就不能仅仅局限于附属医院和大医院。同时,国家医学中心、省级和区域医疗中心、城市医疗集团、县域医疗共同体,定位不同,其学科建设的目标要求也有所不同,而学科建设的宗旨和作用都一样:即使是城市二级医院和县、乡卫生院,都应该通过有效的学科建设,才能补齐医疗服务短板,提高县域就诊率,达到慢性病有效防治和一体化连续服务的理想效果。

● 学科建设是一抓就灵、一蹴而就的工程?

学科建设是一个"十年树木、百年树人"、需要较长时间沉淀的系统工程。学科建设要求医院管理者要有"功成不必在我"的胸怀和恒心,从我做起,从现在做起,通过制度建设、氛围营造,甚至几代人的不懈努力,才能完成质量可靠、持续创新、群众满意的千秋伟业。

科学管理是公立医院高质量发展的关键

公立医院高质量发展,坚持公益性和主体地位、强化制度、模式、学科和创新、提高人民群众和医务人员获得感和幸福感的目标明确后,发展新体系的宏图已绘就,科学管理必然是目标和宏图实现的关键。科学管理是相对于经验管理的,以科学量化、和谐合作、高效务实为特征,而规范化管理、精细化管理、个性化管理是科学管理的 3 个标志性管理层次。在公立医院高质量发展中,根据我国公立医院管理现状,在不断完善各项规范标准的基础上，积极推进以信息化为主要手段的精细化管理，在体系、学科、质量、流程、运营、文化等管理上不断探索和创新，以适应公立医院高质量发展的新形势和新体系。

● 强化规划和权责清晰的现代治理。公立医院高质量发展的新体系，要求各级政府强化顶层设计，严格按照区域卫生和医疗机构设置规划对医院规模进行刚性约束，规范多院区的治理和通过同质化医院集团组建探索有效重组。国家医学中心的设置强调专科学术水平和优质资源共享，应该利用我国临床资源丰富和国家体制优势，举全国之力，将若干个顶级专科的人才和资源整合，围绕解决疑难重症，以高层次人才和高精尖科研为标志，尽快缩小与国际顶尖水平的差距。国家区域医疗中心建设应该坚持标准化和科学务实，逐步到位，切忌过于强调利益平衡而违背学科建设初衷。

公立医院现代治理的核心是决策权和管理权两权分离，对医院管理者的有效激励和严格制约。必须打破长期以来困惑我国公立医院发展的多级财政、多头行政的管理壁垒，探索公益导向、绩效考核、资源共享、统一医保、统一管理、统一配置的医联体、医院集团和医共体的管理模式。这是公立医院高质量发展的体制保障和框架基础。

● 以医疗质量和创新平台为导向的学科管理。保证医疗质量、提高服务能力是公立医院提高人民群众获得感的基石，也是医院学科管理的宗旨。在公立医院高质量发展的新体系下，传统的以职能科室为主的扁平化质量管理将被以学科为基础的树状形管理所取代。不同医院的各个学科根据自己的战略定位，制定与国际先进水平同步，适应国情和当地条件的诊疗常规，明确学科带头人或医生组组长是医疗质量第一负责人。从基础质量管理、环节质量管理向终末质量管理和持续改进转变。在学科人才培养、学科评估激励、医疗资源配置上，始终把质量保证和持续改进作为学科管理的第一要务。

学科管理的另一重要内容,是以满足临床需求为导向,鼓励创新,推动临床诊疗新技术的研发和推广。国家临床研究中心要发挥顶尖科研创新的核心作用,加大基因、分子医学、形态、细胞、动物实验和胚胎实验等科研基础平台建设,应用专科 PI,与生命科学、生物医药基础科学衔接等方式,促进原创性科研产出。省市级医院也应拥有临床流行病、临床队列研究及具有多种科研技术的中心实验室,注重临床大数据和生物样本库在临床研究中的作用价值,使我国公立医院从疑难攻关到常见病、慢性病的学术研究和临床总结拥有扎实的平台基础。

● 凸显公益效能和岗位薪酬的运营管理。公立医院高质量发展,必须确保政府投入、医疗保险等公共筹资渠道充分,通过以 DRGs 和 DIP 等医保支付改革和优化医疗服务比价等补偿机制改革,逐步达到政府投入和医保支付占医院收入 80%、服务收入占医疗收入 60%。使公立医院在坚持公益性、确保高质量基本医疗服务的同时,通过全面预算、成本控制、合理配置,提高发展效能和服务效率。

薪酬制度改革是激活公立医院高质量发展新动力的重要杠杆。积极推进以岗位工作量为核心的岗位聘任和薪酬激励制度,切实落实"应该允许公立医院突破现行事业单位工资调控水平,允许医疗收入主要用于人员奖励",摒弃院科两级与收入挂钩的薪酬分配,积极探索以学科发展水平、服务能力和难度系数为绩效考核和分配导向的薪酬调整机制,以充分调动广大医务人员的积极性和创造性。

● 聚焦信息化、一体化、连续性的流程管理。公立医院高质量发展的流程管理,是应用移动互联网、物联网、区块链、大数据等信息技术,覆盖从国家医学中心到县域医疗共同体整个服务体系,从手术机器人、手术导航定位、机器人诊疗等顶尖智慧医疗到远程会诊、影像、超声、心电、病理、监护的一体化连续性的"大流程"管理。重点落实分时段预约诊疗、MDT、危重急一体化综合救治、日间手术、日间化疗、日间诊疗、中西医结合医防康复一体的全链条服务模式。以公立医院为主体、第三方平台协同的互联网医院,将在政府主导、行业规范的基础上成为未来医疗的新业态。

● 以崇德、廉洁、关爱为内涵的文化管理。在公立医院高质量发展过程中,医院文化是医院品牌、凝聚力、竞争力的集中体现。医院要培育崇德敬业、求精创新、人文关怀的文化,以职业道德、职业素养、廉洁自律作为培养有道义有情怀良医的基本要求。医院在积极推动薪酬激励的同时,通过建立职业荣誉、改善环境、落实带薪休假、依法维权等措施,将关爱医务人员、营造温馨安全的工作环境作为医院文化建设的重要内容。

6年前,我在《清华管理评论》盘点公立医院改革时曾预言:理性梳理得失利弊,注重系统性、整体性和协同性,从政府转变职能、医院回归公益、调动医务人员积极性着手,一定能开创公立医院改革新局面。今天,放眼公立医院高质量发展的明天,随着规模发展向内涵发展转变,公益宗旨落实和趋利行为摒弃,公立医院在多元化多层次体系的地位明确,以学科建设为抓手的竞争力营造,以学科网络为主的质量管理,强调疑难疾病救治能力的结构调整,以体系建设、信息精细、服务人文为内涵的科学管理,公立医院将跨上技术不断创新、服务更加优质、流程便捷、运行高效的新台阶。

论高质量医院发展中临床创新的紧迫性和误区

2021－05－17

随着经中央深改委批准的《关于推动公立医院高质量发展的意见》的颁布，强化体系创新、技术创新、模式创新和管理创新，构建高质量新体系，重视学科建设，推进医学技术创新已成为业内注目的发展纲要和航标。但对于公立医院高质量发展的核心内涵，尤其是被誉为灵魂之点的临床创新，尚有许多概念混淆、认识误区需要梳理和探讨。

我国公立医院临床创新的现状和问题

应当承认，随着公立医院改革作为医药卫生体制改革的主要任务，其在持续改善基本医疗卫生服务公平可及性、应对重大疫情、保障人民群众安全和健康方面发挥了重大作用。但不平衡不充分的问题依然存在，尤其是我国临床创新能力、技术能力和服务水平与人民群众对健康和医疗的需求的矛盾日益突出。

我国公立医院在医院数、床位数、医师数和服务量上都位居世界前列,像维甲酸治疗白血病、断肢再植和功能手外科等在临床创新方面可以在世界医学上被公认的突出贡献屈指可数。近年虽然在学科建设、持续医疗质量改进上有所共识和进步,但在临床创新和重大医学科学研究上,从体制机制、学术氛围、硬件支撑、投入资助、发明和贡献激励、评估和引导上仍有许多缺陷和滞后,亟待积极改进和着力推进。

临床创新的概念混淆和认识误区

随着公立医院高质量发展的持续推进,学科建设是医院重中之重,是医院品牌、声誉、质量和管理的基石这一观点已形成共识。当临床创新蓬勃开展时,由于相关法规、制度尚不完善,政府决策者、医院管理者和社会公众自己脑海中的概念和认识会起很大的导向作用。因此,对临床创新问题的某些概念混淆和认识误区必须逐一梳理,以正视听。

● 将高质量医院发展简单地演绎为质控规范?

不知何时,论及医院高质量发展,有人会简单地联想起质控体系,将各种标准化、规范化的管理手段作为公立医院高质量发展的主要实施路径。岂不知,学科建设、技术创新、服务创新才是公立医院高质量发展的灵魂和核心。任何规范和标准,如果一成不变,故步自封将成无本之木;只有持续进行理论和临床创新,反复验证、不断完善,才能与时俱进,形成和国际先进水平同步、符合中国国情的诊疗规范,才能成为质量管理制度的范本。即使是区域医疗中心和县级公立医院,也应适应群众医疗需求,聚焦学科方向,形成学科特色优势。至于将临床创新与质控规范刻意对立的观念则更是无稽之谈,国家卫生健康委员会的公立医院绩效考核结果提示,真正学科建设和临床创新领先的医院,其质量控制必然优秀,因为以统一诊疗规范为抓手的质量管理制度正是学科建设的基石。

● 医院学科建设就是基础研究、课题、论文和获奖?

尽管面向生命科学、生物医药科学前沿、面向医药领域的重大科学问题需要一定的基础研究，但应当承认这不是医院科研的强项，更不是医院学科建设的主流。医院学科建设的核心是针对疾病预防、诊断治疗中的新技术、新产品、新方案和新策略的临床研究，强化临床创新对重大疫情、突发公共卫生事件、疑难危重疾病诊断治疗的贡献。围绕着临床创新的课题申请、相关研究、论文撰写和成果转化，尤其是新技术得到国内外同行认可、普及推广才是医院学科建设的实质内涵。

● 药物和器械的 GCP 是医院临床创新的主要模式？

谈及医院临床试验，许多人会想起由新药或器械研制和生产企业发起和委托，经国家药品监督管理局审批，按照临床试验流程，严格在学术和伦理指导下的 GCP。这样的临床试验，创新主体往往不是医院，更不是医院临床创新的主要模式。在临床研究和临床创新中，研究者发起的非注册临床研究（investigator-initiated clinical trial, IIT）才是主流，其以临床诊断和治疗方法创新、药物新适应证拓展等临床创新研究为主要内容，发起者具有申办和研究的双重身份。IIT 对新技术、新方案、新策略的产生具有重要价值意义，是临床科研攻关的主要手段。如何充分调动临床研究者的积极性，鼓励临床创新，尽快建立和完善 IIT 的管理方法，兼顾科学和伦理，是医院高质量发展临床创新的亟待。

● 专利转让和产品上市是临床成果转化的标志？

在强调科研成果转化的今天，某些科研攻关的组织者、资助基金、成果评审者多以专利申报、专利转让、产品上市作为成果转化的主要形式，甚至以专利转让金额为成果标志。于是，临床研究一窝蜂地向新药研制、器械发明转向。岂不知，临床疾病的新的诊断方法和治疗方法才是临床创新的主流，而为了保护公众的健康公益，世界各国法律都明确了疾病的诊断和治疗方法的发明创造不能申请专利权。因此，临床创新的倡导方向、资助形式、突破性成就的表现形式,应该与其他技术领域有所区别。必须建立以国际和国内专业指南撰写或引用、国内外业内权威公认和权威杂志刊用以及高引用率等为指标的科学评价体系。

积极推进医院临床创新的策略和建议

放眼公立医院高质量发展的明天,坚持公益性和主体地位,规模发展向内涵发展转变,以体系创新、技术创新、模式创新和管理创新达到提高医疗质量、技术能力和人民群众获得感的理想目标。在打造国家医学中心、区域医疗中心、省级高水平医院、城市一体化医疗集团和县域医共体的新型服务体系的同时,加强临床专科建设,推进医疗技术创新。对于被誉为"医院创新之魂"的临床创新,应该从体制机制、组织实施、评估体系、激励准入诸方面予以落实:

● 营造鼓励创新的学术氛围。必须要正视我国临床创新能力相对滞后的现实,要有"临床创新有风险,没有创新更危险"的共识。从国家政府、卫生行政部门到医院都应该针对生命科学和临床医学科学前沿、卫生健康领域的重大问题,系统地开展基础和临床研究。要推动对原创性疾病的预防和诊治新技术、疑难杂症的关键技术的原创性、突破性的临床研究;对重大疫情和突发公共卫生事件要有快速强化攻关能力;要有在医院里营造踊跃创新、积极开展临床研究、GCP,尤其是 IIT 等临床试验的氛围。要在各级医院和医师群体中倡导积极临床创新的理念和意识。

● 尽快完善我国临床创新的法规政策。医院开展 IIT,无论是美国的由医院审批还是欧盟的必须经国家 FDA 批准,发达国家对 IIT 的准入、审批、资助来源、医患权益保护都有明确的相应法规。我国应尽快出台相应法规,在鼓励创新、严谨高效的原则主导下,笔者建议 IIT 应在研究者按相应要求提出申请后,经医院或相应行政级别的学术机构批准后方能开展,但应该在全国统一的临床试验 App 或网站报备注册。应该倡导政府、医院及企业和社会资助的临床试验的筹资渠道,并由开展 IIT 的相应法人主体承担管理和法律责任。

● 常态有效的临床创新评估体系和激励机制。在诸多医院学科评估、绩效考核体系中,应当强调临床创新的重要作用和权重地位。应当将临床创新被国际学术组织指南引用、国内权威学术指南撰写、国内外权威杂志刊用和高引用率等作为主要评价指标,更应该重视创新技术、创新理论、创新诊治方法和策略在专业和行业中的推广及其社会和经济效益的评估。要在学科评估、绩效考核、职称晋升、研究生导师申报、医院学科带头人聘任中将临床创新成果、开展 IIT 等其他临床创新活动的量化指标作为重要参考。在医院绩效分配和学术奖励中,应该将临床创新的贡献作为主要激励和引导方向。

● 切实做好临床创新的组织、准入、审核和保障工作。医院高质量发展形势下,医院要将临床创新放到学科建设的战略高度上,充分发挥临床研究工作者的创新积极性。医院学科办公室、科研处、医务处等职能处室要发挥在临床创新上的引领和组织功能,要协调、组织和推动多学科、跨学科、临床和基础结合等临床创新工作。要落实临床 IIT、GCP 等临床试验的病房和床位、样本库和数据库、临床流行病和统计学指导、临床研究基地等基本保障。要根据战略需要、国际动态、患者需求制定 IIT 申请和准入标准;要建立学术委员会和伦理委员会双重审核,或由权威专家和伦理专家共同组成的 IIT 准入委员会审核制度;要切实落实注册、患者告知、法律保障等工作,为医院临床创新的推动保驾护航。

总之,临床创新是公立医院高质量发展水平提升、质量保证、人民群众获得感提高的关键,是新时期医院学科建设的灵魂和命脉。我们只有在理念、制度、方法、措施上赢得共识、切实落实,才能取得理想结果。

薪酬改革的核心内涵是筹资保证和科学核定

2021 - 09 - 11

　　日前,经国务院同意,人力资源和社会保障部、财政部、国家卫生健康委、国家医保局、国家中医药局印发《关于深化公立医院薪酬制度改革的指导意见》,业内一片雀跃:有人预言,医务人员将迎来新一轮涨薪潮;有人感觉,管钱的、发钱的、分钱的五部委联合发文,医院薪酬的筹资和"两个允许"的落地有保证了;更有记者早早采访,反复询问,最后良苦用心地替我匿名,写出了公立医院薪酬改革12年的艰辛历程……但作为公立医院薪酬改革的亲历者,20年前做院长时曾因"五元素薪酬改革"被誉为"医院分配与收入脱钩的先行者",9年前上海市级医院工资总额核定、医院内部绩效改革的操盘手,我感觉对《关于深化公立医院薪酬制度改革的指导意见》要正确解读,围绕着公立医院和医务人员的薪酬的"发多少""钱从哪里来""怎么发"的问题,要从历史沿革、国外借鉴、趋势方向、方法措施等方面逐一梳理,才能真正了解这次薪酬改革的意义价值和核心内涵。

从历史沿革看本次薪酬改革的意义价值

公立医院的薪酬制度,与公立医院的补偿机制、管理机制、筹资渠道、知识价值体现和社会承受能力平衡等体制机制密切相关,也对医院的运营模式、医务人员的医疗行为有显著的引导作用。我国公立医院的薪酬改革的历史沿革,主要经历了以下3个阶段。

计划经济时期,医院的补偿机制以统收统支为主,员工的薪酬来源于政府拨款,按工龄、学历、职称为依据的结构工资为主,与绩效、工作量挂钩的绩效工资几乎缺如。医疗行为的公益公平似乎没问题,但员工积极性不高,大锅饭弊病明显,医疗和服务水平滞后、工作效率低下成为主要矛盾。

20世纪80年代后期到90年代初,"建设靠国家、吃饭靠自己"的医院补偿机制下,员工薪酬主要来源于以药品加成、检查和耗材费用等医疗创收为主,以院科两级成本核算、收支结余为薪酬分配的普遍模式。应当客观承认,这种薪酬制度对打破大锅饭、解决医院发展资金、提高医务人员积极性有一定激励作用,但其导致的以大处方、大检查、过度医疗为特征的趋利行为,医疗费用迅猛上涨带来的医患和社会矛盾,使公立医院的公益性受到严重冲击,积弊深重。

2009年启动的本轮医疗体制改革,随着以药品零加成、药品耗材集中采购、劳务价格调整为主要内容的补偿机制改革,以总量核定,按项目、按病种的预付制为主要手段的支付改革,公立医院的公益性得到明显落实。但薪酬制度主要以2006年人事部、财政部提出的"事业单位岗位绩效工资制度"进行总量调控和政策指导。这样的薪酬制度,尽管有以服务质量、工作量和医疗成本控制的薪酬引导方向,但由于薪酬水平明显不能体现医务人员的知识价值、行业特点和岗位价值,使医务人员的队伍稳定、积极性调动受到制约。同时,现有薪酬制度在薪酬筹资来源、合理工资水平核定基线和方法、薪酬结构比例、薪酬分配责任落实等方面都存在许多模糊地带。

在上述历史沿革和现实问题导向的基础上,这次由五部委联合下发的《关于深化公立医院薪酬制度改革的指导意见》,重点落实"允许医疗卫生机构突破行政事业单位工资调控水平;允许医疗服务收入扣除成本并按规定提取各项基金后主要用于人员奖励",在薪酬水平、薪酬结构、资金来源、考核评价上提出明确的指导意见,这对强化公立医院的公益属性,建立以知识价值导向和行业特点、劳动特点、岗位价值为基准的薪酬制度,提高医务人员积极性,更优服务人民群众具有重大现实意义。

公益导向和知识价值的薪酬水平确定和筹资保证

公立医院的薪酬水平和筹资来源,是公立医院公益性的体现,我们在有限的政府财力和医疗资源对无限的医院发展和服务需求的矛盾中,按照效用最大理论指导公立医院补偿的同时,既要强调控制费用、抑制医者非必要的诱导消费和过度医疗的道德危害,体现需方公平(这是社会和谐和稳定发展的必需);也要维护医院发展、学科建设、合理薪酬的供方公平(这是事业发展、队伍稳定、质量保证的基础)。合理薪酬既要体现知识价值,把医师作为应当崇尚、凝聚知识、责任和风险的职业,也要考虑医保支出承受、社会和群众负担不增加、医疗机构良性运营基础上的动态调整。

合理确定公立医院的薪酬水平,一直是卫生政策和医院管理者们关注的课题。我在2004年参加卫生部医疗事业分配改革调研和2014年申康医院发展中心薪酬改革调研时的结果均显示,借鉴世界各国医院的薪酬水平,为了建立体现知识价值和行业特点的薪酬制度,公立医院医务人员的平均薪酬水平应该达到社会平均薪酬的 2.86～3.25 倍,医师平均薪酬应是社会平均薪酬的 4～5 倍;基层医疗机构人员的薪酬水平参照当地同级同类公务员的薪酬水平,对高层次医疗人才聚集、抗疫等公共卫生和公益任务繁重、承担科研教学较多、绩效考核评估优秀的公立医院,应有较大的梯度倾斜。在上述薪酬水平确定基础上,《关于深化公立医院薪酬制度改革的指导意见》明确提出:增加的薪酬总量,不计入事业单位薪酬总量的核定基数,使"允许医疗卫生机构突破行政事业单位工资调控水平"有了实质突破。

关于医院薪酬的筹资渠道,我国现行补偿机制和医疗保障制度,不可能像高福利发达国家那样主要通过国家税收和政府财政投入筹资,我国在补偿机制、医保支付、价格体系不断深入改革的基础上,明确"允许医疗服务收入扣除成本并按规定提取基金后主要用于人员奖励"确实是一个符合国情和现有补偿机制的可行的筹资渠道,但在《关于深化公立医院薪酬制度改革的指导意见》中尽管对医保预付结余留存、群众自负不增加、医疗水平不断提高有明确表述,但对政府财政兜底没有明确表述应该是一个较大的不足。我们在 2013 年申康医院发展中心对上海市级医院薪酬总额核定中,深刻体会到:现有价格体系、补偿机制、支付方法,会使某些诸如传染病医院、精神病医院、儿童医院等类型的医院存在无法通过医疗收入结余达到核定薪酬水平发放的"政策性亏损"。我们当时就是在严格绩效考核和全面预算基础上通过政府拨款再分配达到这些医院薪酬核定数的全额发放。这种"政策性亏损"在全国各地基层医疗机构中更是普遍存在,如果一味强调医疗收入扣除成本后用于薪酬,会使薪酬改革在某些医疗机构中成为"望梅止渴"的无米之炊。

我认为:"允许医疗收入扣除成本并按规定提取各项基金后主要用于人员奖励"的表述,会被误读成以收支结余多少按比例薪酬发放,重蹈

"多收多得"过度医疗的前车之辙。或许"允许将核定的薪酬总额纳入医疗支出成本,通过医疗服务、医保支付、政府拨款保证人员薪酬水平"的表述更为恰当。如此,科室医院薪酬总额核定的刚性、薪酬与收入脱钩的公益特性、政府责任为核心的筹资保证方可得到确切落实。

科学核定和正确导向是改革成功的关键

在总体薪酬水平确定和筹资保证的前提下,各个医院薪酬总额的核定方法、核定依据、薪酬结构的确定、绩效考核对薪酬的影响权重等都将成为公立医院公益性保证、补偿机制落实、医疗行为规范的主要杠杆。这种包括卫生行政部门或办医主体对医院薪酬总额核定、医院对各科室和员工的薪酬分配方案、在责权利一体的分配自主权落实,都将是薪酬改革成功的关键。

卫生行政部门和办医主体在给公立医院核定薪酬总额时,在充分考虑政府财政和医保支出可承受、群众负担不增加、医院运行良好的基础上,要强调知识价值导向、服务质量导向、工作效率导向。在医院总额核定中,不能简单地按人员编制、按当地公务员薪酬水平的平均值核定,其必然导致重演计划经济时期人浮于事、大锅饭的弊病;也切忌一刀切地以人员支出占医院业务支出比例来核定医院薪酬总额,且不说隐含的多收多得、趋利导向的问题,劳务支出比例较高的妇产科、儿科、眼科等专科医院,人员支出占业务支出 40%～50% 很正常,而在药品耗材居多的肿瘤医院、骨科医院,其薪酬占医疗支出虽然只有 20% 多,但绝对数并不低,不同类型医院的薪酬业务支出比重没有可比性。应该强调按医院功能定位、工作量、服务质量、绩效考核等因素来核定各个医院的薪酬总额,对承担科研、教学、人才培养、抗疫和突发事件应对等任务较多的国家和区域医疗中心、院校附属和教学医院、国考绩效优秀的公立医院,予以适当倾斜;对不同地区、不同类型、不同等级规模的公立医院要分类指导,兼顾中医医院和基层医疗机构,达到公益保证、兼顾效率和公平,调动医务人员积极性的激励效果。

在核定各医院的薪酬总额后,一定要给医院管理者充分的自主分配权。切忌卫生行政和办医主体颁布过于死板统一的薪酬分配方案,应当让最了解单位具体实际情况、医院发展方向和问题症结的一线管理者,具体确定和探索更加有效的分配模式:一定要摒弃过去与收入挂钩、以收支结余为基础的分配制度,推行以岗位工作量、病种疑难系数、绩效考核和成本控制为主要指标的岗位绩效薪酬制度;对公益性较强,量化考核较为困难的岗位,可探索以目标考核为主的年薪制;还可根据医院发展方向,对科研、教学、成果转化等体现知识价值和岗位价值的项目,探索项目薪酬制;在职业管理者聘任制、竞岗制、医院管理者市场成熟的基础上,探索医院主要负责人乃至职能部门负责人的年薪制……发挥薪酬的激励杠杆作用,充分体现知识、技术、管理等要素价值,兼顾稳定收入和有效激励,构建不断完善的公立医院薪酬分配体系。

总之,公立医院的薪酬改革是关系到医院公益属性和医务人员医疗行为的主要杠杆,在欣喜地看到《关于深化公立医院薪酬制度改革的指导意见》使"两个允许"切实落地的同时,更希望在筹资保证、薪酬总额科学核定、医院内部绩效的正确引导上,在顶层设计、方法措施上做得更好。

（本文获博客首页推荐）

公立医院"一院多区"核心内涵和管理要点

2022 - 06 - 15

随着公立医院高质量发展的深入推行,"一院多区"的发展模式如火如荼,如何看待和正确引导? 这将成为公立医院高质量发展时期分院区管理的主要课题。从我国公立医院发展模式改革的历史沿革、价值意义、"一院多区"管理的核心内涵和管理要点进行梳理和解读,十分必要。

"一院多区"是高质量医院发展模式转变的必然

曾几何时,公立医院无序扩张的高增长效应成为我国公立医院的主要发展模式:当美国的最佳医院排行榜前 20 位的医院的床位规模几十年来保持在 1 000～1 500 张的同时,我国三级公立医院普遍达到 2 000 张床位以上,最大单体医院的床位规模近 10 000 张。如此规模发展,带来的不平衡不充分的矛盾日益突出:公立大医院云集于大中城市,边远地区,甚至像上海这样大都市的近郊地区都没有一个三甲医院,优质医疗资源配置不均衡的矛盾凸显。同时,形形色色的医疗集团、医院托管、挂牌分院风生水起,但多以大医院的"跑马圈地"式市场占领为目的,以品牌输出同时收取管理费为主要形式,引起的托管医院医疗费用迅速上涨的"虹吸效应"和不同管理体制下的人、财、物隔阂及不平衡不充分问题依然严重……公立医院发展模式改革的迫切性显而易见。

公立医院发展模式的改革出路,一直是医院管理者关注的焦点。曾记得,2006年我作为卫生部和美国哈佛公卫学院第一期"中国医院国际高级研修班"的中方团长,曾向萧庆伦教授抛出"波士顿之问":"作为医学中心的综合医院,多大是合适的?"萧教授在提出1200~1500床位的建议的同时,反问:"中国为什么要建造4000个床位的医院,而不是把这个医院做成4个同质化的1000张床位的医院,让老百姓就近就能得到优质服务?"同质化辐射发展和均衡配置的发展模式观点鲜明。

全国各地纷纷进行公立医院发展模式改革的探索:2011年上海即推出"郊区三级综合医院的5+3+1建设项目",在近郊4个区分别引进5家三甲医院建立分院,时任上海市市长韩正亲自拍板,明确"母体医院+所属地域方位名"的冠名、母体医院和分院同一法人代表、试行理事长领导下的院长负责制,进行医保预付、劳务价格体现、医药分开等试点。

2021年初国务院办公厅《关于推进公立医院高质量发展的意见》明确提出:公立医院无序扩张给公立医院服务体系的公平可及、协调连续制造的结构性失衡亟待解决,高质量发展要求经过5年努力,实现发展模式从规模扩张向提质增效转变,加快优质资源扩容和区域均衡布局。全国各地纷纷按照卫生区域要求在城市新区、郊区新城、人口导入区引进附属医院和大牌三甲医院,一个个规模可观、设备齐全、与母体医院人才和服务能力同质化的分院纷至沓来。"一院多区"的大分院时代雏形初现。

"一院多区"是高质量医院发展模式转变的必然,有关政策引导、规范管理的**必**要性和紧迫性立时凸显。

优质资源扩容和均衡布局是"一院多区"的核心内涵

随着公立医院进入高质量发展阶段,人民群众多层次多样化医疗健康服务需求也在持续快速增长。而传统惯性的单体医院规模发展导致的优质医疗资源短缺,卫生资源配置的不充足、不平衡矛盾日益突出。且不说中西部地区乃至安徽、江西等区域的跨省就医居高不下,即使在许多大都市和省会城市的远郊、近郊乃至新区的医疗资源配置都不到位,近在几十公里外的优质资源的辐射效应却十分低下。加快提高医疗健康供给质量和服务水平,是适应我国社会主要矛盾变化、满足人民健康需求,实现高质量、高效率、更加公平、更可持续、更为安全发展的亟待。

以国务院办公厅《关于推进公立医院高质量发展的意见》为纲领和指南,明确以"一院多区"的模式,加快优质资源扩容和区域均衡分布,充分发挥优质医疗资源的辐射带动作用,提高医疗卫生质量和服务水平,不断增强人民群众的获得感、幸福感和安全感。

各级卫生行政部门在着力推进国家和省级区域医疗中心建设时,明确提出分院区建设目标,向区域内医疗资源薄弱地区辐射,跨省向优质资源缺乏和医保资金外流严重的省份辐射,以此达到优质资源扩容和加快区域均衡布局的目的。结合管理体制、运行机制、服务模式创新,提高疑难危重诊治能力和整体医疗服务水平,让群众能公平、及时、可及地得到合适有效的医疗健康服务。在此基础上,各省市有相对优势的优质医疗资源也可以"一院多区"方式下沉到市县,促进优质资源布局更加均衡。这才是"一院多区"的核心内涵,也是健康事业高质量发展的有效途径。

公立医院"一院多区"的另一重要功能是重大疫情时院区功能转换。在疫情期间,武汉华中科技大学同济医学院同济医院的光谷院区和协和医院西院被快速征用,转换成传染病重症患者收治定点医院,为公立医院"一院多区"在重大疫情时院区转化创造了经典。从医院建筑、发热门诊、学科和资源配置都有明确要求,使平急结合、院区功能转化有了空间、学科、设施和组织保障。

同质化和高效统筹是公立医院分院区管理的关键

当"一院多区"发展模式在公立医院高质量发展中的内涵价值和目标方向明确后,国家卫生行政部门应该从设置、审批、登记、命名到功能定位、学科建设、资源统筹、运营、信息、文化等方面,加强分院设置和规范管理,这是目标和宏图实现的关键。在此基础上的不断探索和创新,及时总结和完善,才能建立公立医院高质量发展的新模式和新体系。

● 政府主导的规范设置。公立医院高质量发展新体系下的分院设置,必然是政府主导。严格按照国家医学中心设置和区域医学中心辐射要求,综合考虑各省市和地区经济社会发展、医疗资源布局,尤其是群众医疗健康需求,在政府规划指导下进行。优质资源扩容和医疗资源均衡配置是分院设置的原则方向。跨省设置分院,要求结合国家医学中心辐射、区域医学中心建设,在国家卫生健康委员会指导下通过省级卫生行政部门统筹协调;省市内设置分院原则上由省卫生行政部门规划,设置分院的医院应该是著名附属医院、省级高水平医院、稀缺而需求迫切的专科医院,分院导入区大多为医疗资源相对不足的新区、郊区、人口导入区;市县的优质资源下沉应该通过组建诊治、康复、护理、慢病管理一体连续化的城市医疗集团和以县级医院为龙头的紧密型县域医联体进行,原则上不宜以设置分院区模式进行。

● 权责清晰的规范管理。应该在公立医院分院区的设置审批、执业登记、命名规范、评审评价、审核校验有一个有章可循的指南。其中以区域规范为依据的前期论证,与母体医院同一所有制、统一机构类别、统一法定代表人的规范执业登记,全国统一规范命名、适时整体纳入主院区绩效考核的规定,对强化主体医院的责任意识、同质化意识、人才储备和质量效率意识具有重要意义。

● 探索平急结合功能转换。平急结合、功能转换是公立医院分院区管理的重大探索。应该明确要求各分院区在新建分院区时要强化"三区两通道"的设置,预留可扩展空间,加强传染感染、呼吸、重症等学科建设和能力提升,强化标准化发热门诊、独立的传染感染的病房设置,从建筑、设施、人员配备、预案制定上做好全方位准备,以保证在发生重大疫情等公共卫生事件时,可迅速完成分院区功能转换。

● 同质化的多院区管理。"一院多区"是医疗资源横向整合,即通过同质化的扩容辐射、优化组合提供更有效率、更优质的医疗服务。在分院区的学科设置中,要充分发挥母体医院学科优势,鼓励在分院区布局优势学科群,探索疑难重症疾病的诊疗中心,以统一学科管理、统一诊疗常规、人才柔性流动,通过互联网信息共享的覆盖一院多区乃至多院区的医学影像中心、检查检验中心、病理诊断中心的建设,达到同质化优质资源扩容辐射,患者可以公平可及地得到优质、可靠、安全的医疗健康服务。

● 一院多区的统一高效运营。一院多区统一高效运营是同质化的保证。多院区的医疗信息共享、检查检验结果互认、统一财务管理、集中核算、统筹运营、统一药品招标采购、多院区处方流动、药品共享的配送、统一的社会化后勤保障、统一的人事招聘培训和晋升制度,统一绩效考核和同工同酬的薪酬分配体系,尤其横向到边纵向到底的行政管理系统,都是达到横向资源整合提高规模效应、降低单位成本的有效手段,更是服务同质化的保证。

● 认同为基础的文化建设。"一院多区"的医院多有优秀传统文化,多院区的文化建设,要在加强党的统一领导的同时,在高度认同原有历史文化和不断创新的基础上,通过统一院训、院徽,原则上应该统一标识,既符合多院区员工柔性流动的习惯,更让患者有认同感。建立同一福利保障,不同院区员工公平享有合法权益,有效调动一院多区医务人员的积极性。

公立医院高质量发展的号角已吹响,"一院多区"优质资源扩容和均衡布局的宏图正徐徐展开。我们应该从法规体制、规范管理上将这个关系到新体系建设、新模式转变的重大举措做得更好,相信会营造更有序、更规范、更有效的卫生健康新格局。

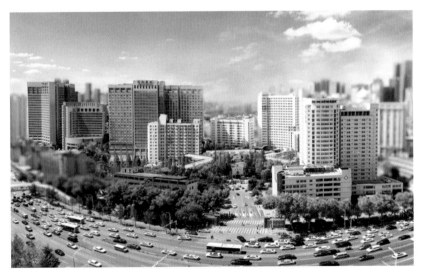

现代化分院风生水起

医改预言几成真

2024 - 4 - 27

预言是对未来发生事情的断言。无论以唯物主义还是唯心主义的原理推论而得的预言,只有历史能证明她是对的还是错的。

作为复旦大学医院管理研究所所长,在历次医改、诸多国家政策出台之前,我习惯做出种种预言。转眼十几年过去,回头验证一下多少预言成真? 哪些预言因种种原因未能实现? 哪些预言在实现过程中不尽如人意而有待完善? 应该会对自己有很大帮助。

医改六论(2007 年)

2008 年 10 月 14 日《关于深化医药卫生体制改革的意见(征求意见稿)》正式发布。在此之前,从 2007 年 12 月到 2008 年 8 月,我在《中国医院院长》杂志卷首页的"观察家"栏目,连续发表 6 篇评论,对医改的若干问题作出预言。

(1) 广覆盖多层次是中国国情的必然和必须——论医疗保障体系的发展策略。预言强制全民医疗保险,多层次保障体系,国家重点资助和迅速提高合作医疗和救助人员的覆盖程度,鼓励有支付能力的公民参加社会统筹的补充医疗保险和商业医疗保险。

医保支付上,常见病和重病兼顾;个人账户逐渐向统筹账户转移,不断提高重病保障程度;在严格规范和绩效考核基础上,逐渐按服务量、总额预付向按病种预付过渡;按照不同疾病、不同技术、不同等级医院、不同地区有支付比例梯度的分类给付。

(2)激励引导和科学核定是运营机制改革的关键——论公立医院补偿的理念和方法。预言通过增加政府投入和控制医院趋利,激励公立医院在保证服务质量的同时维持较高的服务效率;政府投入以基本建设、公共卫生、设备购置和学科建设为主;政府会对效用成本比、收入成本比提出要求;核定医院收入和推行保障经费总额预付。

(3)保证基本需求和体现服务价值是医药价格的基本要素——论医疗价格形成体制的改革策略。预言提高技术劳务价值、降低药品耗材价格及其在服务成本中的比重,结合医保预付、总量控制和绩效考核;拉开医疗服务价格等级和质量差价,兼顾不同层次的医疗需求;简单地将医院药房剥离和零加成容易导致药商和医师"无障碍短路";政府集中采购后低价药品停供的风险。

(4)医疗资源整合的瓶颈与方向——论医疗服务体系中公立医院的资源配置。预言大医院和社区医疗机构以区域规划为依据整合的区域医疗集团,以功能整合和资源共享为主要内容的医疗中心建设是方向;以属地化管理为前提,在政府统一卫生规划下,统一管理、统一资产配置、统一医保支付为主要内容的城市网片整合和农村县、乡、村三级网络整合;以需求导向、有严格准入监管的医师自由执业制度。

(5)管办分开的核心是法人治理结构与专业化管理——论公立医院管理体制中办医主体的角色。预言法人治理结构是调整公立医院所有者、管理者及其相关者各自关系的体制框架;政府将公立医院资产配置和决策权让渡给办医主体,办医主体保留重大决策和监督的前提下逐级让渡给医院管理者;医院从发展规划、资产管理、绩效考核、责权落实、机构级别、干部聘任、人事管理、薪酬分配进行现代化医院更为专业的管理。

(6)卫生法律法规体系的完善是卫生事业健康发展的亟待——论我国卫生法律体系的框架和医疗损害赔偿的缺陷与建议。预言将颁布医疗卫生基本法,将医保、政府投入、价格制定、公卫和基本医疗的法律地位予以确定;通过专门医疗损害赔偿法律,明确因果关系和责任承担统一原则,明确合理的限额赔偿制度;建立医疗职业保险制度。

回顾16年的医改历程,大多预言被历史所证实,尤其对医保改革走向、医保支付趋势、医院补偿和价格调整方向等预言十分精准。而涉及机制调整、利益调整的管办分开、薪酬核定等与预言有较大偏移;而在多元化、多层次的推进和基本法及医疗损害赔偿专门法的滞后也出乎意料。

医改趋势演绎和变局预测(2013年)

2013年11月,万众瞩目的党的十八届三中全会闭幕,《中共中央关于全面深化改革若干重大问题的决议》对未来5～10年施政发出重要导向信号。我因《清华管理评论》约稿,写下"医改大变局"的封面评论。

医改趋势的五大演绎

(1)资源配置市场化下的多元化办医格局。公立、民营、混合所有制等多元化多层次医疗服务格局将出现;公立医院的多种形式改制;医师的多点执业;政府和医保向多种办医主体购买服务。

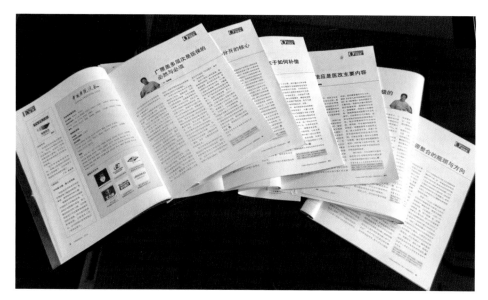

医改六论

（2）去行政化的管人管事管资产管导向的治理结构。政府在发展战略、规划、政策,尤其价格核定等方面将起主导作用,办医主体以管人管事管资产管导向为主要内涵的统一管理,淡化编制和级别,严格规范的绩效考核和激励约束机制。

（3）统筹的医疗保障、公共卫生和基本医疗的一体化均衡配置。提高统筹层次,达到城乡一体化、医疗卫生均等化;职工医保、城镇医保和新农合三险合一是大势所趋;率先实现传染病防治、疾病控制、孕产妇保健、预防接种等基本公共卫生全国均等化;民营非营利医院纳入医保,民企和社会资本暂没兴趣的传染病精神病防治、临终关怀、养老机构由政府举办。

（4）取消以药补医,回归公益导向的公立医院改革。取消药品加成,让被扭曲的劳务价格回归理性是正道;遏制公立医院盲目的规模发展;规范医疗行为,以绩效考核、患者满意度、岗位工作量、工作难度系数为导向的医院全面预算和工资总额核定;医务人员的尊严和知识价值得到尊重是改革方向。

（5）学科建设、绩效薪酬、信息化手段将成改革杠杆。与收入脱钩的医院内部绩效考核,适应行业特点和人才培养的人事薪酬制度使医院管理者对自己的职责所在和内涵建设有深刻认识;以共享整合为特色的卫生信息化必将成为医疗服务、健康管理和医院管理的重要手段。

医院战略的四大转型

（1）发展模式:规模扩张向资源整合转型:以医疗资源属地化统一管理为前提,在政府统一卫生规划下,行政、资产、医保统一;城市大医院和社区卫生机构网格化整合,城乡一体化的整合,医疗中心建设。

（2）医院院长:由兼职经营者向职业管理者转型:医院法人治理结构和职业化院长制度是调整医院所有者、管理及其相关者的职责、权力和利益的核心;以管理绩效、管理精力、大多数时间用于管理来适应院长岗位需求;绩效年薪、科学公平有效的职业院长选拔和聘任奖惩机制是职业院长制度的关键。

（3）医疗行为:由趋利向公益转变:政府补偿、全面预算和工资总额核定、岗位工作量结合难度系数的绩效考核,从机制上遏制趋利补偿的动机和必要;医师薪酬与医院及科室收入脱钩,以社会满意、安全可靠、经济有效、心理健康为医疗行为准则。

（4）管理手段:由传统经验向绩效智能转变:医院大变局下的卫生信息化应用,将对提高医疗质量、改善服务流程、促进资源共享、加强医院管理起到巨大推进作用。

十年走过,回首留下的足迹,趋势演绎和变局预测中关于取消以药养医、学科建设、统筹配置等方面确实是改革方向,并取得较大成效,公益导向日益体现,尤其在绩效考核、信息化应用和智能管理上,日新月异,取得突飞猛进的进步。但在多元办医、去行政化、院长职业化进程等方面,尽管导向依然如此要求,但显然我的演绎和预测带有太多理想主义追求完美的色彩,现状差强人意。

医院管理预测(2017 年)

2017 年在"影响中国医院发展进程的代表人物的十年十人"评选中,我有幸高票当选。在视频录制中,我即兴对未来十年医院发展的进程进行预测:

(1)公立医院一统天下将向多元化办医格局变化。

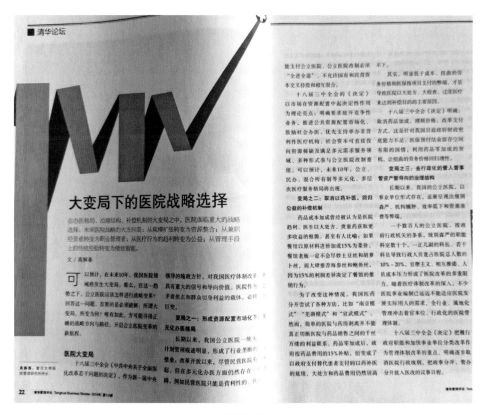

清华评论

（2）更多关注学科建设和让患者有更好的感受。

（3）更多关注健康问题而不仅仅局限于医疗。

（4）医院在发展规模、医院布局上将受到限制。

——公益性在不知不觉中成为必然。

而今，10年已经过去8年，变化已见端倪。似乎都被言中，总也有几丝不尽如人意之处。

我自喻是辩证唯物主义者，从不相信预言是先知的"一语成谶"，也不相信预言成真是心灵暗示的效应。我认为预言是在对事物发展规律总结和实践探索后的判断，像医改之类的社会发展规律的预测和自然规律预测有所不同，除了社会发展趋势判断外，作为社会主体的人的思想、行为，尤其是决策者的思维、决策执行效率及其可能反应会使这种预言的难度更大。预言，是对社会和管理研究者的功底和能力的一种考验。

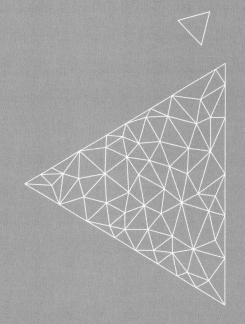

第三篇

热点辣评
REDIANLAPING

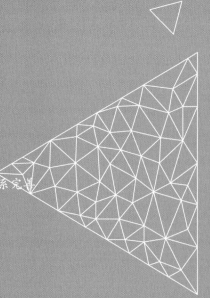

春运购票和预约挂号

2012 - 01 - 31

岁末春运,"买票难"是一个持续了数十年的关注焦点。今年的新话题是应用网络、电话预约订票后,民工兄弟普遍反映依然"一票难求",而且对预约购票对民工是否合适、是否公平公正提出了质疑。联想前段时间对预约挂号的反映,这里折射出了供需矛盾的解决途径和对公平公正的共识问题。

首先得有一个共识:在中国这个发展中的泱泱大国,凡是与民生相关的事,都不能简单地套用西方市场法则主导的方法。美国等国家,圣诞节的飞机票、火车票会比平时贵很多,私人诊所和紧俏专家挂号费可以贵很多……以此调节市场需求。但这种方法,如果拿来应对中国春节文化下的大量民工返乡和公立医院一统天下的基本医疗需求,必然会导致民众怨声载道,明显是不合适的。

反之,也要清楚地认识到:对人口众多、人才和物质资源配置都相对匮乏的中国,用北欧等高福利国家的福利供给方法,政府和国家财力也承受不起。春运期间列车、航班多开点,从交通工具、轨道、服务人员,需要多少储备？公立医院专家配置更多点，社区卫生中心和乡村卫生室都有规范化培养和收入保证的全科医师，在目前的中国有可能吗？

　　既然有关民生的供需既不能简单地用市场价格调节，又因为资源配置不均衡的客观现实决定供需矛盾难以马上改变，于是对资源分配和获取的公平性要求日益增高，也成为民众关注的焦点。每年春运，人多票少，增加运输的条件和能力有限，性价比最好的硬卧和节前几天的车票更为紧缺；患者就医，医疗技术差距很大而价格梯度很小，大家都希望到大城市大医院就诊，并希望挂到自己心仪名专家的号……如何售票和挂号，似乎很简单，实际大有学问。

　　长期以来，我国受计划经济思想影响，供需矛盾时资源配置用的是最传统的方法——排队。无论春运购票，还是专家挂号，都是彻夜排队，耗费了大量精力，而且总有人排到窗前被告知售罄。因此还造就了360行之外的特殊职业——"号贩子"，雇人排队买票或挂号，再加价出售获利。如何改变这种看似追求公平、实则劳民伤财，并隐匿着更为投机、舞弊的分配模式，是现代服务业必须面对的课题。

　　近日实行的"实名制"网络、电话售票、全市统一平台的预约挂号系统，都是借鉴国际先进经验，以现代通信和网络手段替代传统排队、以实名登记杜绝"黄牛"贩票的改进措施。尽管这些并不能根本改变"一票难求""看专家难"的供需矛盾，但以预约替代抢购、以网络和电话的"秒杀"代替了通宵彻夜后的"售罄"，总是一种进步吧？当然，网络和电话预约挂号后产生的爽约的诚信要求、为照顾老年人和民工网络电话不熟练而实行的排队和预约双轨制的协调，还有社会更为关注的"开后门"等腐败现象并不能因预约而杜绝……这些，对现代服务业的流程管理和资源分配的公开透明都提出了更高的要求。

　　总之，网络电话售票、预约挂号，是时代进步和社会文明的必然。希望大家用发展和宽容的态度去接受这样的新生事物。更期望随着国家和社会发展,通过丰富和科学配置资源,建立如同全年轮休、家庭医师、转诊制度、分级管理等更为完善的流程体系,使社会更为和谐,民生得到进一步保证。

医院等级评审"折腾"何时休

2012 - 09 - 09

近日,一则"卫生部宣布240家三级医院评审结果无效"的新闻,让医院等级评审再次被推上风口浪尖。不少人从20世纪90年代的"上三甲、搞三假"到1998年的暂停评审、2010年重启评审,到这次"评审结果无效",质疑医院等级评审制度;而那些被取消评审结果的医院看着全院上下巨大的人力、财力、精力就此打了水漂,劳民伤财,其可想而知的愤然、迷惑、不平的同时,更关心的是后一轮的折腾如何进行,"回头看"?"重评审"?

曾记得,2009年当《医院评价标准(征求意见稿)》刚刚颁布,准备启动新一轮医院等级评审时,我就在《中国卫生》杂志上发表题为"医院评价标准功能定位要明确"的评论,预言"个人认为,再次进行全国范围内的医院等级评审,必将重蹈追求规模、形式主义、盲目竞争、标准缺乏刚性和科学性、应付检查导致浮夸作假的旧辙"。而今这一切被不幸言中时,在痛心之余,深感呼吁反思我国医院等级评审的历史教训、结合中国国情对我国医院评价体系准确认识和科学应用之必要。

如果说,20世纪90年代针对我国医院管理体系紊乱、医院管理标准缺乏、制度建设落后的状况,开展全国统一的等级评审,尚有促进医院管理全行业归口、标准化制度建设、"三基三严"培训和医院硬件建设的积极意义,那么,在全国医院普遍规模发展、市场运作了20年之后,仍然以全国统一的《医院评价标准》授权各省市进行等级评审,盲目竞争、浮夸作假、地方保护、关系猫腻等乱象百出势成必然,其折射的是医院评价体系缺陷、评审制度和评审方法缺乏科学性的严重问题。

我国地大人多,各地发展失衡严重,医院规模、学科水平参差不齐。试图以一个全国统一的标准进行统一等级评审,若严格要求、刚性统一,必然西部和内地许多省市三级医院寥寥无几;若迁就兼顾不发达地区,那沿海发达地区一定是三级医院林立、医疗体系呈"倒三角"畸形。作为本次医院等级评审依据的《医院评价标准》,更是一个将医院准入、等级标准和绩效评价三者混淆,法律定位尴尬、功能定位缺失、可操作性很差的标准;而全国范围评审,很难获得统一的患者、政府、员工满意度、无法制定可以有效应用的量化指标……如此一个只有笼统框架、缺乏量化的评审标准,给地方卫生行政单一评价主体的等级认定制造了巨大的自由裁定空间,其结果可想而知。

纵观现代医院管理趋势,世界各国都积极探索科学、实用的医院评价体系,强调医院的功能定位,淡化等级,以适应需求、质量安全、长效管理为宗旨。我国医改方案明确医院服务体系城市以社区服务中心和区域医疗中心的扁平服务结构、农村以县乡村三级网络为体系蓝图,这就意味着要以政府规划、功能定位替代传统的医院等级管理。因此,在我国医院等级评审的得失反思基础上,淡化医院等级概念,强调管理内涵,在全国范围的等级评审应该十分慎重,包括所谓"优质医院评审"。

为了真正达到科学、客观、准确评价医院管理,指导医院坚持公益方向、强化内涵建设、提高管理水平,为人民群众提供安全、有效、方便、价廉的医疗卫生服务的目的,政府应该以规划引导各办医主体,制定适合当地具体情况、以医院绩效考核为主要功能定位的医院管理评价方法。医院绩效考核应当紧扣良好社会效益和良好医院运营两个要素,将患者满意率、医疗质量、费用控制、人力和资产效率、科研教学等指标进行精简、筛选后量化,以强调公益、持续发展、医疗安全为导向进行权重设置,以当地医院管理的平均水平为参考标杆,横向与纵向比较结合,不同类别医院分类考核,并以医院绩效考核为医院规划、卫生资源配置、医院院长奖惩和聘任的重要依据。

总之,医院应该在政府规划引导下,明确功能定位。医院评价体系应该以长效的绩效考核替代脉冲性的等级评审,相信可以改变我国长期以来政府以评审为主要评价手段、医院以应付为主要对策,而绩效考核未能系统开展的局面。期望医院常态的绩效考核成为医院坚持公益、提高水平、持续发展的管理导向和激励杠杆。

英国"恐怖医院"拷问的是政府职责

2013-02-24

　　近日,世界上第一个向全民提供"所有人都能享受、免费,以需要而不是支付能力为基础的全面服务",被不少国家的民众和政府艳羡和仿效的英国,曝出了近20家公立医院面临疏忽照顾患者的调查、涉嫌数千患者枉死的"恐怖医院"丑闻:大量生活不能自理的老人和临终患者在公立医院受到"可怕虐待",令人震惊。在首相卡梅伦频频道歉、涉事医师和医院高层被解雇免职、国家医疗服务体系(National Health Service,NHS)遭遇信任危机的同时,全球医院管理的有识之士达成共识:如此众多医院和医师的所谓"医疗疏忽",不能以个别医院和医师的素质和缺乏人文教育来搪塞,其折射的必然是医疗体制和机制的问题,拷问的是政府在坚持和维护公立医院公益性上的职责缺失和政策偏移。

　　公立医院的公益性,是其关系大众福祉、以救死扶伤为宗旨的基本属性。公益性具有非营利性、公共筹资、政府主导、均衡配置和平等享受四大特征。在公立医院的举办和管理中,任何偏离这些属性和特征的体制、机制和政策,必然会使医院和医务人员的行为偏离公益性,即使在英国这样的高福利发达国家,发生"医疗疏忽""可怕虐待"也都是必然。

为了坚持和维护公立医院的公益性,摒弃其趋利性,政府通过多渠道公共筹资,建立科学合理的补偿机制、运营机制和支付方式是其主要手段。英国NHS的全民免费医疗服务体系,82%的资金由政府财政通过税收筹资拨付,12.2%由国民健康保险支付,其余部分来自社会慈善捐赠等。医院实行医药分开,除牙科收取少量治疗费外,公立医院门诊基本不收费,85%的处方药免费,儿童、孕妇、1年期内的哺乳妇女、60岁以上的老人、低收入者和欠发达地区人群一律享受免费医疗。这种全民免费医疗制度,尽管使民众消除了因病致贫的恐惧,不会因看不起病而烦恼,但由于免费带来的浪费、过度医疗需求,各级医院,尤其是老年护理院供不应求、人满为患,成为其致命的短板。长期以来,英国公立医院专科门诊预约和择期手术住院等待时间过长、效率低下一直是民众诟病的焦点。2006年英国多家公立医院曝出的耐药性金黄色葡萄球菌和梭状芽孢杆菌院内感染也已是一次警示。近年经济严重不景气的背景下,政府财政无力背负全民免费医疗这个"烧钱"的沉重包袱,导致各公立医院人力严重不足,无法照顾为数众多的病患,看似成了压垮NHS这只骆驼的最后一根稻草。实际上,NHS在体制机制上的缺陷,早已折射出政府在保障公立医院良性运营、调动医务人员积极性上的严重失职。

类似卫生、教育、文化这样的公益事业,政府主导是资源均衡配置、民众平等享用的保证。在维护公立医院的公益性上,政府的职责就是规划准入和有效监管。英国NHS自20世纪80年代以来,政府对公立医院进行市场化改革,通过信托机构来对公立医院进行控制预算、监督管理。2003年,英国议会通过了颇具争议的"基层医院法案",把基层医院的管理监管权下放到社区代表委员会。信托机构和社区代表多为非医学和医院管理背景的经济财会等人员,把医务人员和医院管理者排斥在医院董事局之外,他们只关注财务数据、医院成本和费用控制,往往忽视医疗质量和病患护理。这次"恐怖医院"多发生在信托机构管理的基层医院,是政府放弃监管、市场化运作的自食恶果。

我们在借鉴国外医改先进经验的同时,更要正视国外医改的教训和警示。英国"恐怖医院"折射出的政府管理体制、补偿机制和支付手段的缺陷,监管不力导致的公立医院公益性缺失,对我国正在推进的公立医院改革的方向和政策有重要的警示作用。我们要对理论探讨中的某些否认政府主导、肆意夸大医院运行中的市场化效应、公立医院法人治理结构中对职业化和专业化管理的曲解,可能产生的不良后果要有充分的警惕;在改革实践中,应当高度警觉:某些地方政府在医药分开、收支两条线的改革中,政府补偿和价格调整不到位,导致公立医院在价格扭曲、补偿不足的现实中,重蹈以药养医、趋利运营的歧途;不少地方脱离国情和医保支付能力,提高大病医保支付比例,在需方期望过高和浪费失控的同时,把服务量井喷和费用控制的压力简单转嫁到医院,医院不堪重负导致的医疗护理和服务质量的危机已初见端倪;公立医院的有效监管、绩效考核和资源配置,以及政府拨款中的公益性导向、医保预付和工资总额的科学核定,都应成为政府主导的重要课题和引导杠杆。

前车之鉴,后事之师。曾被誉为世界公立医院改革经典示范的英国发生"恐怖医院"丑闻,震惊之余,对我们公立医院改革的方向、策略,尤其是改革实践中的偏移和问题,要认真梳理、高度重视;对公立医院公益性的实现途径和维护机制,要在取得共识的基础上,坚定不移、不断完善。

从肿瘤的预防性手术再谈患者自我决定权

2013‐05‐19

近日,好莱坞女星,37 岁的安吉莉娜·朱莉由于基因缺陷,预测乳腺癌的患病风险为 87%、卵巢癌的患病风险为 50%,遂自己决定并已完成预防性乳腺切除术,还宣称将择期进行卵巢切除术,以降低癌症风险。于是,全球哗然,有专家呼吁应谨慎看待基因检测和预防性手术,更有人对朱莉的决定指手画脚、献计献策。不由想起当年我国著名影星陈晓旭乳腺癌后选择保守治疗、最终玉殒香消后我撰写的"林妹妹死后非议的联想",我仍然坚持应当尊重患者的自我决定权。

作为专家,2003 年主编《现代小儿肿瘤学》时,其中"儿童肿瘤的外科治疗"这一章是我亲自捉刀的,特别在"小儿肿瘤的预防性手术"一节中,强调具有明确恶变倾向的隐睾、家族性多发性直肠结肠息肉病、溃疡性结肠炎、交界痣、先天性胆管扩张症等,应该在恶变之前通过手术治疗达到预防肿瘤发生的目的。并在"小儿肿瘤外科的发展前景"中,把预防性手术普及、早期手术的低龄化趋势、肿瘤患者的微创和器官保留手术作为发展方向展望。

作为医院管理者，我在《医患能否多点互动》一文中曾强调：现代医学的发展，许多疾病的治疗有了更多的选择和方法，也有着各种利弊和风险所在，医师可以有自己的判断和学术倾向，患者也许因知识的局限未必都能理解，但生命毕竟属于患者自己，我们更应该在对患者认知判断能力和风险责任承担充分信赖的基础上，尊重患者的自我决定权。我也预言，按照萨斯-荷伦德理论，患者参与型的医患关系一定会取代传统的主动被动型和指导合作型的医患关系，成为医患关系的未来。

记得上医一位德高望重的外科权威，在得知自己确诊前列腺癌后的第一时间，就毅然决定行双侧睾丸切除术，至今耄耋之年依然健在；乔布斯在确诊胰腺神经内分泌肿瘤后，以素食抗癌，最后肿瘤扩散、肝移植后仍然不幸去世；伊朗头连体姐妹拉丹和拉蕾，面对高达 95% 的死亡概率，不顾父亲反对选择分体手术，最后"姐妹花凋谢"……所有这一切，都是患者的自我决定，这种患者根据自己人生观、价值观的取舍，应当充分尊重，医师是如此，旁人更不应该说三道四。

当今中国的医患关系，确实有许多不尽如人意之处。那就更要求我们，无论是医者、患者、第三方非当事者，都要遵循社会和事物的发展规律及趋势，多点沟通和互动，才能共同演奏出人类生命健康的和谐乐章。

皇城根儿预约挂号

2013 - 06 - 06

近日,作为公立医院改革内容、缓解"看病难"重要举措之一的预约挂号,由于淘宝网的介入,搞得一地鸡毛。先是淘宝网高调宣布:北京、上海、广州等 18 个省市、600 多家大医院可以在淘宝网预约挂号;次日,北京市卫生局官员回应:北京市预约挂号平台不允许任何网站、组织和个人对预约挂号平台进行商业利用,并直接抨击淘宝网有误导患者、侵犯患者隐私权的嫌疑;第三日,淘宝网预约挂号的载体——挂号网公开宣称其为非营利性公益网站,并对患者发表公开"致歉信",暂停北京患者在淘宝网上的预约挂号。让政府费解的是,网友以 86.34% 的反对率并不领政府统一挂号、保护患者权益的情,而且直言"又一个皇城根儿的 12306"。

12306 是国家铁路局统一售票网站。2012 年底,春运网上售票一开始,即陷入瘫痪崩溃。由此,国家铁路局因弃用技术成熟的清华、IBM 和易程,按"肥水不流外人田"的原则给了并无高端技术的铁科院电子所而备受质疑;为了利益之争使长达 5 年的国家铁路局信息化推进滞缓,内网

218

后台不能满足 12306 外网需求被认为是这次崩溃的罪魁祸首；为何垄断搞单一网站而不搞多网运营模式更被频频抨击。

联想风靡京、沪、粤等地的第三方打车软件，当某些地方对打车软件紧急叫停时，上海市交通运输管理局局长公开表示：手机打车软件是出租车预约调度的一种方式，确实能给市民提供一定方便，同时减少司机的空驶里程，不要轻易否定，而且值得借鉴。同时强调要禁止私下加价行为，政府将出台管理办法，规范打车软件，约束私下加价等违约行为；鼓励企业依托电话调度、网络、手机等不同方式的打车服务能力，支持第三方软件在遵守本市出租汽车行业服务规范的前提下，加强与出租汽车企业合作，提高运营效率，方便公众出行。这种政府管理的理念和水平如何？

同样的预约挂号系统，在北京市 2 年斥资数千万，由联通运营统一预约挂号平台的同时，上海已通过多网运营模式，开通了医联网、健康网、挂号网、95169 电话预约平台、各医院窗口、电话和网站预约，取得了市级医院开放预约率 81.31%、专家门诊开放预约率 92.56%/实际预约率 45.47% 的可喜成绩。上海预约挂号系统的组织方，强调不能收取患者费用、后台服务质量保证、老百姓方便满意这三大原则，这是否和交通运输局对第三方叫车软件的管理思路如出一辙？

我常常反思：我们政府一片苦心地规范预约挂号、铁路售票、汽车调度等好事，为什么总受到质疑和抨击？老百姓手上有杆秤，历史发展的明镜更会折射出很多。

正确解读团体就诊模式

2013 - 08 - 28

近日,国内媒体热炒美国的团体就诊(group visits)模式,认为借鉴此种就诊模式,或许是缓解我国大医院人满为患、专科专家供不应求的灵丹妙药。果真如此吗? 我认为对美国团体就诊模式的内涵、条件、利弊的正确认识和解读,是借鉴和探索的前提和基础。

团体就诊,又称共享就诊(shared medical Visits)。最初由美国凯撒国际医院(Kaiser Permanente)的心理学医师 Zdward Noffsinger 提出,2002 年即由克利夫兰诊所最早倡导并先行实施。目前在斯坦福大学合作医疗机构、麻省总医院等医院推广应用。

团体就诊,由一名医师,带着社会工作者、执业护士、心理学专家等辅助医护人员,对 5～8 名特选患者,轮流对每位患者进行诊疗,同时让其他患者旁观,并对相关疾病的防治进行讨论。整个过程约 90 分钟,主要目的是增加患者交流时间、提高患者满意度、促进医学教育和健康知识的普及。

团体就诊模式,以医患沟通、医学教育、健康保健知识普及为主要内容,但要所有患者同意让其他患者旁观你的整个诊疗过程并参加诊治讨论,所以适合于慢病管理、常见病防治等患者对隐私保护、个体处方等要求不高,医院对人力成本、时间效率也要求不高的情况。我国目前经常开展的义诊、慢病防治普及教育、实习医师带教,基本上也常常采用类似的团体就诊模式。以后在基层和社区的慢病管理、常见病普及防治教育等也可借鉴团体就诊模式,在人力充裕和征得患者同意的前提下,尝试团体就诊模式,达到充分沟通讨论、更多互动和患者满意度提高的理想结果。

而我国目前人满为患、矛盾明显,老百姓对"看病难"反映较多的等候时间过长、就诊时间较短的大医院专科和专家门诊的供需矛盾和就诊模式,大概不是简单地倡导团体就诊模式就可以解决和缓解的。目前大医院专科门诊和专家门诊的患者,往往自己都认为是基层医院不能解决的疑难杂症,对专家个体化诊疗的需求比较强烈,不容易接受团体就诊让其他患者旁听和讨论的模式;我国目前大医院的人力资源匮乏、预约预检体系尚不完善的现状,要完成团体就诊模式的患者挑选、征求意见和辅助医务人员参与等流程管理和协调管理,困难显而易见;我国目前诊疗劳务费用低下的扭曲价格,诊疗费用是药费的 5%～10% ,劳务费用是美国劳务费用的 3%～5% ,根本无法承担团体就诊模式协调管理的人力和时间成本。所以,在美国作为提高效率和沟通互动的就诊模式,在我国的国情下,会有许多挑战和问题。

习近平总书记在接见世卫组织总干事时强调:我们将迎难而上,探索医改这一世界性难题的中国式解决方法。这也启示我们:借鉴国外先进经验和模式,必须正视中国国情,避免盲目模仿和东施效颦。我坚持认为:以公益性为导向的医疗资源合理配置,以医保定点和价格杠杆为核心的患者就诊流程规范和引导,以质量和效率兼顾的医务人员积极性激励,才是缓解我们大医院人满为患与看病难的有效途径。

健康卡"卡"在哪里

2014 - 01 - 17

国家卫生计生委员会作为医改和缓解"看病难"重要举措而推出的居民健康卡,近日被媒体报道频频遇冷:不少患者反映,在一家医院看病,办了一张健康卡,到另一家医院不能用,还得再办一张;办了健康卡的居民反映,那张卡在看病时没什么用;医院里为了健康卡而设立的自动查询机几乎都成摆设;老百姓不理解也难体会健康卡的用途……居民健康卡为何受"卡","卡"在哪里?我认为,这里演绎了居民健康卡的内涵、实施要素和功能应用。

所谓居民健康卡,是居民在医疗服务活动中用于身份识别、满足健康信息储存、实现在跨地区和跨医院就医时数据交换和费用结算的基础载体,是计算机可以识别的 CPU 卡。国家卫生计生委员会是希望通过居民健康卡的发放和应用,满足健康档案、智能信息异地共享、优化医疗服务流程、紧急情况救治和健康管理的需要。

居民健康卡的实施和有效应用,顶层设计至关紧要。居民健康卡要达到全国卫生信息的唯一性身份识别和多卡合一的目的,就必须是全国统一的健康卡注册,必须有与新农合、社保可兼容的密钥管理。但至今国家卫生计生委员会、人力资源和社会保障部在密钥体系上各执一词,甚至不愿兼容,如此导致医保和健康卡的二卡合一、信息储存和费用结算合一很难实现。全国统一、覆盖医院、公共卫生、基层卫生机构、卫生管理机构的卫生信息网是健康卡跨医院、跨地区互联互通、业务协调和信息共享的基础,而其中标准化的健康档案、电子病历,应用系统的建设和网络互联是关键。目前不少地区在信息建设和互联互通尚未完成的基础上盲目发放健康卡,其结果必然是一家医院发放的健康卡只能在一家医院应用,一个地区发放的健康卡跨地区就不能应用,健康卡就此被"卡"。

　　健康卡要被老百姓广泛接受,不再"遇冷",关键是其在提高医疗质量、优化医疗流程、方便群众就医上的应用,而不是几台自动查询机即可万事大吉的。上海、浙江、佛山等地卫生信息和健康卡应用的实践,或许可以描绘出如此一个健康卡应用的蓝图:区域中所有医院实行门诊诊断、处方用药、检验报告、医学影像、出院病案首页和出院小结的实时共享,逐渐实现跨地区联网共享。患者可以通过门户平台进行全省全市的专家门诊网上预约和检验报告网上查询;患者在医院就诊,一次挂号预付,在医院内化验、影像检查无需付费,最后一次付费结算取药,全程电子无纸化;医师看诊时将患者健康卡放入读卡机,即可获得患者的健康档案和在全国任何医院就诊的所有记录,当医师重复用药或重复检查时,电脑会自动智能提醒;医师用药中的配伍禁忌,对肝功能损害者的肝毒性药物应用、对肾功能不全者的肾毒性药物应用都会收到智能警示;最新治疗方案、儿童用量核算等都可以直接从知识库中获取,临床路径的电子化成为可能;病房医师查房,护士需要的血压、体温、监护等都可在无线终端直接输入;病床患者的任何监测指标和检验报告有异常时会自动显示在床位主管医师的智能手机上,医师可以在智能手机上医嘱处理;医院绩效考核管理的工作量统计、费用监管、质量控制、药品耗材的跟踪、人财物的管理都能在实时、可信的信息化平台上实施;双向转诊、慢病管理、社区医疗卫生与三级医院的信息共享、远程会诊、公共卫生和传染病监控在卫生信息化的基础上更为科学有效。如此健康卡的应用,谁会不用? 谁会没有感受和体会?

总之,按照健康卡的内涵定义,扎扎实实地建立覆盖全国、标准化的互联互通网,协调全国各部委、各地区的相关利益和管理部门,本着提高质量、改善服务、方便群众的宗旨,不断探索健康卡的应用,使健康卡真正成为老百姓喜欢、离不开、视为健康保护神的"一卡通"。

在"魔鬼"面前守住底线

2014 - 04 - 10

　　近日,央视主持人董倩采访温岭杀医案被告连恩青的视频,引起了很大争议:不少人拍砖,说董倩没有给被告应有的尊重,甚至使用"无耻"的字眼;也有媒体以"医师自作孽不可活"为标题进行报道;更有人以医患关系来解读和同情连恩青⋯⋯

　　作为曾经的复旦大学附属眼耳鼻喉科医院院长,试以近日频发的杀医伤医的鼻部手术诊疗中的医患关系,来剖析一下医患关系的实质和杀医伤医必须零容忍的意义。鼻子,可以说是人体最敏感和精致的器官之一,鼻腔的纤毛、黏膜、弯曲度、分泌和通气情况,是人每分每秒呼吸的重要感受。这种生理结构,千万不要随意改变。从这个意义上讲,我作为一个老医师和医院管理者,坚持涉及鼻腔的整容整形都必须十分慎重。但炎症、过敏、肿瘤等病变会改变这种通气状况,大多数人通过洗鼻、抗炎、抗过敏等保守治疗,痛苦而习惯地日复一日。但确有不少人因器质性堵塞而必须手术干预。这种干预带来新的问题:手术把肿瘤、炎性赘生物、畸形弯曲切除或矫正后带来的通气改变,会使许多患者不适应,每次呼吸都有这种不适感,需要患者去适应和习惯,人的鼻翼、黏膜也需要有一个代偿适应期。于是出现了一个十分奇怪、也有学术观点认为是一种心理性疾病的"空鼻症"现象:许多肿瘤患者肿块切除后,尽管结构改变很大、过度通气严重,由于有充分的心理准备和理解,适应较快;而一些鼻中隔矫正、炎症赘生物切除的患者,对这种通气改变的不适应,往往产生不能忍受的心理效应,即所谓的"空鼻症",并因此迁怒医师,认为是手术失败而致。

医学上的许多难点,就像鼻部手术那样,"窄了就闷,宽了就呛",要求医师有严谨的职业素养和精湛的技术,更需要患者对医师有充分的信赖和理解。然而,当今社会,却有个别信仰缺失、法治意识薄弱、个人利益至上的偏激之人,可能因多次手术鼻部堵塞不通而将北大医院的五官科女医师砍伤;也可能因术后过度通气不适将温岭五官科主任残杀⋯⋯如此践踏法律、杀医伤医,竟然还有人同情,我们社会的法律底线、道德底线、人格底线何在? 起码,央视主持人董倩的逻辑还是对的:众多医师没有恶意伤害患者的动机,没有理由将因为科学局限和客观风险造成的不尽如人意的治疗结果,让医师自己承担,甚至付出生命的代价,如此必然最后殃及的是社会和患者的根本利益。于是,我联想起美国著名的加利福尼亚州医疗损害赔偿改革法(California's Medical Injury Compensation Roform Act MICRA):1975 年,崇尚自由和人权的美国加州,因按照侵权法追究医师责任,医师的职业保险金额不断上升,大量家庭医师,尤其产科医师因医疗过失赔偿费用昂贵而转业,导致加州医师紧缺,医师转嫁风险而使医疗费用剧增,正常分娩不得不转诊他州⋯⋯爆发了加州卫生健康制度危机。1975 年 12 月加州特别会议通过医疗损害赔偿改革法,强调医师为了治病对患者造成的损害与民事侵权有本质区别,参照民航、海事不可预计风险实行限额赔偿,保护医师的合法权益,才使加州的医疗秩序恢复正常。

或许，我们的社会有许多不公平、不均衡需要完善；或许，我们的体制也有一些缺陷和问题需要改善。但这些，都不应该成为某些狭隘的个人主义者，某些冷酷、残忍的魔鬼滥杀无辜的理由。在法律底线前，人们应该立场坚定、爱憎分明，让践踏法律的人受到严惩。

高端医疗"鲇鱼效应"后的思考

2014-04-22

　　近日,两件事情使高端医疗再次成为热点:一是上海国际医学中心挂牌营业,专家门诊挂号费300~1200元,高档豪华病房一天3万~4万元;二是国家四部委联合宣布非公立医院医疗价格放开。在充分肯定其对打破公立医院一统天下的垄断、营造市场竞争氛围、鼓励社会资本投资医疗服务业、体现医疗劳务价值、鼓励医务人员多点执业的"鲇鱼效应"的同时,质疑声也不断泛起:公立医院以技术、人才与社会资本共同打造高端医疗,其公私界定的法律法规依据、对公立医院基本医疗的公平均衡配置的影响? 医务人员到高端医疗机构多点执业,与原聘任单位的权利义务的界定、如何制约医师诱导高端服务消费的行为? 非公立医院价格放开对政府购买服务和公立医院开展非基本医疗服务会否产生新的不公平?

　　市场在资源配置中起决定性作用,是党的十八届三中全会《关于全面深化改革若干问题的决定》划时代的理论亮点。当新一届中央领导明确要求放开竞争性业务、推进公共资源配置市场化,经济体制改革积极发展国有资本、集体资本、非公有资本交叉持股、相互融合的混合所有制的改革浪潮中,医疗体制改革明确提出"鼓励社会办医,优先支持举办非营利医疗机构,社会资本可直接投向资源稀缺及满足多元需求服务领域,多种形式参与公立医院改制重组"。这意味着长期以来阻挠多元化办医的将医院产权属性与营利性非营利性分类混淆、将医院产权属性和医保定点挂钩、公立医院改制强调"全进全退"等"玻璃门""弹簧门"都将被打破,公立、民办、混合所有制等多元化、多层次医疗服务格局行将出现。公立医院多种形式改制、医师多点执业、政府和医保向多种办医主体购买服务,使中国公立医院在未来的5～10年将迎来20年前国有企业改制那样的体制改革浪潮。从这个意义上讲,上海国际医学园区的探索和放开民营医院价格都是具有积极意义的探索,其方向应该给予充分肯定。

高端医疗服务是针对高端人群,以高端技术和特需服务为特点,对有需求和意愿、有支付能力的患者提供的特殊医疗服务。高端医疗具有三大特征:①高费用超出社会平均支付能力,而且都是基本医疗保障不能支付的医疗服务;②与高端技术、先进设备和特需服务密切关联;③绝大多数高端医疗服务是基本医疗服务在技术和服务上的延伸。高端医疗服务是相对基本医疗服务而言的。本轮医改对基本医疗服务的定义已形成共识:基本医疗服务不再以需求为确定标准,而以基本医疗保障的支付能力来确定。某种意义上讲,我国的基本医疗服务都是基本医疗保障的覆盖范围。反之,基本医疗服务不能覆盖的特需医疗、私人医疗、个性化医疗等均归于高端医疗范畴。随着社会进步和经济发展,对多元化和多层次医疗服务体系的需求已有共识,同时,我国高端医疗服务发展的滞后也被公认。上海国际医学园区明显高于基本医疗服务的服务价格和国家对此类高端医疗服务价格的放开,应该是符合国际高端医疗服务的发展规律、积极促进高端医疗服务业发展的重要举措。

四部委联合发布的《关于非公立医疗机构医疗服务实行市场调节价有关问题的通知》,其宗旨是满足多元化需求,鼓励民营医院发展,但我认为,策略有可探讨之处。所有医院,包括民营医院,甚至营利性医院,都有一定的公益性,同时也具有技术垄断、被动消费、价格弹性小的特点,有人形象地把医疗消费描述为:患者没有选择、无可奈何地把自己的生命和钱袋同时送进医院。因此,世界各国政府都通过价格形成机制,建立良好的医疗服务运营机制,保障基本医疗,引导合理就诊、限制诱导需求,控制医疗费用、合理配置卫生资源,保证医院得到合理补偿和健康发展。这是医院公益性保证的必须,也是世界上大多数国家的普遍管理模式。政府的医药价格形成机制,具有宏观调控医院补偿手段、影响医院行医行为、直接关系患者医疗需求保证的重要作用。在我国目前的国情和补偿机制下,以成本为依据,保障基本医疗需求、体现医疗服务价值、满足不同层次的医疗需求,是医疗价格形成机制的原则和功能。我认为适当放开营利性医院和高端医疗的价格制定制度,实行市场调控价格完全可行和应该,但仍然需要卫生行政和物价部门备案和有效监管。但对于非公立非营利医院,涉及政府购买服务和基本医疗公平均衡和价格引导,应该仍然以政府指导价为宜。如此,才能在医疗服务价格体系中拉开医疗服务等级和质量差价,兼顾不同层次的医疗需求,引导患者合理就诊流向、保证卫生资源合理利用。在强调公立医院公益性质的同时,鼓励社会办医和民营医院健康发展,同时建立保证患者利益和合理就医秩序的医疗服务价格体系。

面对高端医疗服务的市场迫切需求和良好发展前景,政府鼓励、政策扶植、第三方支付、公立医院和医师积极参与是当务之急。

● 鼓励社会资金和外资创办大型高端医疗服务机构。针对我国目前民营和营利性医院普遍规模较小、以常见病特需服务为主的现状,政府应该通过土地、税收等优惠政策,鼓励社会和国外资金举办具备高端技术和特需服务的大型营利性医院,并引进国外高端医疗的管理团队,创建与国际接轨的高端医疗服务机构。

● 引导公立医院积极参与高端医疗服务。可尝试鼓励公立医院以人力、技术、管理和品牌资源与社会资金以合作或合资形式举办独立法人和独立场所的高端医疗服务机构。允许公立医院医师以多点执业形式在民营和合资的高端医疗服务机构工作。政府在公立医院以人力技术或无形资产参股、收益回报、过渡时期的税收优惠等方面给予政策保证和落实。

● 加快高端医疗第三方支付体系发展。明确社会医疗保险的支付范围和发展方向,给商业保险和补充社会保险留出充分的发展空间,规范和鼓励商业医疗保险、探索政府主导的或委托第三方管理的补充社会保险,建立对公立医院的非基本医疗和高端医疗机构自动结算支付体系。

● 政府对高端医疗实行市场调节价。政府及行业协会应该将包括高端医疗、公立、民营、合资医院在内的多元化多层次的医疗服务体系纳入统一监管,保证多层次的所有医疗机构的依法执业和行为规范。同时,对非营利医院实行政府指导价格下的平等待遇,统一购买服务和规范基本医疗服务。

总之,在呼唤多层次高端医疗蓬勃发展之时,正确认识高端医疗的内涵与分类,对我国高端医疗发展滞后的原因、理论和政策困局逐一梳理,提出可行、有效的政策建议并勇于实践探索,或许才是我国高端医疗健康发展的必须和保证。

对"马"谈医

2014‑12‑07

在被喻为"预见新未来"的世界互联网大会上,中国首富、阿里巴巴董事会主席马云语出惊人:"阿里巴巴干的是健康和快乐的行业……如果我们(投资)做得对的话,30年以后应该是医师找不到工作了。"更有跟风的医师在谈及移动医疗时说"马云说30年后医师找不到工作了,我个人觉得是有一定道理的,医师要警惕互联网技术的挑战"。众所周知,我是业内健康管理和移动医疗的推崇者,但要说未来医疗的行业消失或者医师的职业消失,我无法苟同。

物竞天择,适者生存。任何行业或职业的消失,其根本原因是社会需求的消失,或者是随着新技术、新行业的崛起被替代而淘汰。美国线上刊物企业家网站选出10年内夕阳西下、可能"绝迹"的产业,唱片行、照相胶卷生产、公用电话、二手书店、租借碟片录像、电玩店等行业均在列。中国远东出版社出版了蒋蓝撰写的《正在消失的职业》,列举了100个正在消失的职业,代写书信、货郎、修钢笔、出租图书等均在其列,唯独不见医师。纵览这些正在消失的行业和职业,一类是现代生活已无需求,新的技术设备和新的行业已能满足人们这方面的需求,传统的行业和职业被替代,这让我联想起童年依稀的弄堂中倒马桶的铃声、弹棉花的木弓声和夜深时的打更声;另一类是某些行业和职业创造的价值已明显低于本身的劳动力价值,其必然逐渐消失和被淘汰,我联想到的是久已不见的穿牙刷、补胶鞋、换锅底等职业。试问:医疗和医师符合行业和职业消失的规律和特征吗?

医学是一门深奥的学科。人类社会从农业手工业,发展到机械化自动化的现代工业,再到互联网、智能化时代,似乎对自然万物的规律把握日新月异,但唯独对人体和疾病的认识十分有限:从传染性非典型肺炎(SARS)到禽流感,从牛海绵状脑病到埃博拉出血热,人们以一种近乎祈求的心态渴望医学的发展。社会对医疗体系和医师的抱怨,不是医学行业和医师职业消失的前兆,折射的恰恰是一种强烈的需求:胡万春的神水和张悟本的绿豆,愚弄的是对医学的无知,反映的是对健康的期望;人们对医院的苛责和对看病难的抱怨,折射的正是对医学发展和良医仁术的渴求。医疗更是一个劳动力密集、知识密集、资金密集型的行业;医师更是一个崇尚经验、个性化极强的职业,面对无价的生命,这种职业更不容易被替代和淘汰。对生命的敬畏,对医师的尊重,以每千人口医师数和床位数为指标的均衡配置,是发达国家健康期望寿命和生活质量提高的关键。这些现实的需求和他山之石的借鉴,试问:真的能在30年内被彻底颠覆吗?

众所周知,我是健康管理、移动医疗的极力推崇者。从上海医联网、健康网的建设,到预约挂号、跨行跨院一站式付费,我都是最早的实践者;移动医疗、网络医院、医疗大数据、家庭远程健康监测,众多的论坛、博客、微信中,处处留下我充满激情的憧憬;对以阿里为代表的医药电商、医疗智能化、网络化的崛起,我一如既往地对这一新生事物寄予充分肯定。但我要说的是:强大的互联网思维,可能重组医疗体系,改变医疗业态,甚至改变现有的生产关系,但作为医疗行业生产力的代表——医师,既不会被替代,更不会消失。丹麦、美国等卫生信息化、互联网医疗先行的国家,在医疗业态巨变、医疗效率明显提高的同时,也证明了健康管理、互联网医疗、移动医疗需要更多有知识、有技术、有经验、适合新业态的医师。

我一直欣赏那些强烈追求极致和绝对,为了事业全力拼搏,被人称为"狂人"的个性成功者。看过我《狂人随想》《狂人的无奈》《别对个性奇人过多苛求》这"狂人三部曲"的博友一定见证过我对穆里尼奥此类"狂人"的敬佩和崇拜。狂人们铁血、强悍、充满激情,他们往往不接受常规和传统的约束,他们以创新和颠覆为特质,因此成为许多奇迹和神话的创造者。但也应客观地承认,狂人们有个通病:忌医讳疾。那些叱咤风云、自喻意志和努力可以改变世界的狂人们,最不能接受的就是在生老病死前人人平等,要让他们把自己的生命和命运交付给或者让医师参与主宰,往往会受到"士可杀不可辱"般的反抗。于是,狂人们以他们充满理想化的激情,一次次地编织"病可自愈,天下无医"的幻梦;更有权势者进行耗资巨大的尝试:1976 年,尼克松提出 20 年内治愈癌症的"癌症登月计划",至今被人引为笑柄;从克林顿到奥巴马,22 年间 3 位 6 届美国总统倾全国之力编织的人人享有医保、高效安全的医疗宏图,至今仍是一纸尚未启动的法案。这次世界互联网大会,在马云预言"30 年后医师找不到工作"的同时,另一位中国互联网大佬更令人目瞪口呆:"我们这代人真的有可能永生,在未来的 30 年,所有疾病将会被治愈"。狂人们的理想很丰满,现实却很骨感,我脑海中出现的是美国撒拉纳克湖畔特鲁多医师的碑铭:"有时,去治愈;常常,去帮助;总是,去安慰"。于是,我联想起一位无论智慧、个性和财富马云只能望其项背的神人——乔布斯,在明确诊断为胰腺神经内分泌肿瘤后,拒绝了医师建议手术切除的方案,尝试用素食和健康管理进行抗癌治疗,数年之后,原本低度恶性的肿瘤扩散转移到肝脏,在痛苦地接受数次手术和肝移植后,一代商业巨匠憾然离世。

对"马"谈医,一定不会白费口舌和徒劳无功,更不会被认为说话不看对象而被讥笑。我很自信地展望:再过30年,喜欢接受挑战的马云或许已开创一个新的行业,未必是阿里的主席,我如有幸长寿,依然是一个退休医师;如有来生,马云未必再从事电商淘宝,但一定从事一项被他称为"快乐"的职业,我却会依然选择每天面对痛苦的职业——医师,因为她崇高、神圣、不会找不到工作。

撒玛利亚好人的困扰

2015 - 01 - 28

　　2014 年跨年之夜的上海外滩踩踏事件,让城市管理者有了许多沉痛的领悟。我关注的是《钱江晚报》关于"后退的声音是一笔财富,急救的无助是一种悲凉"的现场回放:当"后退哥"们的大声呐喊把空间腾出时,民警大声地呼唤"有没有医师护士?"温州医学院的护士吴小小、潘盈盈迅速加入急救,而与她们为伴的是数十个外国游客。广场上数万不知所措的游客们除了等待救护车和帮助搬运,只能眼睁睁地看着奄奄一息的年轻生命挣扎在生死线上,焦急的"后退哥"们一筹莫展。让我联想起在地震灾区、车祸现场、体育赛场上的猝死抢救,我们的同胞目瞪口呆之余,折射的是我国在急救培训普及上的差距。

　　世界各国政府,都通过红十字会、医学会、健康协会等第三方组织机构,对国民进行救护培训普及教育:在美国,所有中小学,甚至幼儿园都普遍开展自救和互救培训;公民在 18 岁之前必须通过急救培训并获得合格证书。在德国、日本,急救培训是拿到驾照的必须;韩国的不少成人钱包中都带有一张救护合格证和一张口膜,以备现场人工呼吸急用……许多西方国家的国民救护培训普及率都达到了30%～50%。而在我国,即使在政府财力投入相对较多、红十字工作名列前茅的上海,救护培训的常住人口普及率还只徘徊在5%～10%,警察、消防队员、导游等特殊岗位都没有把救护培训纳入职业培训的范畴。在许多发达国家较为普及的心肺复苏、自动体外除颤器(AED)等急救技术和设备,在我国基本仍归属于专业人员的专业技术,而没有成为国民普遍掌握的必备技能。

近日网上"踩踏现场急救"的热议,聚焦于"踩踏急救是否该进行心肺复苏",不少网友强调踩踏伤者多伴有肋骨骨折、内脏破损等并发症,担心心肺复苏会否加重损伤。且不讲只要经过伤员反应、呼吸停止、颈静脉搏动消失证明心脏骤停发生,无论是否合并其他损伤,心肺复苏是急救的首要和唯一选择;也不谈心脏骤停6～8分钟内心肺复苏的重要意义;亦不说简单的体外心脏按压不是有效的心肺复苏。网民热议的除了急救知识的认识误区外,更折射我国由于"救助者免责法律"的缺失,人们受"奥迪哥救助老人遭冤枉""救人者被判赔款"等报道的影响,对救护救助人的法律保障的亟待。

欧美国家将见义勇为的行善人比喻为撒玛利亚好人。其源于《路加福音》中的一个故事:一个犹太人被强盗打劫,受了重伤,期间曾有犹太人祭司和利未人路过,对其不闻不问。后来有个撒玛利亚人路过,尽管当时犹太人和撒玛利亚人隔阂很深,互不来往,但这个撒玛利亚人善良地照顾受伤的人,而且自己出钱把受伤的人送进旅馆。撒玛利亚人的这一人道、博爱的善举,成为以后"撒玛利亚好人法"(行善人保护法)的起源。1959年,美国加利福尼亚州颁布《健康安全法典》,明确规定任何人出于善意并且不是为了获得报酬,在紧急状况下提供医务急救,可免除因任何行为或疏忽造成的民事伤害责任。这是美国最早的一部撒玛利亚好人法,以后美国各州纷纷立法。20世纪90年代,法国、意大利、德国等欧洲国家也纷纷通过立法和法律修改,制定相应法律,其目的就是使那些处于危险中的人能得到他人的自愿救助,同时又使在施救过程中由于过错而导致他人伤害的人免除责任。近年来,诸多国家和美国若干州又制定了撒玛利亚坏人法,就是对见危不救者追究刑事责任和罚款处罚。

我们欣喜地看到,近年来我国旨在保障救助人的立法迅速推进。继2012年7月26日国务院颁布《关于加强见义勇为人员权益保护的意见》后,各地纷纷通过地方立法制定相关法律,以深圳和杭州的地方立法最具有代表性:深圳在2013年6月28日通过的《深圳经济特区救助人权益保护规定》,明确被救助人要追究救助人的侵权责任时,举证责任由被救助人承担,救助人适用无过错推定;对证明主动救助行为的旁观者,作证可获得奖励;对救助人保护不力将被追责。而杭州2015年1月1日开始实施的《杭州市院前医疗急救管理条例》,明确鼓励经过培训取得合格证书、具备急救专业技能的公民对急、危、重伤病员按照操作规范实施紧急现场救护,其急救现场的救护行为受法律保护,不承担法律责任。并规定红十字会及急救中心等单位面向社区、农村、学校、机关、企事业单位,组织开展医疗急救知识和技能的宣传教育和公益培训,增强公众的急救意识和自救互救能力。要求警察、消防队员、保安人员、学校体育老师、导游和公交司机乘务员都应当参加急救培训。

"亡羊补牢,未为晚也"。在痛定思痛之时,面对诸如"后退哥""呐喊警察"这些类似撒玛利亚好人怯于缺乏急救技能培训和救助人免责法律缺失的困扰,我欣慰地得知,我作为上海市人大代表,在上海市第十四届人民代表大会第三次会议上的《关于加快救护培训普及和救助人免责立法的议案》,已被市人大议案审查委员会通过。期待通过社会各界,尤其各级红十字会工作者的不懈努力,我国公众的救护知识和技能迅速普及,救助人保护法律不断完善,文明避险、踊跃救助、见义勇为能蔚然成风。

从明星效应谈防癌攻略

2015 - 04 - 06

近日,明星效应使遗传性肿瘤、胚胎性肿瘤及其防癌的理念、方法和途径,成为街坊热议的焦点。作为曾经的小儿肿瘤病因及预防问题的研究者、《现代小儿肿瘤学》的主编,我认为在充分尊重患者选择权和家属话语权的同时,有必要作一些科学普及和防癌攻略探讨。

好莱坞著名女演员、慈善家、社会活动家安吉丽娜·朱莉,因基因检测 BRCA1 缺陷、母亲患卵巢癌逝世,毅然在 2 年前做了双侧乳腺切除术后,近日又行双侧卵巢切除术。

安吉丽娜·朱莉的案例涉及的是遗传性肿瘤综合征的概念。遗传因素在某些肿瘤的发生中起着重要作用,由于家族遗传原因,导致染色体和基因异常,使其患某些肿瘤的机会大大增加。由于遗传性肿瘤综合征的心理压力和恐癌阴影,会造成许多人终身的困扰。朱莉案例揭示在美国这样的发达国家,遗传性肿瘤的普查和登记,尤其家族遗传性肿瘤的发生、状况、治疗的遗传咨询,婚前产前的早期筛查,近年积极探索的DNA 重组等基因工程研究方面的现状,希望如此修复或替代缺陷基因,能使基因治疗或预防遗传性肿瘤成为现实。

肿瘤预防,还是要强调三级预防的概念。一级预防,又称病因预防,主要是检测环境中的致癌物,改善不良生活方式、改善饮食营养,尤其注意胚胎发育期健康卫生。二级预防,即早查早治,尤其高危人群监测、产前诊断、癌前病变根治等已被广泛应用。而肿瘤发生后的科学合理治疗,提高治愈率和生存率、提高生活质量和回归社会,仍是三级预防的内涵。

对于朱莉在癌症发生前即行双侧乳腺和卵巢的预防性切除手术,大多数医者对此持谨慎态度。预防性手术是在具有明确的恶性倾向的病变前提下,在恶变之前通过手术治疗达到预防肿瘤发生的目的。肿瘤的预防性手术,要权衡利弊,一般用于恶性倾向明显、手术风险和术后影响较小的疾病,如睾丸下降不全、家族性多发性直肠结肠息肉病、交界痣、口咽或外阴白斑等。而单凭单个基因缺陷或家族肿瘤史,理论恶变发生率即使高达50%,考虑早期乳腺癌和卵巢癌的治愈率均达60%以上,而术后并发症、术后对自身免疫内环境和生理平衡、激素分泌的破坏影响、替代激素应用等二次癌变的可能,大多数医师会主张密切监测和早查早治。当然,当高危风险患者因心理阴影或亲人遭病魔摧残的刺激,选择肿瘤预防性手术,医师应充分尊重患者的选择,这是共同参与型医患关系,医患有同等权利,在医患双方都对彼此认知和判断能力及风险责任承担充分信赖的基础上,尊重患者意愿,医患共同实施的诊疗模式内涵。

总之,随着医学的进步,人们对癌症发生、发展和预防意识增强,世界卫生组织已于2006年宣布癌症为可控制、可治疗的慢性病,谈癌色变的时代已经过去。明星可以根据自己的意愿、理解作出自己的判断、选择和呼吁,但关于遗传性肿瘤、胚胎性肿瘤的病因、预防和治疗,不能仅凭明星效应而误导、偏颇,应当有一个科学、客观的态度,以及医患双方在相互信赖基础上的防癌攻略的正确选择。

医师多点执业为何总是一头热

2015-06-09

  对于被公认为公立医院改革热点之一的医师多点执业,各地政府纷纷出台鼓励新招:从深圳的"多点自由执业"到浙江的"全省放开"、北京市卫生计生委又探索建立医师自主创业制度、允许公立医院在职医师开办私人诊所。然而,1年多的改革实践,令人感觉总是"剃头挑子一头热":尽管周末的机场、火车站到处可见"走穴""飞刀"的医师们,但各地多点执业登记、在职医师开办私人诊所却寥寥无几。政府鼓励多点执业的种种举措为何总是叫好不叫座,其中折射的究竟是什么问题?

  按照政府的改革设计,针对有限的医疗和人才资源与无限的医疗需求的矛盾,通过鼓励多点执业,可以让更多大城市、大医院的医师到基层和其他医院兼职工作,鼓励在职医师开办私人诊所,激发医师为更多患者服务的动力和活力,缓解基层患者看病难、看专家难的问题。想当初,国有企业改制初期,政府鼓励工程师周末下农村,造就了第一批乡镇企业和民营企业家。为何"周末工程师"的举措在构建多元化多层次医疗服务体系中却南橘北枳、不可复制呢?

站在医师的角度,首先遭遇公立医院人事制度的制约。中国的医师,与世界上大多数国家的医师聘用体制不同,不是社会人,而是单位人。医师是公立医院的事业编制员工,其薪酬、职称晋升、养老保险、福利待遇都在单位。尽管政府一再鼓励医师多点执业,从法律上、政策上强调多点执业不必征得第一执业单位同意,但众多医院院长基于患者资源、人才流失、同行竞争等方面的顾虑,无论从动力上还是管理上,对医师多点执业的态度可想而知,医师被政府和医院两头挤压的尴尬也不言而喻。

其次,是多点执业的法律主体和医疗行为的责任界定。众多医师早已习惯的异地出诊、会诊手术,包括远程会诊,经过数十年的实践,其法律主体和责任界定相对清晰,即由邀请会诊的医疗机构承担法律责任,并向会诊医师以会诊费形式支付薪酬。面对医疗服务关系到人的生命和客观存在的执业风险,政府尽管一再鼓励多点执业,但是至今《执业医师法》等上位法依然滞后,医师多点执业的法律责任,尤其是兼职私人诊所的法律风险,让许多医师望而却步。

第三,投资风险和不尽如人意的办医环境。中国的医师长期习惯于作为单位人受聘于公立医院、以技术劳务获取个人收益的执业生涯。兼职开设私人诊所,无论是以私人还是合伙人身份,都涉及他们十分陌生的投资风险问题:现代医疗,即使一个私人诊所,租房、装修、设备、基本人员配置……投资动辄数百万;而其中的申请、注册、环评、污水处理、工商、税务等,更是让他们云中雾里;而决定诊所运营前景的规划、医保、价格都有许多不尽如人意之处。理想似丰满、现实很骨感,你是医师,有多少勇气走出多点执业和兼职诊所那一步?

综上所述,多点执业肯定是构建多元化多层次医疗服务体系的重要举措,互联网移动医疗、网络医院也将会为医师多点执业创建更多空间和平台。但解铃还须系铃人,政府鼓励多点执业,除了号召和呼吁,更应该在法律法规完善、人事制度改革、执业环境优化、医保购买服务和审批流程的优惠和保障等方面予以具体支持和落实,才能真正激发医师多点执业的活力和热情。

理性看待公立医院医师的跳槽下海

2015－11－12

今年9月,王悦在《第一财经日报》撰文"年薪30万的公立医院,产科医师想跳槽"引来众多关注,联想近年协和医院"急诊超人"于莺下海、东方医院血管外科主任张强辞职组建医师团队……如何看待公立医院医师辞职下海和纷纷跳槽? 我认为既没有必要肆意夸大,诚惶诚恐;也不应该不屑一顾、熟视无睹,而应理性分析,从中思考医院人事制度改革和医师职业社会化的趋势和策略。

中共中央《关于全面深化改革若干重大问题的决定》颁布后,积极推进公共资源配置市场化,鼓励社会办医,优先支持举办民营非营利性医疗机构、社会资本直接投入满足多元医疗服务需求、多种形式参与公立医院改制与重组,多元化多层次医疗服务格局逐步展现。客观上讲,医疗体制改革,为公立医院医师辞职下海创造了更多的机遇与条件,但大多数下海的医师并非以投资者,甚至不是以技术入股等形式参与民营医院组建和公立医院改制,因此公立医院体制改革趋势并非公立医院医师下海或跳槽的直接原因。

跳槽和下海,是医师职业和岗位选择的一种表现。职业,就是个人以自己的人力资源为资本,作为获得个人收益和主要谋生手段的那份工作。而伴随职业的希望取得良好成绩、愉快积极的心态、事业前景和情操,也成为许多执业者,尤其像医师那样有较高情操追求的人的职业和岗位选择的重要因素。不容否定,事业前景、执业环境、薪酬吸引是医师下海或跳槽的主要原因。美国坎布里奇健康联盟(Cambridge Health Alliance,CHA)调查显示:美国医师辞职跳槽的原因包括:对薪酬不满57.5%、对执业环境不满意37.6%、职业厌倦改行24.5%。北京协和医院135名员工离职原因分析:留学、深造等学习机会30.9%、外院薪酬、职业吸引27.3%、工作环境和家庭原因21.8%,工作压力、职业倦怠14.5%、不适应医院要求5.5%。从某种意义上讲,马云关于员工离职的原因表达更直白:①钱,没到位;②心,委屈了。同样,看公立医院医师辞职的原因,无论是"还原医师的本色""做一个纯粹的医师",还是更直接的"不和公立医院的评价体系玩了",不可否认,事业瓶颈、工作压力、追求自由、高薪诱惑是公立医院医师下海和跳槽的主要原因。

随着医疗体制的变革、多层次医疗服务格局的逐渐形成,医疗卫生和公立医院人事制度改革的深化和人才流动机制的完善,公立医院医师跳槽和下海将日益增多。应当理性地意识到,离开公立医院体制、在医疗市场中以个体或医师团队执业,或跳槽到民营医院的医师们,在其胆略、勇气获得阵阵喝彩的同时,也必然需要正视其面临的挑战:民营投资者运营理念和管理模式的冲撞、新的效率要求和考核体系的适应、医院品牌和市场声誉的空白、医师团队的核心价值和管理模式的探索、社会和患者对民营医院的信赖程度的累积、屡次跳槽后的职业忠诚信誉危机……这些或许都是"探路者""先驱者"凤凰涅槃、浴火重生必须经历的艰难路程。而众多医院管理者,也应在众多医师跳槽下海的原因分析中得到启示和借鉴,不断优化事业前景、执业环境、有效激励,营造理想的医院文化,不断提高事业和团队忠诚度,使更多医师逐渐完成从外向动机向内在动机、从物质到精神、从生存需求向自我实现的蜕变,成为一个愿意将自己的理念、心血、毕生精力和精湛技术都凝聚在医疗事业上的神圣天使。

(本文为《中国卫生人才》杂志约稿)

别让人文关怀成为道德绑架的幌子

2016 - 01 - 27

近日,我连连"躺着中枪"。"开枪"者,都是文化界名人,而且都打着人文关怀的大旗。

年前,有文章以《医院也排百强,荒唐》为题,直指复旦大学医院管理研究所发布 2015 年全国医院排行榜,通过专家投票、综合学科建设、临床技术的医疗质量、科研水平,形成中国最佳医院排行榜。他认为中国习惯以经济排"强"而不习惯以价值排"佳"。医疗是道德行业,医师是高尚的职业,他们的灵魂不能在金钱面前跪下。

年初,《文汇报》笔会栏目发表的《语塞》一文,讲述的是在某会议讨论医疗服务价格、医务人员薪酬提高这个话题时,作者指出社会上普遍反映医务人员很冷漠、缺乏同情和人文关怀时,被一个洪亮声音打断,而且那洪亮声音以无法抑制的激愤继续陈述自己的观点;另有一位医界女代表,在历数医务人员的辛酸时,忍不住落下眼泪。于是,作者在女代表的抽泣、宏大声音的激愤前,语塞了。文章中,他列举了林巧稚、20 世纪六七十年代的老护士,质疑为什么在物资匮乏的年代人们可以安贫守道,到了今天守道反而成了"大话、空话"呢？那个声音洪亮的激愤者,正是在上海市人大专题会上主张提高劳务价格、调整医务人员合理薪酬体系、建立科学补偿机制的我。

我反复自省:以推进学科建设、提高医疗质量为宗旨的最佳医院排行榜;以提高劳务价格和医务人员合理薪酬激励的补偿机制改革,为何受到这些高举人文关怀大旗的文人们如此猛烈的抨击？百思不得其解,却又猛然醒悟:文人们陷入了道德绑架的陷阱！道德绑架,就是以道德为砝码,要挟个人或众人不得不做某些事情;他们可以用林巧稚的标准要求普通医师、用20世纪优秀护士的美德来要求今天医务人员的道德义务;他们混淆职业医师与事业型医师的区别;他们往往将自己扮演成一个"守道者",把许多主张建立公平公正制度、维护公正权益的努力都归于"弃道""舍道"的范畴;他们可以对没有违背法律法规的行为按照自己的个人标准进行道德批判……当今社会,道德绑架借助互联网似乎成了一种通病;年轻老师在监考中猝死,小学生们的束手无措被斥为"这一代人的冷漠";公务员加工资,有人高叫"治国先治官""共产党员应该吃苦在前"而表示反对;一个自称"中国红十字会商业总经理"的网红炫富,竟可以掀起一场对百年红会的道德批判……

人文关怀,发源于人文主义传统,核心在于肯定人性和人的价值。人文关怀是通过尊重人的理性思考、关怀人的精神生活、丰富多样的个体需要,激发人的主动性、积极性和创造性。医者的人文关怀,更是针对患者这一特别需要呵护的人群的心理、精神、个性进行更为人道的关注。然而,人文与科学、人文与法治,都是方向与基础、主观与客观、求善与求实的有机统一,任何刻意对立和分离,都会受到历史的嘲笑和惩罚。

具有讽刺意义的是,打着人文关怀大旗的文人们都不是医者,不是医院管理者,甚至不是医务工作者,而被斥为"弃道""舍道"的声音洪亮者和委屈抽泣者，都是人文关怀的实践者。记得 20 年前，作为小儿外科医师的我在诊治一个哭闹不停的婴儿时，从胸前的一个小红点仔细观察，最后取出一根误扎的缝针；我作为中国第一个小儿肿瘤门诊创建者，为恶性肿瘤患儿的社会关注大声疾呼时，前来采访并写成我医涯第一个专题报道的，正是日后成为沪上著名作家的陈丹燕。而那个委屈抽泣的女代表，更是几十年如一日，对患者进行精心服务和人文关怀的医界劳模。

总之，人文关怀是一种道德修养，不是简单地靠法规、要求进行道德绑架所能铸就的。人文关怀需要更多的人通过人文教育、职业培养、精神自律在漫长的人生和职业生涯中不断完善。每一个人，尤其医务工作者，应该从我做起，在坚守道德底线的同时，把人文关怀更多地体现在行动中。

社会急救立法的思考与建议

2016 - 04 - 25

　　千呼万唤始出来的《上海市急救医疗服务条例(草案)》终于进入上海市人大审议程序。然而,成为社会热点的社会急救免责的条件、表述、赔偿等问题再次引起较大争议。这里折射的是我们对立法宗旨和原则的把握及对撒玛利亚好人法内涵的理解。

　　众所周知,在城市安全突发事件风险严峻、心源性猝死等疾病频发的现代社会,现场第一目击者的及时急救,被称为"与生命赛跑的黄金时间"。而今我国社会急救现状不尽如人意,"不敢救、不会救"成为社会难题。究其原因,我国至今没有以社会急救损害免责为主要内容的"好人法",这是导致"不敢救"的法律缺失;与发达国家社会救护培训率 30% ～ 85%、公共场所自动体外除颤器(AED)等急救器械普及配置相比,上海仅 5% ～10% 的救护培训率和急救设备配置状况亟待改善,"不会救"也就情有可原。《上海市急救医疗服务条例》的立法,在宪法、法治、民主的原则下,就应当体现国家和人民的意志,从实际出发,以倡导和鼓励社会急救,促进社会救护培训为立法宗旨。

关于社会急救"好人法"分歧的焦点就是是否要对社会急救者的资格、行为有制约？对社会急救造成损害的免责是否要有条件限制和国家赔偿？应当知道，社会现场急救仅仅针对心跳呼吸停止、活动性出血、危险环境下重度创伤患者的心肺复苏、止血包扎和固定转运。在这种生死抉择的危急场合，要求现场第一目击者必须持证急救、按急救规范操作，甚至要对急救现场的二次伤害进行鉴定，明显都是与我们鼓励社会急救的立法宗旨不相符的。而且，这种对社会现场救护者的制约和问责，也会对灾害救援、消防、保安、路人救助等非医疗的善意救助行为造成不良法例。

好人法的核心内容就是无偿紧急救护造成的损害可以免责。国外好人法免责的前提条件：一是被救助人处于生命危险的状况下；二是如果伤者有意识时必须经过受伤者允许，而没有对救助者资格和行为有前提限制。美国的丽莎法案是好人法的经典：2004年万圣节晚上，年轻女子亚历山德拉驾车撞上了电线杆，汽车冒烟，亚历山德拉被卡在车内。路人丽莎将其救出，由于丽莎没有专业救护技能，导致亚历山德拉瘫痪。2008年亚历山德拉将丽莎告上法院，要求丽莎赔偿。加州最高法院以4：3通过裁决同意受理此案，引起社会和全国哗然。随后，加州议会以75：0通过"好心人免责条款"，应用的是"无偿积极救护都可免责"这一概括式、兜底性的法律表述，鼓励社会现场紧急救护。在法国、德国等大陆法系国家中，刑法规定公民有对处于危险中的人进行救助的义务，如不履行义务将受到刑罚和处罚，这被称为"坏人法"。其中，除了本人有危险和明知容易对被救人造成伤害外，是否有救护技能等都不能作为见死不救的理由。可见，通过事前豁免司法责任鼓励社会急救是好人法立法导向的要点和核心内涵。

综上所述，对本次《上海市急救医疗服务条例》社会急救的建议如下：

- 条例明确政府和红十字会是社会急救培训的组织主体，鼓励社会参与。明确公务员、公安、消防、教师、驾驶员、导游等执业者必须参加社会救护培训并取得合格证书。

- 条例明确要求应在机场、车站、体育设施、人群密集公共场合和旅游景点、大型商场、宾馆等场所配置自动体外除颤器、急救包等设施和器械。

- 公民参与现场紧急救护，拨打120呼救的同时，鼓励具备救护技能的公民对有生命危险的患者(患者清醒时应征得本人同意)进行现场紧急救护。现场紧急救护行为受法律保护，可免除因任何行为或疏忽造成的民事伤害责任。

- 对社会救护和被救护者在现场紧急救护过程中的意外伤害，政府应履行公共服务职能。此类伤害的基本医疗费用必须纳入医疗保险，护理、护工等相应费用应动员民政、慈善、红十字基金、专项保险等多种途径予以解决。

(本文为《上海人大月刊》约稿)

迈向医院管理职业化的重要一步

2017 - 02 - 01

随着宣传文化、学校、科研、医院等事业单位人事改革的推进,《公立医院领导人员管理暂行办法》应势出台。然而,对于《管理办法》的解读却是五花八门:有人把管理办法中主语是领导人员而非管理人员,注释为注重政府导向而不是现代管理;有人把打破身份限制吸引优秀人才理解为鼓励把民营医院院长作为公立医院选拔对象;将有条件的地方实行年薪制断定为年薪制不是方向……我则从现代医院管理职业化的内涵、要求的角度,认为《管理办法》的颁布,是中国医院管理职业化的重要举措,意义重大。

我国公立医院管理队伍的现状与认识误区

长期以来,我国的公立医院管理队伍大多从医务人员中选拔,多有医学教育背景而缺乏系统的管理学知识教育。公立医院一直被参照相应的行政级别单位管理,于是医院按照办医主体的行政级别和医院规模,被标上"副厅级""正处级""正科级"医院的标识;干部任命参照机关干部标准、流程进行,缺乏医院管理的专业要求;医院管理人员薪酬基本由原先医疗业务职称决定,与管理绩效无相关性,而专家门诊、手术津贴等业务劳务仍是医院管理者的主要薪酬来源。

应当承认,医院管理人员"医而优则仕"的模式,尽管也有熟悉医院业务、素质能力较强等优势,在我国数十年的医院管理历程中也涌现出一批以良知和悟性在这个领域中摸爬滚打、不懈努力的奉献者和奋斗者。但总体说来,由于医院管理专业知识和理论缺乏,医院管理职业体制和市场几乎空白,医院管理者职业生涯规划缺失,导致大多数医院管理者常常公开表述"医师是我的终身职业",当然也把主要精力放在争取院士、学术任职、重大课题申报和专业业务发展上,离现代医院管理职业化的要求相差甚远。

谈及医院管理职业化,常有许多认识误区:有人认为医院管理职业化就是排斥医务人员担任医院管理工作,要由具有管理专业学历的人担任医院管理者;也有人认为医务人员在医院管理上岗前进行短期培训,获得证书即是医院管理职业者……这些认识误区往往忽视医院管理职业化的体制、机制、准入标准、绩效考核等重要内容。而这次《管理办法》的颁布,正是在这方面跨出了重要一步。

医院管理职业化的概念、要求和借鉴

所谓职业,就是个人以自己的人力资源为资本,作为获得个人收益和主要谋生手段的那一份工作。医院管理职业化,其内涵就是医院管理者以契约形式接受主管部门或医院产权人的聘任,取得医院法人、资产使用权,从事医院管理,并以其管理绩效、管理精力和时间的投入来获取收入和谋生。

《公立医院领导人员管理暂行办法》的出台,标志着医院管理职业化、专业化的浪潮将扑面而来,过去从"好医师"中选拔医院管理者,仅仅凭经验进行医院管理,由学科带头人兼职医院管理者的模式将被摒弃。过去医院里上午院长要门诊,下午要手术,到了职能部门管理者准备下班时,"兼职"的院长们开始召集开会的局面将被改变,《管理办法》要求医院管理者大多数时间、精力必须用于医院管理,不应该以专家门诊、查房手术、课题论文作为医院管理者收入的主要来源,而应以管理绩效为基础探索医院管理者年薪制或绩效工资制度。

医院管理职业化,决定着医院这一特殊行业的管理者必须要有特殊的岗位要求:职业管理者要求接受过包括管理科学和医学的系统知识学习;具有一定的医院管理经历和经验;具备分管业务必要的知识和能力;熟悉医院管理的体系框架;全面掌握医院管理的技能、流程和操作;高度的职业兴趣和激情;相应的道德素质心理和人格魅力;一定的管理思路、艺术和方法。

国外的职业医院管理者有多种模式:以美国为代表的一些国家,由资深医师或医务管理者、职业行政管理者、财会经理、资深护理管理人员分别担任医疗、行政、财务、护理院长,在医院董事会或理事会领导下,各司其职,平衡制约;在新加坡,新保集团所有的院长都是医师出身、经过系统管理培训的医院管理者,而健保集团却都是 MBA 管理出身,没有医师经历的职业管理者,两个集团各有特色,良性竞争;更多国家,对职业医院管理者是否医务工作者出身没有强行要求,但希望有医学和管理学两门系统学习经历或相关学历,要求有一定的医院管理经历,但明确要求医院管理者要把主要时间和精力用于医院管理,对医师出身的医院管理者的医疗业务活动和取酬有明确限制。

上海申康医院发展中心自 2005 年成立伊始,推行管办分开、出资人和办医两个主体为核心的现代化医院管理制度,积极推行与院长薪酬和聘任挂钩的院长绩效考核的同时,推行"四合一"医院管理职业培训:每个新上岗和后备医院高级管理人才,均要进行为期两周的党校学习、8周24课时的周末医院管理核心课程培训、3周的哈佛公共卫生学院或剑桥丘吉尔管理学院等国外医院管理学习,3～6个月的医院管理挂职交流。如此系统的医院管理职业培训,对提高医院管理者的职业化和专业化技能水平有显著的积极意义。

《公立医院领导人员管理暂行办法》的重大意义和应用前景

医院管理职业化是医院管理队伍建设的必然趋势,这是管理科学的规律和内涵要求,医院管理者必须经过系统的管理学习和实践才能胜任。这是现代医院管理发展的需要,也是国外医院管理经验和我国国有企业职业化管理借鉴的结果。本次《管理办法》的颁布,表明过去由医学专家不经过任何管理培训即担任医院院长的时代将成为历史,仅仅凭借经验管理医院的模式将被摒弃,时代所呼唤的医院管理职业化、专业化的潮流滚滚而来。

应当承认,我国公立医院管理职业化之路刚刚起步,还受到现状、体制、国情等的制约。所以《公立医院领导人员管理暂行办法》的主语还是"领导人员",鉴于我国绝大多数地方现代医院管理构架尚未形成,《管理办法》的考察任用流程仍有明显的党政干部任命痕迹;许多措辞都用"探索""试行",或多个模式平行实施;时间定量常有较大裁量……但《管理办法》明确公立医院干部不再套用党政领导管理模式,强调公立医院管理的公益性、服务性、专业性和技术性特点,医院管理职业化的导向十分清晰。

医院管理职业化的核心是医院管理队伍建设的制度建设和市场营造。《管理办法》明确医院管理干部实行选任制、委任制、聘任制,强调加大聘任制推行力度，公开选拔和全部聘任制是目标方向。对医院管理者除了政治素质要求外，明确学历和职称要求，针对相关误区疑问，《管理办法》规定医院院长和分管医疗、科研、教育的副院长要从医疗卫生领域选拔，要有5～10年医疗卫生工作经历，但也鼓励5年以上其他领域管理经历者参加选拔。同时明确，医院管理者必须要在上岗前或上岗后一年内经过国家认可的医院院长职业化培训，更加鼓励有医学和管理双重学历者担任医院领导。3～5年的任期制、10年必须轮岗等表述，是医院管理职业化市场营造的基础和必要条件。

医院管理职业化的另一要素是医院管理者的考核评价和薪酬激励。《管理办法》明确要求医院管理者要实行任期目标责任制、绩效考核制，并探索以绩效考核为基础的薪酬激励制度。在逐渐取消公立医院院长行政级别的同时，参照国有企业职业经理年薪制，给予医院管理者有激励效应、与业务工作脱钩、与管理责任和绩效相适应的薪酬，才能完成医院管理者以从事医院管理为主要经济来源的职业化。同时，《管理办法》也明确要求医院管理者主要精力用于医院管理，并将对其临床业务兼职及兼薪有严格限制。

总之，《公立医院领导人员管理暂行办法》是我国医院管理职业化迈出的重要一步。可以期望，随着我国医院职业化体制机制的不断完善，鼓励创新、强调公益效应和效率运营统一的绩效考核和薪酬激励、职业化专业化的岗位聘任氛围，医院管理者逐渐完成从外在动机向内在动机、从物质到精神、从生存需求向自我实现的蜕变，必将造就一批愿将自己的理念、心血、毕生精力凝聚在医院管理事业上的医院管理者。

（本文为《中国卫生》杂志约稿）

三级医院主动降级的拷问与反思

2017‑08‑24

　　近日,山西省有3家三级医院自愿申请降级为二级医院,要作为分级诊疗首诊医院,执行二级医院收费标准。此举在网上引起热议,有网友直言:"随着新一轮医改的深入,下一步会有很多医院主动要求降级。折腾啊,创三级医院花钱费力,降二级再花钱费力……"确实,似乎不寻常的三级医院主动降级,折射的正是公立医院改革对医院定位、战略、医疗行为的冲击,拷问的是我们现有医疗体系、管理模式、评级制度、引导机制的问题。

　　首先拷问的是政府医疗服务体系的规划管理职责。传统的计划经济和行政管理模式,使我国的医疗服务体系和医疗资源配置中多头财政、多级行政现象严重,政府卫生行政部门缺乏统一规划,造成公立医疗机构资源配置不均衡和无序竞争。曾几何时,区域内需要多少医疗中心、多少医院、多少床位,政府卫生行政部门无规划、无指导,任由各公立医院规模发展、自由竞争:一边是城市医疗机构拥挤、医疗资源浪费,一边是郊区、农村的医疗资源匮乏;综合医院规模超大,专科医院风卷云集,而社会和百姓需要的养老、康复、护理、传染病、精神病等医疗机构严重不足……应当承认,这一轮医改中,各地政府纷纷增加投入,加强了社区卫生服务中心、乡村卫生院(室)等基层医疗服务机构的建设,2012年又开展了县级公立医院建设,对基层医疗服务体系建设有积极意义。但对于城市大型公立医院的统一规划、属地化管理、资源整合、统筹协调相对滞后。本次主动降级的三级医院,严格意义上,有许多还不是真正政府举办、纳入政府财政预算管理的公立医院,它们往往拥有国有资产属性,但管理、运营,尤其是学科水平、医疗技术能力都不能承担区域医疗中心的定位和职能。但由于政府规划和监管的缺乏,导致它们长期打着三级医院的幌子,按三级医院收费标准,滥竽充数地混迹其中。我认为,各级政府卫生行政部门,应该以此为鉴,以公立医院资产属地化统一管理为前提,在统一规划下,统一资源配置、统一医保核算,进行以区域服务需求为依据的与基层医疗服务中心的网片整合;以功能为依据的综合性医院与专科医院的资源共享,集医疗、康复、养老、护理为一体的医疗服务体系建设。

其次拷问的是我国的医院等级评审制度。客观地说,20世纪90年代的医院等级评审,有一定的促进公立医院全行业归口、标准化建设、"三基三严"培训和医院硬件建设的积极意义。但也因众所周知的"上三甲,搞三假"的弊端而在1998年迫不得已地暂停评审。2010年重启医院等级评审,到2012年"240家三级医院评审结果无效",乃至此次三级医院主动降级二级医院。人们不停地质问:医院等级评审折腾何时休? 且不说医院等级评审中的盲目竞争、形式主义、标准缺乏刚性和科学性、应付检查的浮夸作假等乱象;在理论上,我国地大人多,各地发展不平衡,医院参差不齐,试图以一个全国统一的标准进行统一等级评审,其结果必然不理想。我反复强调,纵观现代医院管理趋势,政府理应以卫生规划、功能定位替代医院等级管理,各办医主体以适应需求、质量安全、长效管理为宗旨,探索科学、适用的绩效考核方法,以常态的绩效考核作为医院坚持公益、提高水平、持续发展的管理导向和激励杠杆。

除此以外,三级医院主动降级对于分级诊疗的实现途径也有很大启示。分级诊疗,就是根据患者的病种和病情选择到最适宜的医疗机构就诊,达到治疗及时、效果良好、费用节省的目的。分级诊疗符合基本医疗适宜、及时、效果好、费用省的四大要素大家都明白,但如何有效引导患者有序就诊,如何约束和激励医院规范服务始终是个难题。在基层医疗资源均衡配置、基层医师规范化培训、基层医务人员薪酬激励的同时,首诊医保定点、区域医疗中心和基层医疗服务中心的价格梯度和支付比例差异被证明是成功引导的关键。本次当山西省卫计委在上述措施上动真格,在首诊医保定点同时开展病种分级和按病种付费,老百姓摸着口袋用脚投票,市场竞争和生存法则使那些力不从心的三级医院难以支撑,只能自愿申请降级。这是在公共资源配置上,市场起决定性作用的经典案例,对我们应用首诊定点制度结合经济支付杠杆推进分级诊疗有很大启迪。

总之,在公立医院改革中出现的三级医院主动降级的"怪事"有其必然的原因,折射的问题和引起的反思,也给我们医疗服务体系建设、医院管理制度和医疗行为规范带来了参考和借鉴价值。

(本文为《中国卫生》杂志约稿)

双胞胎爸爸辞职折射的医管职业年薪要素

2017 - 11 - 19

　　亲历一件医院管理干部辞职下海的真事,对我刺激很大:上海某著名专科附属医院的院长办公室主任、临床医学博士,在国家放开两孩政策之后,他的第二胎喜获双胞胎。孰料在成为双胞胎爸爸之后数月,他竟出人意料地辞职下海,并直言:"我对医院感情很深,也感激领导的栽培,如果没有三娃,绝不会下决心离开"。而所有的人几乎都认为因为双胞胎降临,一个医院管理者辞职下海情有可原。潜台词很明显:在上海这样一个大都市,一个医院管理者的薪酬是很难让一家五口过上相当于白领阶层的生活的。

　　不由联想起另一个双胞胎爸爸的医院管理历程:我还在上海申康医院发展中心任职时,得知下属某综合大医院的设备处处长管理水平、理论造诣都十分出色。我们经过认真考察和讨论,决定让他升级升职,到更大的平台来发挥管理作用,却被他婉言谢绝,拒绝的理由只是"我有一对双胞胎儿子"。潜台词是上海市级医院管理参公的事业单位一个正处级干部的薪酬,远远不如医院职能科室一个副处级干部的待遇;纵然有在更大舞台施展才能的壮志,但双胞胎爸爸不得不为五斗米折腰,唏嘘!

随着《公立医院领导人员管理暂行办法》出台,现代医院管理职业化进程迅速,上海已在考虑医院管理者的职业年薪制度设计,这里的理念、内涵、框架要素必须认真进行梳理。

何为职业?就是个人以自己的人力资源为资本,作为获得个人收益和主要谋生手段的那份工作。医院管理职业化,内涵就是医院管理者以契约形式接受主管部门、医院产权人或医院法人的聘任,以管理绩效、管理精力和时间投入进行医院管理来获取收入和谋生。这是医管职业年薪制度设计的理论基础和要点,我们不能简单地用理想和事业等应该大力弘扬的精神去替代科学、有效激励的现代医院管理的薪酬制度。

医院管理职业化,并非排斥医师出身的干部从事医院管理工作。在我国,相当长时期内,从医师中选拔具有优秀素质、管理潜质、领导技能者仍是医院管理的主要人力资源来源。现在问题的关键是如何吸引优秀的医师愿意从事医院管理,如何让他们愿意全身心地投入医院管理这一关系到国民健康的伟大事业之中?

医院管理这一特殊职业将有更高的岗位要求:接受过包括管理学和医学的系统学习;有一定的医院管理经历和经验;高度的职业兴趣和激情;相应的管理素质、理念方法和人格魅力⋯⋯医院管理的职业化,要求医院管理者大多数时间、精力必须用于医院管理,在制度上对医院管理者的医疗业务活动和业务取酬有明确限制,专家门诊、查房手术、课题论文再也不能作为医院管理者收入主要来源,而应该以管理绩效为基础探索医院管理者年薪或绩效薪酬制度。

医院管理职业年薪框架设计时,一定要遵循职业薪酬外部竞争性、内部公平性、有效激励性的要素原则,充分考虑医院管理者原岗位的薪酬基础,兼顾管理岗位的责任、风险和贡献度。医院按照帕累托法则(二八定律)进行精英薪酬制度设计时,我并不主张将医院职能部门的普通干事薪酬高于一线医师和护士,以避免"势能虹吸"而影响一线员工积极性,但职能部门的主要负责人,必然是医院 20% 的精英骨干。目前我国普遍存在的职能科室主任薪酬低于临床骨干、市级医院管理机构职能部门主任低于医院职能科室主任的薪酬体系,对营造医院管理职业环境、职业市场和激励体系是不利的。

总之,我们期望,医院管理职业薪酬改革,使双胞胎的爸爸们可以尊严、无忧、欢愉地从事医院管理,使医院管理者愿意将自己的热情和精力投入到医院管理的事业中。

从李建雪案谈医疗事故罪的完善和慎用

2018 - 01 - 20

　　近日,福建"李建雪医疗事故罪"成为医界热点。6年前,产妇陈某在福建长乐医院顺产后死亡,省市二级医学鉴定为一级甲等医疗事故,责任医师李建雪被吊销医师执照、开除党籍、取保候审,长乐人民检察院以"医疗事故罪"向人民法院提起公诉。历时6年,也曾有全国政协委员呼吁"停止这起针对医师的刑罚",2017年此案不公开庭审,辩护律师、中国医院协会法律事务部主任邓利强用"莫大悲哀"形容自己心情,大声质问:"如果每位患者死亡都要医师承担刑事责任的话,谁还愿意做医师?"此案庭审的专家证人、广州重症孕妇救治中心主任陈敦金也在安慰死者父亲的同时,认为"本起案件不应追溯医师的刑事责任"。历时6年,一波三折,最后一审判决李建雪"犯医疗事故罪,免予刑事处罚",尽管最后结果折中,但我们对医疗事故罪的立法完善和应用原则仍然必须有足够的重视和正确的引导。

　　医疗纠纷的合理解决,是一个世界性难题。医疗纠纷的处理,不仅涉及患者的生命健康和合法权益,也涉及医疗机构和医师的重大利益。在最大限度地保护弱势群体患者的合法权益与促进医学研究、保护医务人员权益之间找到一个合法、合理、可行的平衡点,是医学界、法学界和社会的共同课题。

我国现行医疗事故处理的法律法规体系,主要以《医疗事故处理条例》《中华人民共和国民法通则》《侵权责任法》为依据,由患者及其家属起诉医院,而不直接起诉医师;以认定医疗机构侵权责任、向患者赔付医疗损害赔款、保证医院和医师正常业务开展、加强医院管理责任为主要法律适用。

1997年,《中华人民共和国刑法》第一次引入医疗事故罪,《中华人民共和国刑法》335条规定"医务人员由于严重不负责任,造成就诊人死亡或严重损害就诊人身体健康的,处3年以下有期徒刑或者拘役。"医疗事故罪的设立,曾被人称为是规范医疗行为、保护人民健康权益的一大进步,但其实施过程,从河北的苏顺英案到这次福建李建雪案的反响,折射出其立法完善和执法慎重的呕待。

按照《刑法》医疗事故罪对医疗事故直接责任人进行刑事追究,是一个在国内外始终有争议和执法定夺难以掌握的难题。《刑法》中有关医疗故意犯罪,即以医疗为手段故意杀人或侵害患者权益,应当受到法律制裁,界定和处罚均无异议。争论的焦点是医疗过失犯罪的界定和处理,罪与非罪的界定,即医疗事故犯罪与一般的医疗事故、医疗差错、医疗意外的界定,其次是医疗事故罪与刑事犯罪中的较大责任事故、玩忽职守罪、过失致人死亡或重伤罪的界定。国际上,英美法系常无医疗事故罪,以侵权法理、损害赔偿为医疗纠纷解决的主要方法,对刑法适用医疗纠纷持否定态度的基本依据,就是因为医疗过失责任人往往本身主观是为了抢救生命、治疗疾病,而医疗行为本身就有许多风险性、个体差异性和不可预见性。另外,我国医师多是医院雇员,非独立法人,《刑法》医疗事故罪和《医疗事故处理条例》《侵权责任法》《民法》的最大区别是前者是由司法机关直接对当事医务人员进行法律追究,而后者是对法人,即医院进行追究,两者的差别对医师执业风险的影响很大。因此,我国《刑法》医疗事故罪的立法完善任重道远。

谈及刑法医疗事故罪的法律追究,由于《刑法》335条的表述"严重不负责任"的概念模糊,自由裁量度过大,而一旦定罪,只有3年以下徒刑和拘役的单一刑种,而医疗事故罪又是以"医务人员"的特定执业身份犯罪,在其执法定罪上应该十分严谨。为此,最高检、公安部关于医疗事故罪立案追述标准56条曾明确规定:"具有下列情形之一的,属于条例规定的'严重不负责任':①擅离岗位;②无正当理由拒绝对危重就诊人进行必要的医疗救治的;③未经批准擅自开展试验性医疗的;④严重违反查对、复核制度的;⑤使用未经批准使用的药品、消毒药剂、医疗器械的;⑥严重违反国家法律法规既有明确规定诊疗技术规定、常规的;⑦其他严重不负责任的情形。"上述表述,除了6、7条界定难度较大,1~5条都是主观恶意、明显的责任事故。我国医疗事故罪15例分析,80%的有罪认定中,几乎都是此类情形。但李建雪案的立案和定罪及其引起的反响,提示司法部门在医疗事故罪的实施中仍有许多值得商榷之处。以德国为代表的大陆法系,亦有刑法的医疗事故罪,但顾及医疗行为的特殊性和对医师不利的判决可能对医学发展的影响,所以在执法上显得十分慎重,绝大多数仍通过医疗事故调解、确定医师责任和确定赔偿金额。著名法官丹宁尼明确表示:对一名医师提出的过失控告比对一名驾驶员提出过失控告更应当严肃、慎重。

李建雪医疗事故罪案及其引起的反响,提示医疗事故罪的立法完善和执法慎重,涉及患者弱势群体权益保护与医院从事风险性医疗探索的矛盾、医疗行为的特殊性和民事赔偿制度一致性的冲突。司法机关在选择法律适用时,应充分考虑法律承担主体对医务人员医疗行为和医学发展的潜在影响,同时兼顾患者损害的赔偿和精神安抚效果。更为紧迫的是,在医疗事故罪的立法完善和执法严谨上的法律法规体系建设和司法制度上的进步。

我国开展 MDT 有些奢侈？ 我怼

2018 - 02 - 06

前不久，我代表复旦大学医院管理研究所就《多学科协作诊疗模式（MDT）研究报告》接受《健康报》《中国医院院长》《医学论坛报》等记者采访时，有记者问："有业内人士担忧，现在我国的基本医疗需求难以满足，MDT 模式有些奢侈，你怎么看？"平时在记者采访时还算温和的我，顿时怒了，直接回怼："此话很反动！"

反动，不是一个政治术语，其出自老子《道德经》中的"反者道之动，弱者道之用"。在历史学中指社会发展过程中的倒退行为，逆于正常历史进程的行为；指反对进步、反对社会变革的集团或个人。上述"业内人士"把 MDT 与基本医疗对立，认为我国开展 MDT 有些奢侈，或是对 MDT 的理念、意义认识不足；或是对 MDT 的内涵、流程、运作有误解；最不应该的就是只要是新的模式，他都要质疑、都要反对的那种反动之人。

MDT 是由多学科专家围绕某个病例的某一疾病进行讨论，在综合各学科意见的基础上为患者提供个性化、连续性、高质量的诊疗方案的临床诊治模式。

临床上，一些涉及多个学科诊治的疾病，如某些肿瘤病例，可应用外科手术、化疗、放疗、生物治疗等多种方法。传统的分科治疗，往往是患者挂号哪个科，就由该科室的医师主导治疗，如此常有偏颇，同样的病例，在不同的分科治疗，其治疗方法和结果却不相同，带来诸多问题。自20世纪40年代起，英美等国对直肠癌患者、智力障碍儿童等诊治开始采用MDT模式。到了20世纪末，发达国家的MDT在肿瘤病例和某些慢性病诊治中被广泛应用，英国甚至将MDT以立法形式予以确认。记得1998年我作为小儿肿瘤外科访问学者在美国费城儿童医院学习半年，该院每周有固定时间、固定的MDT团队对小儿初诊的肿瘤病例进行多学科协作讨论，由小儿外科、肿瘤内科、放疗科、病理科、影像科专家一起给患者一个完整的治疗方案：先化疗或先手术，治疗有效如何处置，治疗无效如何应对……患者可以获得一系列个性化、连续性、高质量的诊疗信息和治疗措施。医院通过MDT使学科成员间充分交流，诊疗能力提升、学科水平进步，医院品牌和学术影响享誉全球。

我国自20世纪70年代起，由感兴趣的相关学科的医师自发对某些肿瘤、先天性心脏病等进行MDT讨论。至今许多医院已形成自觉定期的MDT讨论和多学科团队，但作为一个制度化、广泛推广、覆盖率较高的MDT尚未形成。复旦大学医院管理研究所领衔的这个研究，就是希望通过MDT的管理模式和规范化标准化运作，在MDT推广上有所作为。

当然，MDT的开展并不是所有患者，也不是所有肿瘤患者都要由多科协作讨论决定诊治方案。MDT的患者要通过筛选，即某些病种、某些肿瘤的某分期分类病例属于多学科诊疗范围，在诊断和治疗方案确定上有较大个性差异、单个分科难以确定或有较大风险，需要多学科讨论的才纳入MDT。在此基础上，要求固定时间、相对固定的MDT团队，按照

MDT 诊疗标准,对患者进行 MDT 诊疗。研究报告强调,一旦纳入 MDT 的病种和病例,其 MDT 的诊疗应该尽可能覆盖,如此才能达到理想结果。

正在此时,我有幸参加了浙江大学医学院附属第二医院大肠癌 MDT2017 年度总结大会。数年来,该院将直肠癌有肝转移、直肠癌低中位患者纳入由外科、化疗、放疗、病理、影像医师组成的 MDT 会诊,近年又将术后复发、原位巨大病灶等病例纳入 MDT,在诊断准确率、肿瘤完整切除率、生存率上都取得可喜的、国内领先的疗效。

MDT 的理念、国外借鉴、我国的发展历程和实践,都让我有责任告诉那些"业内人士":MDT 属于基本医疗范畴,是患者应当接受的诊治模式,MDT 不是有钱、有权之人才可以享受的特权。我国 MDT 应该进入由临床科室自主推动向医院主导转变、病种和病例逐步扩大、有较大覆盖率的跨越发展阶段;应该由过去一个患者进入 MDT 是幸运的,演变为一个应该接受 MDT 的患者在医院里没有接受 MDT 对他是不公平的这样一种理念上的转变。

安乐死的情理之争和立法的迫切需求

2018‑07‑27

　　2018 年 5 月 10 日,104 岁的澳大利亚生态学和植物学家大卫·古德尔(David Goodal),在瑞士由他人协助实行了安乐死,理由只是"活得很没意义"。6 月 7 日,中国台湾知名体育主播傅达仁,因不堪长期腹痛、腹泻的折磨,在瑞士执行安乐死,结束了自己 85 岁的生命,完成了晚年的最大愿望。于是,"安乐死"这一社会颇多争议的论题再次成为热点,从历史演变、争议焦点、立法现状、伦理趋势,到与此相关的生前预嘱、缓和医疗。在众说纷纭中,确实有必要在认真梳理后作出与人性和时代相适应的道德判断、理想伸张和立法呼吁。

　　安乐死是指对无法救治的患者停止治疗或使用药物让患者无痛苦地死去,核心是无痛苦死亡。其中,对患者不给予或撤除治疗措施,被称为消极的(被动的)安乐死;而在患者和其亲友的要求下,经医师认可,用人道的方法使患者在无痛苦状态下结束生命,被称为积极的(主动的)安乐死。

　　安乐死的历史可以上溯到亚里士多德的时代,在人类社会生产水平低下、生活资料不足以养活所有社会成员时，不少哲人、学者，乃至政治家都认为在道德上对老人和病弱者实施自愿的安乐死是合理的。随着生产力水平提高，特别是 16 世纪后人文主义的兴起，秉承天赋人权的思想，安乐死相对沉寂了一段时间。尤其是 20 世纪 30 年代纳粹德国为了"保持德意志血统的纯净和节约香肠"，在安乐死的借口下实行对残障人士和其他民族的种族灭绝，使人们在讨论安乐死时更有忌讳。

自 20 世纪 80 年代起，安乐死越来越被认可，其实施案例、伦理争论、立法呼吁也越来越频繁和强烈。其原因首先源于观念变革和文明进步，现代自然权利论、个人自由和自愿原则成为意识主流，正如美国著名法理学家罗纳德·德沃金（Ronald Dworkin）所言："一旦生命不再被视为上帝的神圣赐物，一个社会便不可避免地以各种形式拥抱死亡"。其次，传统的医师具有决定性地位的医患关系向患者越来越居主导的医患关系的演变，使患者权利意识增强，在死亡选择上希望拥有自主权。另外，医学技术发展在延长生命的同时也延长了患者生命末期的痛苦，自然死亡越来越遥远，技术控制下的死亡模式被许多人认为在生理折磨的同时，更是对人格尊严的摧残。

尽管在大多数国家安乐死的合法化道路漫长，但人们对病情危重而无法治愈的患者进行安乐死、以摆脱残酷的疾病折磨的做法，愈来愈多的采取同情态度。更多的医疗机构、社会组织、爱心人士开展缓和医疗（临终关怀），给那些无法治愈的患者及其家属提供全面照顾，帮助患者正视死亡这一自然规律，设法解除其生理和心理上的痛苦。同时，生前预嘱已被广泛推广，即患者事先立下遗嘱，一旦患了不治之症、生命行将结束时，不再应用人工延长生命的措施进行抢救。这以 1983 年世界医学会的威尼斯宣言和美国医学会伦理学法学委员会对于撤除生命支持措施的意见为标志，但均属于消极安乐死的范畴。

在各种民间调查赞同安乐死的比例日益增高、对消极安乐死的行为默认、同情、赞同也日益成为常态的同时，关于积极安乐死的法理、伦理的争议异常激烈。安乐死的争议焦点主要为：生命神圣与生命质量的争论、医师救死扶伤原则与减轻痛苦的矛盾、医疗资源浪费与基本生存权利维护的平衡、尊重人权与人在一定情境下不理智选择的认定……何况积极安乐死还涉及恶意利用谋杀、自杀的正当性问题、婴幼儿或植物人等无自主意愿患者安乐死授权的法律界定、人权与非法剥夺他人生命等敏感问题。因此，安乐死的合法化一直是一个充满争议的漫长之路。

如果说，在强调生命自主、死亡方式选择权利和生活质量、生命价值、人格尊严的现代生死观主导下，人们对消极安乐死更多的以默许和同情给予认可；那么，积极的安乐死，一直处在变相杀人的人性践踏、弱势患者生命权利被迫剥夺、患者对疾病认识的局限和低落情绪对死亡选择的可靠性质疑中，在立法上谨慎地缓慢推进。严格意义上讲，包括荷兰、比利时、加拿大、瑞士在内的大多数国家，帮助他人结束生命都属违法行为，但对安乐死，在严格条款被准确无误执行后，可不再追究法律责任，以此法律"豁免"形式达到所谓合法化的结果。1987年，荷兰成为第一个将安乐死合法化的国家，其制定了不治之症临近死亡、极端痛苦不堪忍受、深思熟虑后的真诚自愿、医师认可并同意实施等严苛的条款，并设置了最低12岁的下限。2002年，比利时步邻国荷兰后尘宣布安乐死合法化，当初设有18岁的年龄下限，但2014年比利时众议院通过《让重症患儿享有安乐死权利》方案，成为全球首个对安乐死合法年龄不设限的国家。2016年，加拿大国会通过允许医助死亡的安乐死方案，但严格限制于"身体状况痛苦不堪并无法治愈"的本国成人患者。在此期间，美国、澳大利亚、瑞士等一些国家纷纷通过安乐死法案，其中瑞士是唯一允许对外籍人士实行协助安乐死的国家,所以古德尔和傅达仁都在无明确诊断绝症的情况下纷纷赴瑞士完成安乐死的愿望。但因为瑞士的协助安乐死组织——Dignity(尊严)和Exit(解脱)都不是医疗机构,只是非营利组织,其在安乐死执行上的公正性、权威性、合法性,尤其是组织宗旨、财务公开等问题近来受到广泛质疑。

中国的安乐死的情理之争同样客观存在,立法之路严峻而漫长。20世纪90年代的医务人员调查中,赞成安乐死的占92.53%,50%认为患者和家属有权拒绝延长生命的人工手段,80%以上认为主要障碍是法制不全。与世界各国一样,我国对安乐死民意调查的支持率,从20世纪末的60%～80%,到21世纪初已达86%～92%,安乐死立法的呼吁也日益强烈。从1986年陕西汉中我国首例安乐死案件,受死者家属王明成请求协助安乐死的医师浦连升最后以不构成犯罪结案,到当事人王明成2003年诊断胃癌晚期,正式申请安乐死,被医院以尚未立法拒绝,演绎的是我国安乐死现状的无奈与尴尬。中国最早的安乐死提案,是1988年全国人大上由中国妇产科学和儿科学的泰斗严仁英和胡亚美提出的,初衷就是"与其让一些绝症患者痛苦地受折磨,还不如让他们合法地安宁地结束他们的生命"和"节约我国有限的卫生资源,把它用于更有治疗希望的患者身上"。至今,每届全国人大都有安乐死的立法提案,联合提案人已从20世纪90年代的32名到近年的数百位人大代表联名提案,但因安乐死涉及复杂的道德、伦理、法律、医学问题,至今尚未纳入我国立法议程。

作为曾经的医师、医院管理者和红十字会工作者,我始终坚持:人道,即对生命的尊重和人格的尊严,是做人的底线,这是跨国界、种族、信仰的第一道德和法律准则。随着社会文明的发展,在尊重生命的同时,更应该关注人格尊严,即生命质量和生命价值原则。生命质量是决定生命的内在价值,人格尊严决定生命的外在价值。安乐死,就是生命尊严和生命主权理论的体现。我很同意著名作家史铁生在《安乐死》一文中所说:在无法表达自主的意愿无从行使自己权利的状态下屈辱地呼吸,不如帮他们凛然并庄严地结束生命,这才是对他们人格的尊重,才是人道。

然而,除了各国共有的争议焦点,中国传统的"孝道"文化与近代亲情理念的冲突,使中国的临终救治存在明显的资源浪费,生前预嘱执行遭遇到极大障碍。因此,中国的安乐死相关立法更为艰难、更为亟待并应当赋有独特的内涵。下面两个我身边的数据是这种亟待的折射。

我的博士研究生李芬在毕业论文《基于上海市老年医疗费用实证研究》中,对上海市临终期医疗费用的临终效应分析,上海老人临终期的医疗费用是老人年均费用的64%,高于美国的60%,远远高于瑞士的42%。提示中国临终期因人工延长生命的抢救措施的资源浪费客观存在。

在红十字会工作中,中国老人遗体捐献、器官捐献、生前预嘱的执行,常常被亲属和子女以传统伦理和亲情不忍而拒绝。上海遗体捐献实施率25.9%,生前预嘱执行率低于20%。这种拒绝很大程度是以牺牲逝者本人意愿而使子女或亲属符合外在的道德评价,岂不知父母应拥有自身生存利益的决定权利,尊重父母本人意愿才是真正的孝顺。

期望我国早日启动立法,首先借鉴许多发达国家的普遍做法,对拒绝不必要的抢救和人工延长生命措施的生前预嘱、器官和遗体捐献,在信息化、标识化基础上,以法律形式明确亲属和子女无特殊理由不得随意拒绝,医院在严格程序控制下按患者意愿和预嘱执行消极安乐死的行为受法律保护。在此基础上,严谨、慎重地适时推出以医师辅助为主的积极安乐死的相关法律。不忍再看着中国老人像古德尔那样穿着"Aging Disgracefully"(不光彩的衰老)的衣服,背井离乡、孤独寂寞地走向远方结束生命,更不希望有尊严的死只成为有钱人在瑞士才能拥有的特权。

　　衷心希望当我们将来离开世界时,我们的法律、社会伦理、传统亲情,能按照本人的意愿,以最自然和有尊严的方式结束生命,真正达到对生命珍惜和热爱的理想结果。

"我病了"，假如他是真的

2018‑08‑06

不久前，一则《余秋雨：我病了，社会也病了》的帖子在网上盛传，以"余秋雨"在医院抢救的事例，对医疗体制、医疗服务、医患关系进行抨击。见文，我即对其真实性表示质疑：一则，因肝病住进传染病医院而撰写《我没病，是这个社会病了》的是贾平凹，文章反映的也不是医疗体制和医疗服务，而是社会对肝病患者的歧视；二则，因肝病住院的"余秋雨"治疗的却是冠心病，如此渊博的作家应该不会张冠李戴。果然，真正的余秋雨于8月2日22:23在其微博"倾听秋雨"上发表声明："该文内容纯属无中生有，凭空捏造。对这种不负责任的网络谣言给予强烈谴责"。

虽然冒用名人的马甲已被剥去，但"我病了"引起的社会反响仍应予以回应。于是，我想起了根据沙叶新同名剧本改编的中国台湾电影《假如我是真的》。不妨把一个或许虚拟的"余先生"住院抢救折射的医疗体制、医疗服务、医患关系问题作一梳理，对我国医改的现状和问题作一客观分析和理性期望。

首先是医疗价格和个人支付比例。"余先生"在死里逃生后，对总费用 30 余万、个人支付 15 万元耿耿于怀,因为这与他理想中的"救死扶伤的组织"形象相差甚远。根据文章的描述,"余先生"应该是急性心肌梗死,已晕厥,急诊介入溶栓后第三天再次并发肺栓塞或再次心肌梗死,应用德国进口药物后,九死一生。如此全程在重症监护室进行的危重抢救,费用 30 万是高是低自有公断,关键的是个人支付比例与社会承受能力是否匹配? 这让我联想起本次医改前夕,2007 年北国之城哈尔滨的 500 万、南国都市深圳的 120 万"天价药费",当时这两家医院从院长到科主任均被行政处分,社会和家属质疑的焦点也是尽管家属当初要求并同意使用最好的药,事后却质疑用药的合理性和自己采购药物到医院使用的合法性。而当初中国医保覆盖率为 29%,天价医药费对没有医保的患者来说确实压力甚大。"余先生"相对比较幸运,通过 8 年医改,中国医保覆盖率已达 98% 以上,各省市根据医疗保障能力,医保支付比例普遍达到 70% 以上,报销上限从 8 万逐渐提升,不少省市达 18 万,甚至无上限按比例支付。如此医疗保障,对平均住院费用 2 万多的国民广覆盖、保基本是一个福音。"余先生"这次医保支付 15 万以上,除去不能报销的进口药等项目,医保报销比例应该在 70% 以上,尽管仍未达到"余先生"免费医疗的期望,他实际上仍是医疗保障改革的受益者。

其次,是贵重非基本药物的使用及其供应途径。"余先生"介入溶栓后发生严重并发症,生命岌岌可危之时,医院建议使用德国进口药(估计是替奈普酶之类新型溶栓药),尽管"医师谨小慎微,每一个治疗方案都征求患者家属意见,每用一种自费药都跟家属打招呼,征得同意后才能采用",但获得重生的"余先生"在感恩医师大爱无疆的同时,对由供应商直接送药到医院的供应途径和昂贵的费用严重质疑。这里折射的又是一个"情法之劫"。此类新药往往是尚未经过我国食品药品监督管理总局批准的、尚在临床验证阶段的进口新药。明知尽管疗效确切,但直接用于临床还是违规且不合法的,但善良的医师往往会在患者危在旦夕或其他药物治疗无效时建议使用。从《我不是药神》中的印度仿制抗肿瘤靶向药格列卫,到上海医师违规将腹腔注射用阿瓦斯丁用于眼内注射,医师往往为了救死扶伤在"情法之劫"中站在情理那一边,岂不知在这些违规使用"假的真药"中,确有不良商人以"真的假药"来谋财害命和投机敛财。医师的善意不仅踩上了违规的红线,也常被患者和社会质疑。

欣慰的是,"余先生"对忍辱负重、大爱无疆的医师的品质和医德高度褒扬,很大的原因是源于他们曾经跪求过的老院长拒绝了"余先生"事后真诚感谢的 2 万元红包,总算给已被描得很黑的医院保留了一点纯洁的白色。

尽管余秋雨已经公开辟谣,我假设"我病了"一文的作者描述的是真的,经过上述梳理后,可以对我国的医改提出若干理性的期望。

我们期望,公立医院的公益属性和以公益为导向的医院补偿机制改革能通过我们的共同努力,成为社会共识。公立医院作为一个差额拨款的非营利事业单位,在全国完成医药分开、药品零加成后,政府财政投入、在政府价格指导和医保支付下的服务收费是医院补偿的主要渠道。我们的改革就是要在有限的政府财力和医疗资源与无限的医学发展和服务需求的矛盾中,按照效用最大理论,从机制上抑制医者非必要的诱导消费和患者过度就医的道德危害。更应该像上海、深圳、三明那样,对公立医院按照医疗质量和岗位工作量为核心的绩效考核后进行工资总额核定,切断医院收入与员工薪酬的利益链,让医者获得有尊严的价值,让患者对公立医院的公益属性和非营利机制充分了解和信赖。

我们期望,我们的医疗保障体系能在基本完成广覆盖、保基本的目标后,尽快向多层次、可持续、全方位的方向迈进。近日又有人转发某学者《中国医疗改革的失败原因》,矛头直指 1997 年《基本医疗保障要低水平、广覆盖》的讲话,我真不敢苟同该学者的观点。睿智的时任领导最初制定的低水平、广覆盖、大病统筹基金封顶线、低收入者社会救济等原则,被中国医疗保障十几年的实践证明,广覆盖、保基本是中国国情的必然。随着政府财力和社会筹资的逐渐提高,在不断扩大基本医疗范围和内涵,不断提高支付上限、报销比例的同时,像"余先生"这样具有相当支付能力的患者,应当积极参加商业医疗保险,更多尚未纳入基本医疗报销目录的昂贵进口药物、耗材、特需服务项目均能纳入商业医保目录。如此才能改变我国一边是医疗筹资不足,一边是发达国家医疗筹资三大支柱之一的商业医疗保险在我国几乎空白的现状。对于贫困弱势群体,应当积极拓展民政、社会团体、红十字会等组织的医疗救助,从体制上使关系人民生命与健康的因病致贫的脱贫先行一步。

我们期望,切实加强对公立医院开展非基本医疗服务的控制和规范,尽快建立满足社会需求的多元化多层次医疗服务体系。世界各国,包括发达国家,昂贵药品和耗材也未必均纳入社会医疗保障。但对以提供基本医疗为宗旨的公立医院开展非基本医疗项目,都以各种政策进行严格控制和高度集中。基层公立医疗机构原则上不准开展非基本医疗服务项目;政府对大型公立医院开展非基本医疗服务,有严格的准入、限制和监管。对关系到危重患者抢救、肿瘤治疗的昂贵进口新药,目前正在迅速推进的降低关税、简化监管准入程序和缩短验证和审批时间、开展医保价格谈判,在切实降低价格后适时纳入医保的同时,必须规范医院流程,严禁不经医院采购的药品直接使用于临床的"体外循环"和"红发票"现象,确保医疗安全。同时,推进社会办医,与商业医疗保险不断推广同步,建设多元化和多层次的医疗服务体系。

我们期望,在继续不断完善公立医院医疗服务的同时,尽快应用互联网和卫生信息化手段,建立有效的与医保卡绑定的支付和信用体系。

急诊危重患者抢救"先抢救后付费"的制度应该切实落实。积极推广与患者医保卡、身份证、手机绑定的电子钱包、银行储蓄卡和信用卡在医院的应用。医护人员在与患者和家属有效沟通和耐心解释的同时,应创造条件让患者可以通过自助查询机、手机 App 等便捷的现代信息手段进行价格和医疗费用查询。

我们期望,随着医疗体制改革的不断深入,药品耗材回扣、伤医害医恶风能得到有效遏制。希望能有更多的医师像"我病了"文中的老院长那样,在拒绝红包后,自信地回答"我们医师没病"。让我们的白衣保持纯洁,让我们的医患回归和谐。

假如《我病了,社会也病了》是真的,在理性梳理后,应该对中国医改有更多的期待。

从《人间世》再谈患者权利

2019-03-30

　　触人泪点的纪录片《人间世》第二季徐徐降下帷幕,但引发的许多争议却余波荡漾。其中第2集《生日》引起的争议更引人关注。记得《生日》播出的第二天,某医界媒体人即贴出微信:"剧中3个为了生育而执念赌命的女人,完全同情不起来"。

　　《人间世》第二季《生日》中,38岁的林某,已育2个女儿,执意要生个儿子,怀孕后前置胎盘,术中大出血,最后以全子宫切除的代价,才勉强换得母子平安;25岁的吴某,患有先天性心脏病伴肺动脉高压,为了追求人生的圆满,在与丈夫、父母、公公婆婆、医师抗争了28周后,执意赌命怀孕,最后在产下一个只有1000克的男婴后,却连孩子都没看上一眼就与人世告别;42岁的失独母亲应某,其独子在救火中壮烈牺牲,在尝试4次试管婴儿失败后,执意第5次尝试,历经艰辛,终于让小女儿穿上迷你消防服。关于这3位女性执意到生育这个鬼门关上走一回的选择,每个人可以站在自己的价值观、人生观各抒己见,但关于医者在其中扮演的角色,我要从患者的权利和医者的权利义务角度再作若干梳理。

人的生命权和生育权是与生俱来的基本权利，是最根本的人身权。生命权和生育权的客体主体均为人自身。也就是说，生育权与其他由宪法、法律赋予的选举权、结社权等政治权利不同，作为人的基本权利，"妇女有按照国家有关规定生育子女的权利，也有不生育的自由"（《中华人民共和国妇女权益保障法》41 条）。这种基本权利，是任何时候都不能剥夺的。

从对《人间世》第二季《生日》中 3 位母亲在生死门前走一遭的指手画脚，不由联想起当初"林妹妹"陈晓旭因乳腺癌玉殒香消后对她医治决策的口诛笔伐。人们为什么不能给拥有生育权和生命权的独立主体的人的选择应有的尊重？每个人可以假设在你面临这些选择时按照你的人生观、价值观进行你的选择，但对别人行使自己最基本的人格权选择时的决定也应该给予充分的尊重。何况这面对的是充满风险和未知的医疗和涉嫌对逝者不敬的逆道之举，这里折射的实际上是社会对患者自我决定权问题缺乏正确认识。

《生日》涉及的另一命题是患者自主决策与医者自主权的冲突问题。《生日》中仁济医院的林建华医师在这个问题上的拿捏十分到位：在吴某生下儿子后阴阳两隔、珠沉玉碎之时，林大夫在十分痛心的同时，表示"以后这样的患者，要劝说，往死里说……但最终必须尊重她的生育权"。这是一个医者理性的认识，也是在医患关系上应该倡导的近似同等权利、共同参与医疗决定的现代医患关系的写照。

法律上，医师有必须承担诊治的义务，不能以任何政治的、社会的等非医疗理由来推脱为患者治疗的义务。说白了，医师没有拒绝治疗的权利；医者有解释说明的义务，即向患者说明病情、诊治、预后等情况，只是为了争取患者同意和配合，最后必须尊重患者的自主权利。同时，医师具有独立的自主权利，在特定情况下，医师拥有特殊干涉权，但仅限于当患者自主原则与生命价值原则、有利原则、无伤原则、社会公益原则发生矛盾时才能使用这种权利。也就是说，法律赋予了患者至高无上的生命权、生育权，甚至在危及生命时可以使用无限防卫权、在社会公益和紧急情形下生命权也不可克减。同时，法律也规定在生命权受到侵害时，即使作为客体的受害人同意也不具有法律效力，因此，帮助他人自杀、见死不救等行为均属违法。

医患关系随着人类文明的不断发展也在逐渐变化。按照萨斯（Szasz）-荷伦德（Hollender）理论，二战前的医师永远主动、患者不能对医师的责任有任何监督的"父权主义型"的主动被动型医患关系，在纳粹医师非人道人体实验被揭露后，以"纽伦堡精神"为标志，患者自我决定权日益受到尊重，演变成医师处于主导地位，患者具有提供信息、提出自己要求的指导合作型医患关系。近年来，更加强调医患同等权利、共同参与医疗决定的共同参与型医患关系。

总之，《人间世》在向世人展示人在生死之间的许多无奈、痛苦的同时，也教会我们要尊重患者至高无上的生命权、生育权、医疗决定权。作为医者，在应用自己的医学知识、治疗手段，尤其人文关怀行使诊治义务，以医师职业的严肃性和医术科学性主张医者的独立自主权的同时，对特殊干涉权的使用应当十分慎重。

从奥运会奖牌榜看医院排行榜的标化值梯度

2019 - 11 - 15

在上海交响乐团的音乐会上,邂逅沪上著名医院的管理界前辈大佬。见面即问:"复旦医院排行榜,前三名略有梯度,第 4 名、第 5 名只有 40 多分,只是第 1 名的 50% ,差距有那么大吗?"联想日前媒体记者亦有同样疑问,更有"好奇者"写信调侃:"从第 4 名开始总得分在 45 分以下,是否说明这些医院不及格? 我们从记事起就被打分,已习惯了 60 分为及格分,如何理解这个分数真正的意义?"于是,一直主张 365 天只在发布日发声一次的我,试着从奥运奖牌榜、美国医院排行榜的分值梯度,来阐释医院排行榜的标化值处理初衷和理性看待分值梯度的问题。

复旦大学医院管理研究所的专科和医院排行榜,参照美国最佳医院排行榜的声誉排名方法。各专业专家的声誉评分,经去掉 2 个最高分、平均声誉值处理后,做出专科声誉排名。统计各医院排名时,我们以秩次法标化,第 1 名 20 分、第 2 名 17 分、第 3 名 15 分……计入各医院专科声誉分,再以最高分医院为 80 分,第 100 名为 0 分的百分位次法处理后得到声誉标化值。科研产出以最高分医院 20 分的百分位次法处理后得出科研标化值,两个标化值总和即形成了医院综合榜的分值。

回顾同样以专科排名汇总成医院排名的《美国新闻与世界报道》的"美国最佳医院排行榜",评估学科只有 16 个,参选医院规模也较接近,一般在 1000 张床位左右,评估结果仍然存在得分差距较大的情况。例如,2006—2007 年度,使用标化值排序医院时,第 1 名 30 分,第 6 名只有 18 分,是第 1 名的 60%。2018—2019 年度,使用总得分排序时,第 1 名 414 分,第 6 名 296 分,第 6 名是第 1 名的 71%。如此看来,复旦医院排行榜,评估学科多达 40 个,而且我国医院规模差异明显,医院床位多的可达近万张,少的只有几百张,由此复旦版中国医院排行榜综合榜各医院得分上有比较大的离散分布,应该是可以理解的。

在排行榜的标化值处理方法上,我们曾经试过用原始指标值替代秩次法;用 60～100 位的位次法处理以符合人们对 60 分以下不及格的习惯心理……结果发现,如此处理虽然保留了原始指标值的差异,但因为 40 个专科不同学科的差异会使非正态分布概率更高;挤压百分位次,又会使若干竞争激烈的学科的差异变小,形成分布尖梢峰现象。如此,必将出现声誉标化值差异很小,并列概率增高,科研标化值成为影响结果的敏感指标,这与复旦版医院排行榜"声誉为主、临床为主、恒定性和敏感性兼顾"的原则相悖。

回想起我中学时作为校田径队主力队员参加区运动会时,每个项目以 0.1 秒或几米的差距决出第 1～6 名,学校以第 1 名 6 分、第 2 名 5 分……统计总分。最后常常前 2 个学校略有梯度,第 3、第 4 名总分只有第 1 名的 1/3 或 1/4。但那时的我们,为自己的每一个项目夺冠而欢呼,为学校的名列前茅而欣喜;那时的我们,已经懂得在秩和统计中,不必在乎分数,从而摒弃了 60 分是及格的习惯分值思维。

再看奥运会的奖牌榜。每一个项目都以激烈的竞赛决出 1～6 名。但在奖牌榜统计中只统计金牌数和奖牌数。在 2016 年的里约热内卢奥运会上,名列奖牌榜第 5 的德国,奖牌数 42,金牌数 17,分别是第 1 名美国队的 34.7% 和 36.9%;而在 2008 年的北京奥运会,仍然是位居第 5 名的德国队,奖牌 41,金牌 16,分别是位居第 1 名的中国队的 37.2% 和 31.3%。没人会把这种标化值梯度看成是国家体育水平的量化反映。我们或许应该像肯尼亚选手陶醉在中长跑的垄断地位、像中国球迷为女排夺冠瞬间欢呼雀跃那样更多地关注自己学科的专科排行,关注自己医院和学科在各种评估体系中的每一个变化,像现代奥运精神倡导的那样,在公平竞争的同时,更多地体现相互理解、友谊长久和团结一致。

应当承认,各种评估体系的方法都有其利弊得失和需要完善之处,医院排行榜也只是学科评估的一个参考标杆。我们需要的是正视不同维度、不同评估方法提示的信息和问题,坚定中国一流的医院要重视学科建设、临床创新和学术科研,提高医院的临床技术能力和服务水平,这才是医院管理者和医者永远不变的初心。

规培变形了？ 我来较个真

2022‑07‑05

近日，一篇"规培在中国是怎样'变形'的"文章引起医界很大关注。该文说中国的住院医师规范化培训"变形"，参照的一定是国外，尤其是欧美发达国家的规培。文章在罗列了规培时间长、待遇低、天天打杂学不到东西、规培基地良莠不齐……一系列吐槽后，竟然没有说出一个究竟：是国外的规培"洋经"到了中国走形？还是下面的歪嘴和尚把经念歪？我最关注的是后面的路怎么走？全国统一规培偏急偏快，再退回去？规培基地到底是将难承其重的"弱三甲"剔除出列，还是让实力出众的"非三甲"入围？云里雾里，扑朔迷离。

规培关系到医学教育和临床医师培训制度改革的命运和方向，我作为一个有过住院医师、带教老师、医院管理者经历，作为访问学者近距离考察过美国住院医师生活、我国住院医师规培率先探索的见证者，感觉有必要理性梳理，较真地客观评价我国规培制度的是非曲直。

19世纪末，被称为"现代临床医学之父"的威廉·奥斯勒（William Osler）在美国约翰霍普金斯医院首创的以突出临床能力培训的住院医师规范化培训制度,被公认是临床医学教育和医师培训的经典。我国尽管在20世纪20年代,以协和医院"住院医师24小时负责制"为代表的住院医师培养制度在众多附属医院都开展得有序规范,但由于受"单位人"人事制度制约,大学毕业直接分配到基层医疗机构的众多医师,除了短期进修外,几乎都没有经过严格的规培,导致临床医师专业水准参差不齐,医疗质量难以保证。

体制机制的不适应和不协调必然会呼唤顺应历史潮流、遵循科学规律、改革僵化体制、富有激情的改革者。2010年,同样是医师出身,时任上海市(分管卫生的)副市长沈晓明明确提出住院医师规范化培训是临床医学人才成长和提高临床水平的必经之路,对保证专业水平和服务质量具有重要作用,在全市范围内开展统一标准规范、统一考核评估的规培制度,这是中国系统的住院医师规培的率先探索。当时我担任上海申康医院发展中心副主任,参加了沈副市长牵头的上海市住院医师规范化培训联席会议,直接参与和见证了规培改革。上海出台了一系列政策文件,落实住院医师规范化培训的资金账户,切实落实政府、医院的分级管理和专职管理团队建立,妥善解决了从住宿、考试到非培训基地医疗机构三年住院医师短缺等一系列问题,使上海住院医师规培经过许多坎坷后走出了一条符合中国国情的住院医师规培之路。2013年国家七部委联合印发《关于建立住院医师规范化培训制度的指导意见》,明确要求本科学历以上医师执业必须接受全国统一规培,标志着中国正式进入无规培不行医的时代,这是中国医学教育的重大进步,是关系到临床医疗水平和服务质量提高的千秋伟业的一个里程碑。

医师的薪酬待遇,一直是关系到人才吸引、队伍稳定、员工积极性的敏感砝码。住院医师规培改革,规培生由过去的单位人变成社会人,这批在医院担任住院医师工作而编制不在医院的规培生,其工资薪酬的筹

国家卫生计生委等7部门关于建立住院医师规范化培训制度的指导意见

发布时间：2014-01-17　来源：

国卫科教发〔2013〕56号

各省、自治区、直辖市卫生计生委（卫生厅局）、编办、发展改革委、教育厅（教委）、财政厅（局）、人力资源社会保障厅（局）、中医药管理局，新疆生产建设兵团卫生局、编办、发展改革委、教育局、财务局、人力资源社会保障局：

住院医师规范化培训是培养合格临床医师的必经途径，是加强卫生人才队伍建设、提高医疗卫生工作质量和水平的治本之策，是深化医药卫生体制改革和医学教育改革的重大举措。为贯彻《中共中央国务院关于深化医药卫生体制改革的意见》（中发〔2009〕6号）和《国家中长期人才发展规划纲要（2010-2020年）》精神，培养和建设一支适应人民群众健康保障需要的临床医师队伍，现就建立住院医师规范化培训制度提出如下意见，请结合本地实际认真执行。

国家七部委联合发布规培指导意见

资和发放渠道、薪酬标准，乃至与社区医师、专科医师、社会平均可分配收入水平的关联性，都关系到规培改革的成败。

无论是上海市 2010 年的规培探索还是 2013 年的国家规培文件，都由政府财政拨款兜底，以确保规培生薪酬的筹资渠道的可靠稳定性。国家规培文件更是明确国家财政、省市财政和规培基地"三个一点"补助方法。且不说上海发放口径统计的规培生年收入 8 万～12 万元，也不说《规培在中国是怎样"变形"的》文下留言江苏省规培生收入 6 万～10 万元的打脸，就按文中所说国家财政补助规培生每年 2.4 万，边远省市财政最少 0.33 万，那即便不算"大部分规培基地都会有一定补助"，文中引用的丁香园问卷调查，27.5% 规培生月收入 1 000 元以下，8% 表示"没有收入"如何理解？看来规培生的收入待遇统计，真不能简单地引用自媒体问卷调查,应该以发放途径和规培生账户的客观统计为准。如果真有像某些地方扣减民办教师薪酬那样挪用或扣减规培生薪酬的,应当彻查严惩!

我们在考虑规培生的薪酬标准时,既要考虑医学生学习时间长、投入成本较高、工作年龄较大等专业队伍稳定因素,也要兼顾与社区医师、主治医师、医护人员总体薪酬水平的一定梯度,以有利于引导和愿景激励。西方发达国家规培生的薪酬标准全国统一,一般与社会平均收入水平相当,是未来主治医师的1/4和社区医师的1/2。我国规培生薪酬标准也参考全国平均可分配收入,要求各省市按当地收入水平予以补助。上海规培探索时还特意强调各规培基地不能为了争夺优质生源而擅自提高补助标准,目的就是为了兼顾公平。虽然我国规培薪酬框架还有许多待完善之处,但总体设计符合医学生的培养规律。古今中外,医学生一直都是家境殷实、能承受早期培养投资的职业,医学生和师范生不一样,从来不属于公费培养范畴,许多发达国家明确医学和法律专业不享受助学金待遇,这都是以医学生执医后的薪酬水平明显高于社会平均收入水平为前提的。切实落实去年国家五部委联合印发的《关于深化公立医院薪酬制度改革的指导意见》,建立体现知识价值和行业特点的薪酬制度,使基层社区医疗机构的薪酬水平参照或略高于同级同类公务员薪酬水平,医师平均薪酬水平是社会平均可支配收入的4~5倍,适当借鉴国外规培生职业贷款政策,这才是规培生队伍稳定、人才吸引、安心学习的基础。

关于吐槽不满的第二点:规培医师太苦太累,天天写病史干杂活,成为轮转科室"廉价劳动力",极少参与接诊下医嘱,独立手术太少,导致规培医师怀疑人生,抱怨叫苦。且不说我在《住院医师岁月忆絮》中描述的我们心甘情愿地抢着打水、擦桌子,帮进修医师写病史,只求能带我们上手术台的过往故事,就叙述一下我目睹的美国住院医师的日常生活:1998年我作为访问学者去美国费城儿童医院,与一批美国规培生一起学习、工作数月。他们每天早上6点就进病房,7点前就完成换药、早查房,同样没有处方权的规培生早早就把拟开的医嘱写好,等待着带教医师审核签字;7点到8点常有病理读片、文献报告等住院医师业务学习,8点开始远远地跟着主治医师查房,竖起耳朵认真记听,难有说话之地,也没有人抱怨这是"形式主义"。然后就是跟着带教医师上手术台拉钩或者上诊室抄方;中午时间大多一手可乐或咖啡,一手披萨或汉堡,站在放射科读片室听主治医师读片或者在检验科显微镜前看检验涂片;下午三、四点拿着日程表到处找病例讨论、MDT、疑难会诊去旁听,从来没有人来组织和招呼你;夜查房时间是晚上8点,离开病房多在9点以后……后来美国立法,规定住院医师每周工作时间不得超过80小时,这是一个怎样的概念? 这是一种怎样的辛劳? 这就是作者认为没有变形的规培,天天热情主动地干着各种杂活,从来没有人想到自己已沦为"廉价劳动力"。我最不明白的是抱怨天天写病史的规培生却反映很少参与接诊,不接诊、问诊、体检,怎么写病史? 难道信息化的新时代已经可以只用检索、拷贝就能"撰写"病史?

对规培医师没有独立处方权和操作机会较少的问题,也是我在美国访问学者期间的所见所闻,对原有"手把手把一个不合格的医师培养成合格医师"的理念产生了很大冲击。在主诊医师(Attending)负责制的费城儿童医院,一个68岁的主治医师"老太太"带着一个总住院医师,3~4个规培生管理着16张小儿外科床位。所有门诊、手术她都亲力亲为,别说规培生,那个总住院医师的主刀都十分有限,哪个规培生能上台做助手就十分欣喜了。只有门诊小手术和阑尾切除那样的手术,才放手让总住院医师带规培生上台,就是腹腔镜下疝修补术都是她亲自主刀或者让总住院医师主刀、她亲自做助手。我问她："您这样，年轻医师怎么成长？"她用奇怪的眼光看着我，说："有悟性的医师观摩几十个手术后，只要带教几次就会成为一个好医师；不适合做外科医师的人，你让他主刀几十个手术也成不了一个合格的医师"。后面一句话更颠覆了我原有的理念："患者是因为我们医院和我的声誉来挂号、来住院手术的，我不能以患者的生命和健康作为代价培养医师！"所以，规培生没有独立处方权，任何医嘱、操作、手术都要在带教老师监督下进行是为了维护患者权益、保证医疗质量的惯例。《规培在中国是怎样"变形"的》根据《赴美行医》的描述，说美国5年的普外科住院医师培训后能独立完成常规手术，那一定是把住院医师规培和专科医师规培混淆了。至于文中说带教老师因为"教会徒弟、饿死师父"而不肯精心教学，那是规培生想多了，太抬举自己了！我做医院院长期间，明确进修医师和3年以下住院医师不能独立急诊和门诊，只能在病房协助诊疗和参加带教门诊，也是为了医院声誉和质量保证。上海在住院医师规培管理细则中，在积极推广模拟教学的同时，对各科轮转期间的操作项目和数量都有具体要求，并将规培教学作为医院绩效考核、带教老师职称晋升的主要指标，就是为了确保规培质量和对规培带教老师的激励。

关于规培基地的准入和质量问题，医疗资源的不平衡是客观存在的。世界各国和我国传统医学教育中，每年的住院医师申请历来是激烈的竞争。就像名校成为学历的品牌标志一样，医师常常以我住院医师是在梅奥诊所、约翰霍普金斯医院，或者我国的北京协和医院、四川华西医院、复旦中山医院、上海瑞金医院这样的名院而骄傲和炫耀。一边是规培生对规培基地的期望要求，一边是众多医院院长对成为规培基地的向往；既要照顾每年80万～90万医学生毕业对规培基地的刚性需求，又要考虑规培质量和带教师资的能力……在我国规培的起始阶段，根据规培基地要求,以三级甲等医院为准入门槛应该是必要的,不能简单地归为"粗暴的一刀切"。2013年至今,我国规培基地达1000多个,占三级医院的70%左右,总体应该还是与规培发展要求匹配的。当然,加强规培基地的建设、严格管理和常态化评估是我国目前规培基地的亟待。

总之,在我国作为新生事物的住院医师规培制度,尽管有许多不尽如人意之处,有许多需要完善的地方,但这是医学生提高临床水平的必经之路,是关系到临床专业水准提高和医疗质量保证的重要举措。经过不懈努力,中国好不容易进入无规培不行医的新时代,我们要坚定方向、不断完善、不变形、不折腾,走出医学临床人才培养的阳光大道。

从医疗事故举证责任倒置设立和废除谈卫生法律体系完善

2023‑07‑02

　　日前,在医学界直播间讨论"医疗事故罪应该取消吗"时,讨论嘉宾、业内在医者维权方面颇有声望的律师谈及医疗事故举证责任倒置,认为曾经在一定时期有一定积极作用时,我有些许激动,直接反驳:医疗事故举证责任倒置从设立到废除的整个过程,都是对医患维权缺乏正确认识的结果,是我国卫生法律体系需要不断完善的一个明证。

　　2020 年 5 月 1 日,最高人民法院新修订的《关于民事诉讼证据的若干规定》正式实施,废除了 2002 年 4 月 1 日发布的《关于民事诉讼证据的若干规定》中关于医疗事故举证责任倒置的规则。解释废除理由是:"举证责任倒置规则,由医方承担过错和因果关系的举证责任,一方面导致患者证明难度降低,医疗纠纷滥诉现象严重,占用大量司法资源;另一方面,医疗机构和医师迫于压力,开始防御性医疗,如在治疗过程中开具大量不必要的检查项目。造成患者医疗费用上涨,或回避收治高危患者,或选择保守的治疗方法等",另外,"删除了举证责任倒置的规定,医疗损害责任纠纷举证责任规定的法律体系实现了统一"。那么,那个被实践证明引起滥诉、过度防御,又与法律体系相悖的医疗事故举证责任倒置当初是在什么背景下出台,其初衷又是什么?

21世纪初,在我印象中是中国卫生医疗行业万马齐喑的日子:农村合作医疗和城市劳保制度随经济改革瓦解后,城镇医疗保险覆盖率低、后付制诱导的过度医疗弊端明显;医疗卫生系统被贴上商业化和市场化的标签;国务院发展研究中心关于医疗体制改革课题研究"基本上是不成功的"的结论,一石激起社会声讨和行业反思的千层浪。保障机制不完善形成的看病贵、补偿机制不健全促使的趋利行为、舆论导向习惯性地强调患者是弱势群体……这些都导致医患间的互不信任、医患矛盾激烈。曾有统计,那时全国年医疗纠纷7万件以上,其中75%的患者和家属有扰乱医疗工作秩序的过激行为,18%发展成打砸医院,20%有攻击和威胁医务人员的举止。这就是医疗事故举证责任倒置设立的时代背景和社会环境。

2002年4月1日实施的《最高人民法院关于民事诉讼证据的若干规定》明确规定,因医疗行为引起的侵权诉讼,将由医疗机构就医疗行为与损害结果之间不存在因果关系及不存在医疗过错承担举证责任,即患者将医院告上法院,作为被告的医院要证明自己"清白",如果医院提供不了证据,将承担败诉风险。这就是"医疗事故举证责任倒置"。当时的立法初衷是"根据医疗纠纷中,医患双方当事人接触并提供证据的难易程度而确定的""医疗诉讼举证责任倒置也是考虑双方当事人的举证能力而制定的"。那为什么这个看似为了保证患者弱势群体的权益、维护社会公平正义的卫生法律"创新",最后却因滥诉严重、防御性医疗导致医疗费用上涨、患者利益受损而被迫废除呢? 这里涉及诸多法理概念混淆、借鉴引用偏颇和法律实践教训,值得反省和引以为鉴。

医疗事故举证责任倒置在法理上是引用和借鉴的偏颇。举证责任这一概念来源于罗马法,在民事诉讼中,当事人对自己提出的主张,需用证据加以证明。这里包含两层意思:一为行为责任,即主张者对行为事实提供证据予以证明,二为负有举证义务者举证不力时承担败诉风险。放眼世界立法,无论是以德国、日本为代表的大陆法系,还是以美国、法国为代表的英美法系,都是遵循"谁主张、谁举证"作为医疗损害举证责任的基本原则,即原则上由患者举证。大陆法系考虑医疗复杂性是为了保障患者权益,在特殊情况下酌情减轻或转换患者对医疗损害的举证责任,但这与我国没有区别的举证责任倒置有本质区别,是引用和借鉴的严重偏颇。

医疗事故举证责任倒置法理概念混淆,首先表现为将一般民事诉讼的医疗损害的举证责任与特殊诉讼的举证责任分配例外混淆。在德国等大陆法系中,只对产品责任诉讼、公害诉讼、交通事故案件等特殊案例,"法官规则"允许法官本着公平、正义的民法精神,实行与一般民事纠纷案件不同的举证责任分担,即在原告举证损害后,由产品责任、公害和交通事故肇事方承担否定违规操作的举证责任,但这不适用本着治病救人宗旨、有明显科学局限性和风险性、不可避免会导致医疗结果不理想的医疗服务的范畴。

医疗事故举证责任倒置的概念混淆和借鉴偏颇的第二个表现,是将特殊情况下的部分举证责任倒置作为无区别的基本举证原则。大陆法系医疗损害诉讼的部分举证责任倒置是适用于某些特殊情形:病史丢失,患者无法得到相关疾病资料和治疗规范,"法官规则"允许要求被告方提供相关证据。这与我国以《民事诉讼证据规定》明确所有医疗损害诉讼都由医院方承担举证责任也有本质区别。

从 2002 年的医疗事故举证责任倒置出台到 2020 年废除的 18 年中,

司法实践证明当初被认为是医疗卫生法律的创新探索,从勉为其难到迫不得已最后只能鸦默雀静地黯然废除。18 年中,因为举证责任倒置,患者不需要承担举证责任,导致医疗诉讼剧增,滥诉现象严重,除了对医疗秩序和医师精神造成巨大压力,司法资源也被大量浪费;医院为了自证"清白"将每个患者当作"潜在原告",在行医过程中大量收集证据,手术室、诊疗室安装全程监控设备、家属谈话全程录音、入院检查从 CT、MR 到艾滋病、梅毒等各种可能携带和原来疾病的排他证明被大大泛化,使原来捉襟见肘的医疗费用上涨雪上加霜;许多未知疾病的诊治、风险医疗技术的开展,原本就是先于常规和指南的创新探索,由于难以找到证据来免除医院、医师责任,只能本能和无奈地规避风险而导致医疗技术发展受阻,患者利益受损;更有举证责任倒置与《中华人民共和国民法通则》等上位法相悖,在司法实践中的诸多冲突和尴尬……医疗事故举证责任倒置最后的废除于是成为顺应规律、维护法律尊严的必然。

总之,构建完善的卫生法律法规体系是医疗卫生体制改革的保证和医患和谐关系的基石。医疗纠纷依法依规合理解决,对稳定社会、保障医患双方的合法权益意义重大,在最大限度地保护患者的合法权益和保证医学发展、稳定医务人员队伍之间找到合法、合理、公平、可行的平衡点,应该成为医学界、法学界和全社会的共识。

临床专科、学科、学科群的内涵关系和管理要点

2023 - 12 - 13

　　作为公立医院发展指南的《关于推动公立医院高质量发展的意见》明确要求县级医院要提升核心专科、夯实支撑专科、打造优势专科;城市医疗集团要结合实际建设优势专业专科;国家和省级高水平医院要形成临床重点专科群。在具体措施上,要求在"双一流"建设中加强相关学科建设,以落实重大疾病和临床需求为导向的临床专科建设。国家卫生健康委员会《关于推动临床专科能力建设的指导意见》更是要求全面梳理医学学科发展现状,夯实基础学科和平台学科能力,科学制定临床专科发展规划,形成覆盖疾病谱主要疾病和重大疾病的三级医院临床专科服务网,建设一批特色临床专科。《指导意见》还要求打破原有的医学学科和诊疗科目壁垒,探索"学科专科群"……于是,明确临床专科、学科和学科群的定义和内涵,从发展历程、设置依据、建设目标、主体对象、评估标准诸方面进行全面梳理,厘清临床专科和临床学科的区别和联系,才能明确管理要点,达到理想的建设效果。

临床专科是针对特定疾病、特定器官或系统进行诊治的医院基本组成单元。临床专科以国家卫生健康委员会的《医疗机构诊疗科目代码》为依据,如内科为 03,下分呼吸、消化、神内、心内等;外科为 04,下分普外、神外、骨科、胸外等。临床专科建设的内涵要素是通过卫生资源配置优化,规范医疗诊治行为,提高医疗技术水平和疑难重症救治能力。

临床学科以独立的知识体系为基础,旨在研究和应用医学知识来诊断、治疗和预防各种疾病,提高临床治疗水平、促进人体健康的树状组织结构。临床学科以国家标准的《学科分类代码表》为依据,临床医学(编码 320)为一级学科,二级学科有内科、外科、儿科、妇产科、眼科、耳鼻喉科等,下面有消化、呼吸、神内、神外等三级学科。学科建设的内涵要素是研究方向的确定、研究基地的建设、学术队伍梯队、科学研究和成果转化。学科建设的目标是通过科学创新人才培养、医学科学研究带动整个学科发展。

明确了临床专科和临床学科的内涵定义、设置依据、建设目标后,就不会把专科简单地认为是学科的分支,实际上临床专科和临床学科往往是医院同一单元的不同表达;也不会机械地认为附属医院、教学医院的叫学科,市属医院、二级医院的叫专科;教育部体系内叫学科,卫健委体系内叫专科……临床专科和临床学科是医院临床科室的一体两面,密不可分,切忌将其机械切割,更不宜将其对立。学科是专科的基石、专科是学科的基地。没有学科方向人才培养的临床专科,将在浩瀚的医学知识海洋中茫然若失;没有专科技术和诊治能力的临床学科,将成纸上谈兵的空中楼阁。

临床学科群和专科群,是指为了适应现代医疗发展,以患者需求为导向、以疾病诊治为链条,由若干相近或相关的学科或专科围绕某一疾病或某一类健康问题,以一定形式结合而成的学科群体或专科群体。学科群和专科群往往以"1+N"学科群为基础,打破原有学科或专科的诊疗科目壁垒,在人员配置、设备配置、诊疗模式、服务流程上充分发挥多学科多专科的联合诊疗的优势,建设成为相关重大疾病诊疗的特色专科。多学科医学中心、MDT、多种医疗技术优化整合镶嵌模式、基础和临床结合、医工融合等跨领域、跨专业的融合都可能成为学科群和专科群建设的新模式。

厘清临床专科、学科、学科群的定义、内涵和内在联系后,才能准确根据管理要点,按照不同的评估标准进行有效建设。各级医疗机构都应该把提升临床专科能力建设作为根本任务,紧扣质量管理、技术队伍、环境流程3个环节,以发展环境、专科规模、支撑条件、技术队伍、技术特色、质量概况等作为主要评估指标,以服务质量能否满足社会需求和患者满意度来判断临床专科建设成效。按照发达国家20世纪末的现代医院管理理念,具有一定规模的医院,尤其众多附属医院和教学医院,都应将学科建设作为医院发展的重要抓手,以学科方向、科研平台、人才培养、创新意识为内涵要求,以学科声誉、高质量科研成果、重大课题、权威论文、高层次人才、成果转化为评估指标。以学术水平、创新能力、带动临床学科整体水平提高为临床学科的建设目标。国家医学中心、临床医学研究中心、区域医学中心等头部医院,应以患者需求为导向,疑难危重症诊治攻关为目的,积极探索学科群和专科群建设,促进学科与专科的融合发展、技术创新和服务创新。

加强学科建设、提升临床专科能力是引领公立医院高质量发展的重要内容。在明确方向,具有切实可行的指导意见和建设方案后,需要大家齐心协力、不懈努力,才能达到构建优质高效服务体系和切实保障人民健康的理想目标。

从《第二十条》谈"好人出手的代价"

2024-03-11

　　每年春节档、国庆档、电影节我都会选几部自己喜欢的电影到电影院过过久违的"电影瘾"。近日热映的张艺谋导演的《第二十条》,在情与理、人文关怀和刚性法条的平衡求索中,对"正当防卫"法律适用中的"公平正义"进行良心之问,发人深思。

　　《第二十条》是指《刑法》第二十条"为了使国家、公共利益、本人或者他人的人身、财产和其他权利免受正在进行的不法侵害,而采取的制止不法侵害的行为,对不法侵害人造成损害的,属于正当防卫,不负刑事责任……对正在行凶、杀人、抢劫、强奸、绑架以及其他严重危及人身安全的暴力犯罪,采取防卫行为,造成不法侵害人伤亡的,不属于防卫过当,不负刑事责任"。但在相当一段时期内,由于受司法惯例的束缚,涉及正当防卫的案例中事实证据认定比较复杂,"死者为大""杀人偿命"等社会习惯认识和舆论压力,常使《刑法》第二十条适用受到很多限制。

　　影片《第二十条》以我国社会影响较大的昆山"反杀案"、福州赵宇案、河北涞源"反杀案"等真实案例为原型,以三条主线展开:村民王永强面对长期凌辱自己和残障妻子的村霸刘文经，在其扬言要砍死自己并去车上拿刀的时候失手将刘文经捅死，面临故意杀人罪起诉；见义勇为误伤侵害人被判刑出狱的公交司机张贵生，在最后一次上访途中遭遇车祸死亡，其未成年女儿自责自己为寻求公平正义怂恿父亲上访，对检察官韩明发出灵魂拷问："我爸有罪吗？对他的判决公平吗？"；男主角检察官韩明之子韩雨辰因阻挡校霸而出手，造成对方鼻骨骨折，被告知要被拘留，父母为了孩子学业，低三下四到处寻求和解，韩雨辰从一开始坚持自己正义出手不愿意道歉到后来是非正义感混淆，不知所措……

"鬼才"导演张艺谋再次成功地让我们与"不完美"的检察官共情。雷佳音饰演的韩明，一改过去检察官严肃、正气、无趣的刻板形象，尽管职业为检察官，但也是一个拥有自己生活，一个面对矛盾和危机时感到无力和失措的普通人。他圆滑老到，善于做"和事佬"，面对妻子唯唯诺诺。在王永强的聋障妻子跳楼、公交司机张贵生遭遇车祸、自己孩子见义勇为反被霸凌三线交汇之时，正义的底色最终让他克服了人性的弱点，喊出："法不能向不法让步！"

随着影片进入尾声，剧中时刻牵绊观众情绪的3个"正当防卫"案例都有完美的结局：王永强被不起诉，无罪释放后与大难不死的妻女团聚；张贵生被追授"见义勇为"荣誉称号，未成年女儿生活有了着落；校霸欺凌行为被证实，作为校霸之父的教导主任被追责教育，韩雨辰被正名；村霸势力成员受到法律严惩。

然而，影片落幕前那段文字"所有正确的事情都有代价，但不能因为有代价就不去做"让我久久不能平静：见义勇为是否真的都要有代价？当我们遇到危险时还会有人挺身而出吗？难道我们都要像剧中人那样付出血和泪的代价来换取公平正义吗？我很欣赏雷佳音在剧中最后的呐喊："法律是让坏人犯罪的成本更高，而不是让好人出手的代价更大"。

这也让我职业性地联想到社会急救和医疗事故处理等相关法律的立法和完善。

在我任职上海市红十字会党组书记、常务副会长期间,2014年跨年上海外滩发生踩踏事件,众多游客因为缺乏急救技能培训"不能救",更慑于没有法律保障而"不敢救"。这一切深深地刺痛了我,由此撰写了《撒玛利亚好人的困扰》。作为上海市人大代表,在上海市第十四届人民代表大会第三次会议上提交了《关于加快救护培训普及和救助人免责立法的议案》。

2016年4月《上海市急救医疗服务条例》作为地方法进入人大审议。然而,社会急救的免责条件、表述、赔偿等问题再次引起较大争议,折射的是对立法宗旨和原则的把握,对"好人法"(Good Samaliton Law)内涵的理解。分歧焦点就是是否要对社会急救者的资格、行为有制约? 对社会急救造成损害的免责是否有条件限制和国家赔偿? 作为主要提案和草案定稿参与者,我本着"好人出手不应承担过多代价"的宗旨,通过在《上海人大月刊》撰文和专题会解答的形式,反复强调:社会现场急救仅仅针对心跳呼吸停止、活动性出血、危急环境下重度创伤患者的心肺复苏、止血包扎和固定转运。在这种"与死神赛跑的黄金时间"内,要求现场第一目击者必须持证急救、按急救规范操作、对可能的二次伤害要进行追责,明显与鼓励社会急救的立法宗旨不相符。最后通过的《上海市急救医疗服务条例》在总论中明确:"社会急救,是指在突发现场,社会组织和个人采用心肺复苏、止血包扎、固定搬运等基础操作,减少伤害的活动或者行为"。第三十四条明确:"鼓励具备急救技能的市民对危重患者实施现场救护""紧急现场救护行为受法律保护,对患者造成损害的,依法不承担法律责任"。这急救条例的第三十四条与刑法第二十条有异曲同工之妙吧?

然而,至今除了上海、深圳、杭州等地以地方立法形式通过了鼓励社会急救的"好人法",全国法律框架层面上,除了 2021 年颁布的《民法典》第 184 条有"因自愿实施紧急救助行为造成受助人损害的,救助人不承担民事责任"的表述外,作为专门法律的"好人法"千呼万唤未出来。在好人出手社会急救后的法律冲突中,《民法典》第 184 条应用常常与《侵权法》等发生适用冲突。

将影片《第二十条》引申到医疗事故处置的法律适用的前提是医护人员是未被妖魔化、以救死扶伤为宗旨对患者进行诊治的好人。如果说,刑法第二十条是为了保护那些对正在进行的行凶、杀人、抢劫、强奸、绑架及其他严重危及人身安全的暴力犯罪的见义勇为者,即使造成不法侵害人伤亡的,不负刑事责任;国内外的各种"好人法"是为了保护在急救现场对心跳呼吸停止、活动性出血、危险环境下需搬运者进行现场急救的好人,即使对被救助者造成二次伤害,依法不承担法律责任。那么,面对受疾病困扰甚至危及生命的各种错综复杂的病情,为了救死扶伤对患者进行救治的医护人员,即使对患者造成伤害,又应当承担什么法律责任?

目前我国医疗纠纷的医患分歧及争论,相当一部分在于医疗损害的因果关系及其赔偿标准。在法律适用上,尽管《医疗事故处理条例》是针对医疗事故的专门法规,但当患者常常以《民法》《侵权法》起诉时,在法律适用上的尴尬和下位法与上位法的冲突显而易见。而以《民法》和《侵权法》作为医疗纠纷适用法律,虽然强调保障人的生命、身体和健康不受侵害,但忽视了医疗事业的特殊性、医疗行为的高科技性、高风险性、社会福利性和职业性,相当于把外科医师为救死扶伤在手术中对患者不慎造成的伤害等同于互殴者持刀不慎过失的伤害。至于《刑法》中的医疗事故罪,我在《再论医疗事故罪的立法取向和适用争议》中已经叙述,更是把医护人员的执业差错等同于故意伤害。

医疗事故的法律适用和执法倾向,涉及患者权益保护和医院风险性探索的矛盾、医疗行为的特殊性和民事赔偿制度一致性的矛盾、医疗事故归责对医务人员医疗行为和医学发展的潜在影响,是一个公认的世界性难题。以德国为代表的大陆法系国家,各国都有对医疗纠纷处理和医疗事故处置的专门法律。顾及医疗行为的特殊性和对医师不利判决可能对医疗发展产生的影响,执法十分慎重:患者胜诉率10%,医师罚款率0.3%,大多数医疗纠纷采用庭外和解方法解决。在英美案例法系国家,虽然不同法官的执法尺度有一定差异,但裁量中明显倾向医务人员,强调医疗纠纷损害赔偿只能客观证据和适用法律原则,不能根据遭受痛苦的患者同情和患者需要。即使在最为强调个人人权的美国,对医务人员因过错造成的损害,也仅以经济赔偿为主,并在2003年通过限制医疗过失损害赔偿金额方案,上限25万美元。

我国亟待一部专门处置医疗纠纷和医疗事故损害赔偿的法律。应当充分认识到:医患关系和医疗事故处置的法律属性,既不属于民法调整范畴更不属于行政法调整范畴,应该归属于医事法(卫生法)调整的范畴。医事法的内容应该包括医疗机构设立、管理、医师执业、医疗行为规范,也包括医疗过失认定,医疗侵权赔偿,如此才能根据专门法优先普通法的原则,使医疗事故处置及其赔偿有独立的适用法律。

从法治题材影片《第二十条》的见义勇为联想到社会急救、医师救死扶伤,好人出手即使造成不法侵害者、被救治者的伤害,也应予法律免责。要切实防止"谁能闹谁有理""谁死伤谁有理"的习惯错误做法。要捍卫"法不能向不法让步"的法律精神,不能用见义勇为者、热情社会救助者、救死扶伤的医务人员的血与泪的代价去换取沉甸甸的社会公平正义。应该通过立法和不断地法律完善,鼓励好人出手,还社会以公平正义的阳光。

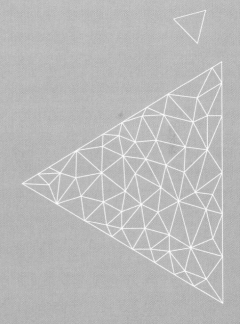

第四篇

医管心路
YIGUANXINLU

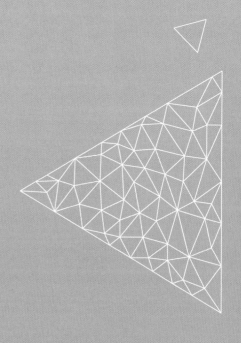

《实习医生格蕾》映照的医魂

2012 - 10 - 24

　　并非从事医师职业的女儿，或许是受我的职业生涯影响，自幼对涉及医师职业的娱乐乐此不疲：儿时对着数十个洋娃娃扮演医师；中学时期玩游戏《疯狂医生》也"近似疯狂"；成年以后，对反映医师生活的电视剧，从美剧《急诊室医生》《豪斯医生》、日剧《回首又见你》、台剧《白色巨塔》、韩剧《外科医生奉达熙》都看得起劲。近日在她的极力推荐下，我也开始观看美剧《实习医生格蕾》，于是一发不可收拾，九季数十集，被深深吸引，更多的是共鸣、感动、深思和叫绝！

　　《实习医生格蕾》让我找回了自己曾经的影子。以格蕾为代表的一群实习医师，每天近16～18小时地忙碌在临床一线，抢手术、争着回答上级医师的提问、揣着理想、充满激情，忙、累而快乐着，让我想起我的住院医师岁月和在美国做访问学者时目睹的美国住院医师的紧张生活，很贴切和真实！格蕾她们也面临许多我们年轻医师曾经有过的纠结：医师救死扶伤的责任与随时随地客观存在的风险的取舍；正常的医疗行为与社会伦理、医疗制度的冲突；医师的决策与各种患者的理念、宗教、习惯甚至很多隐性的矛盾；对各种风格和脾气、个性迥异的上级医师的顺从和适应；紧张的医师工作和年轻人渴望自由、个性及享受生活的平衡……这些都是一个医师成长道路上必然历经的磨炼，也映照着医师职业的与众不同之处。那一幕幕惊心动魄和令人感动的故事，让曾经做过医师的我联想起我们身边每时每刻都在发生的许多故事，为这个职业而自豪；更让无数观众对医师职业的特质留下了深刻印象而肃然起敬。

《实习医生格蕾》让我欣慰地看到医师群体中的主流与亮点。无论是在美国还是中国，刚刚踏入医界的年轻医师，尽管已经受过医学院的系统教育，仍是一个在社会价值观、人生观上与同龄人没有很大差异的普通人。他们具有同龄人常有的很多弱点：渴望成功而又不堪承受责任；勇于创新但仍想规避风险；不习惯隐瞒错误但又害怕失去竞争优势；明知职业的规则又不愿放弃个性和真情……他们纠结和苦恼的所有，对我说来都是那样的熟悉，对观众来说似乎都可以谅解，但当它涉及人的生命、神圣的天使形象时，一切又都应该有更高的道德标准和职业要求。然而，《实习医生格蕾》让我们明白：众多医务工作者，正是在漫长的职业生涯中，面对至高无上的人的生命权，在无数次的道德、伦理、人性的冲突中，最终以责任战胜怯弱、真诚战胜名利、善良战胜私欲，养成勇于承担责任、忍辱负重，将患者利益置于个人私利和情感之上的职业素养，这才是医师职业的主流，这才是众多医务工作者的亮点。

看着美剧《实习医生格蕾》，反思我们同样反映医师职业生活的国产电视剧，包括前不久轰动一时的《心术》，为什么不能引起如此的共鸣和认同？或许就是对医师职业特点和心路描写的拿捏，对医师不同于其他职业的道德伦理冲突和主流亮点的表述上，尚有许多不足。像《心术》中刘晨曦那样的"高大全"和像霍思邈那样的玩世不恭，都不是医师生活的典型，过激过分的医闹、不择手段的医药代表等，也并非医院现状的主流。而《实习医生格蕾》的艺术创作和逼真情节，才是医师这个职业的核心灵魂，就是我们所说的医魂。

我继续痴迷地观看《实习医生格蕾》，在欣赏、共鸣而尽情精神享受的同时，更为对医师职业生涯演变、医师主流亮点、形象塑造和核心价值的成功塑造而备感欣慰。

"十大医改新闻人物"获奖感言

2013 - 07 - 12

　　以复旦大学医院管理研究所所长的身份,站在 2012 年度"十大医改新闻人物"颁奖台上,有点诚惶诚恐的同时,我也感到欣慰和感激。

　　中国医改,是一个任重道远的艰难历程,需要一批理论探索和勇敢的实践者。这次承蒙《中国卫生》杂志和各位评委的厚爱,给予如此殊荣,是对我们研究所和我本人在医疗体制改革和医院管理工作中所做的努力的肯定和鞭策,在此深表感谢。

　　作为复旦大学医院管理研究所的所长,回顾研究所自 2006 年 3 月揭牌登场之时,即聚焦资源整合、补偿政策、成本价格、临床路径、执业风险等专题开展研究和论坛,观点碰撞和火花绽放中已经刻画出中国医改的轮廓;从卫生筹资、医保改革、补偿突破、体系再造的角度,为上海医改绘出雏形。无论是医改方案还在云遮雾罩不见真容的岁月,还是公立医院改革如履薄冰的时刻,我们与医院管理者们一起,以良知和理性、心心相印、风雨同行,迎接中国医改新政破茧而出的艰难历程;我们以激情追求真理、用智慧收获知识,铸就了中国医院管理学术的一道风景。

在 21 世纪第一个 10 年将被跨越的岁末,中国首个最佳医院排行榜出台。作为这个排名榜发起人,我们在享受又一次圆梦的欣喜时,回顾艰难历程,百感交集:学科建设、医院核心竞争力是众多医院管理者的不懈追求,但长期以来学科建设的业绩和成效,只能限于自身纵向比较,各个专科和医院都在一片莺歌燕舞中自我感觉良好,固步自封,缺乏客观评估体系,更缺乏全国性的横向参考比照。于是,我们产生了一种真实而强烈的冲动、一个美丽的梦想:建立一个中国的最佳专科和最佳医院排行榜! 然而,圆梦的过程总是艰难的,在此过程中我们充分体会了"独立第三方"必须承受的寂寞和孤独;我们以执着和激情,在不断地完善方案、多次科学论证确定了 27 个专科、反复斟酌专科声誉和科研学术权重后,独辟蹊径,建立了集国内各专科数千名著名专家的专家库。欣喜的是专家们以理性和良知把着那杆秤,使我们对排行榜的客观性和科学性充满信心;我们的评选结果与众多医师和患者心目中的预测符合率极高。

作为我国第一个省市级管办分开改革探索的上海申康医院发展中心的副主任,我和我的同事们,在公立医院法人治理结构、医院信息共享和应用、医院院长绩效考核、医院规划和全面预算管理、一日手术、预约挂号、一站式付费流程管理等领域做了一些改革探索,并在国内有了一定影响。我几乎每年在《中国卫生》等管理学杂志上发表有关医改的文章 8~10 篇,研究成果曾获国家科技进步奖二等奖、上海市和中国医院协会一等奖。

站在领奖台上,令我们鼓舞,更凝聚着我们的坚定信念;大家的肯定,令我们振奋,更激励我们不懈努力。我们为昨天的星辰骄傲和自豪,更期待明天更加灿烂的曙光。衷心地感谢大家的呵护和厚爱,让我们怀着一如既往的执着和激情,风雨同舟、齐心协力,在中国医改的历程中,共同见证我们这个巨变时代的波澜和壮阔。

淡定

2013‒07‒17

在我博客"人生感悟"的分类中,在邓小平同志逝世 10 周年时以"淡泊宁静"为题,对伟人的凡人化、在职时的淡泊明志、晚年的豁达养心的高风亮节表示了崇高的敬意。也曾以"面不改色"为题,对身边几个师长在身患绝症、面对死亡威胁时的淡定坦然格外敬佩。几年过去,突然发现除了不平凡的人干了平凡的事的淡泊宁静和平凡的人遇到了不平凡的事的面不改色,生活中的淡定或许还有更多的涵义。

近日,喜事烦事频频,然而我发现自己却异常淡定。医联工程项目获国家科技进步奖二等奖提名公示;绩效考核项目获中国医院协会医院科技创新奖一等奖提名;卫生信息工程中心获国家工程中心提名;我本人亦荣获 2012 年度中国医改十大新闻人物……其中的任何一项,都会让许多人,也包括 10 年、20 年前的我激动许久,但现在的我却异常平静,似乎一切都在预料之中,而且真的没有太大的惊喜。淘宝网预约挂号被北京卫生局"封杀"把上海预约挂号推上风口浪尖;大数据应用的推行,媒体把上海卫生信息库的谨慎开放比喻为"养在深闺";全国医院排行榜在受到关注和肯定的同时质疑不断,身边不时发生许多不合理、不公平、令人无奈的事情……许多人认为我会像年轻时那样据理力争、唇枪舌剑、纠结焦虑,而现在的我却十分坦然,似乎也没有在心中有多少涟漪。这种淡定,甚至令自己都惊讶,自责是否执着不再、激情锐减?

似乎,恬淡虚无的淡定,最忌讳的就是执着,一旦执着,就很难看淡、无法安定。实际上,淡定也有消极淡定和积极淡定。当一个人经历得太多,把什么都看淡了,对什么都无所谓、无所求,这种淡定尽管也是一种成熟,却是一种被动和消极的淡定。当一个人随着经验积累,遇事不慌乱,保持清醒的头脑和平静的心态,坚信没有跨不过的坎,永远保持一种积极的心态,那是主动和积极的淡定。

淡定,表现为一种遇事沉稳、积极果断的态度;淡定,需要一种大事面前轻松自如、从容冷静的勇气;淡定,需要坚持亲而有度、顺而有持的原则;淡定,要有把名利场的灯红酒绿看作过眼烟云的潇洒;淡定,应该具有实事求是、心怀坦荡、兰心傲骨的修养;淡定,要有深思熟虑、扬长避短、进退自如的能力;淡定,要有气定神宁、坚持不懈的毅力;淡定,是一种不以无人而不芳、不为窘困而改节的境界;淡定,有时也需要难得糊涂又难得清醒的智慧。

淡定者,对世界、社会和身边的人,不抱过高的期望,知道正义往往迟到、公平永远相对、完美常被现实击碎、人性常因脆弱而扭曲,因此被误解或委屈时不会伤心,也不会杞人忧天、自怨自艾,而是咬紧牙关、等待胜出的机会;淡定者,会有所争有所不争、有所为有所不为,会力排干扰去做一些应该做的事,也会放弃一些做了也一定以失败告终的事;淡定者不与天较劲、不与人较劲、不与事较劲,对社会邪恶、职场小人不再"愤青",而是选择最佳的策略,力争达到最好的效果;淡定者,一定会让自己保持好的心情,在事业之余,对美好的事物有更好的鉴赏力,自然和艺术往往会成为他们调剂心情的良方。淡定者会热情对待工作、真诚对待感情、坦然对待生活。我感觉:已到职场暮年的我,对淡定者的向往和转变正在潜移默化地进行之中。

呵护受助者的尊严

2015‐02‐24

　　岁末年底，频频出席各种慈善活动：蓝天下的至爱、温暖送三岛、全市千万人帮万家启动仪式、各区县救助仪式等。作为慈善行业的新人，有一幕甚不习惯：当被安排将救助款或者救助物当众送给受助者时，受助人那种低头不语、目不正视、无奈不安的神情，令我十分尴尬，也引起我诸多反思。

　　日前，首届"公益杯"摄影大赛获奖作品《牵手》在微博群里引起热议。照片背景为一块写有"手拉手助学"字样的黑板，黑板前站着两个拉着手的女孩，左侧拿着书包的受助者女孩，低头看着地面，仅仅伸出一个手指，右侧戴着眼镜的捐助书包的小女孩，抬着头，笑得很灿烂。读者普遍认为《牵手》没有体现平等的尊重，这种以伤害贫困孩子的自尊为代价来满足捐助者的怜悯爱心，不是慈善的真谛。联想近年在媒体上大张旗鼓地将受助者的图像、资料公布于众，更有中国慈善家穿着军装在纽约街头风光亮相、兴高采烈地捐钱捐物。当我们在轰轰烈烈地张扬"我在献爱心"的同时，受助者的尊严、隐私却一览无余，无疑是对受助者的一种伤害,甚至羞辱,更有悖慈善爱心的本义。

联想起我国一个红十字援外救助队员讲述的故事:当国际红十字救助队的救助车到达非洲灾区时,一群非洲贫困孩子围了上来。在我们的红十字救助队员按照习惯要进行救助物发放时,被同行的外国红十字救助队员喝止。那个外国红十字队员走下车,请非洲孩子帮助搬运救助物资,搬运完后以奖励的形式发放救助物资,孩子们欢快地劳动,愉悦地接受劳动的"回报"。我们的红十字救援队员被这种呵护受助者尊严、体现救助者和受助者平等地位的做法深深折服。

当然,我国呵护受助者尊严的义举也比比皆是:郑州李记卤肉刀削面馆的老板李刚罹患骨肉瘤,手术治疗需要 20 万元,食客、网友、媒体发起"全城吃面"行动,爱心人士纷纷排队吃面,一些志愿者主动当起面馆"伙计";江西 77 岁老人的 2 岁重孙住院,老人省吃俭用的 4 200 元在送医疗费的途中被骗子设局抢走,老人伤心欲绝、不思饮食、以泪洗面,家中租客在网上发起 42 个网友,每人捐 100 元,凑齐 4 200 元,和民警一起谎称骗子落网,钱款追回;义乌贫困户,妻子病逝,独自抚养两个尚在念书的孩子,"义工之家"在多次资助孩子上学受到拒绝后,把受助人的承包田分成若干块,以淘宝拍卖形式,让捐助者买下受助者的农作物管理时间,农作物归捐献者所有,受助者由衷感叹:"看着捐助者来田里摘菜,我拿自己的辛苦钱,踏实"……

2014 年,上海市红十字会《人道救灾救助项目受众与公众反映情况调研》,通过对千余受助者的调查,结果提示:受助者在普遍对救助项目正面评价、总体满意、愿意为受资助项目宣传的同时,反对公示受助信息,希望保护受助人隐私的受助者达 55% ~67% ,应当正视。正是我们对受助人尊严和隐私保护的疏忽,令许多人宁愿默默地忍受贫困也不愿向社会求救,正是怕自己的人格、尊严及隐私受到伤害。

呵护受助者的尊严应该成为慈善事业的基本准则。真正的善举,应该自觉自愿、默默无闻、不图任何回报、不要求过多附加条件,是真正的公益救助。国外红十字会等慈善组织的经验值得借鉴:通过公益慈善组织来隔离捐助和受助双方,救助者通过捐赠、转送等隐形方式来资助受助人,可以在征得救助者同意的前提下对救助者进行表彰和信息公示,也可以在征得受助人同意前提下进行媒体募捐,但一般不让受助人现场受助。在"蓝天下的至爱"总结会上,我的倡议得到慈善基金会、老年基金会、共青团上海市委等组织者的赞同,在以后的慈善活动中,不应让受助者在众目睽睽下进行救助款和救助物的现场"交接"。我也要求各级红十字会杜绝受助人现场受助和现场炒作。当呵护受助者的尊严成为慈善活动组织者的共识时,人道、博爱、奉献的精神才会在公益救助中真正彰显。

岁月、归属、淡然

2015‑12‑08

11 月 28 日，是个星期六，初冬的上海已有几分寒意。我上午在南北高架南端的中山学校，参加上海市红十字会"纪念探索人道法项目实施10 周年"的专题研讨会；下午匆匆赶去南北高架北端的宝华万豪酒店，参加"申康十年探索——城市公立医院管理与改革研讨会"。两个 10 周年的纪念庆典和研讨，让我回味很多，在寒风中更有几分思考，心中春意盎然。

探索人道法(EHL)项目是国际红十字会针对 13～18 岁青少年设计的教育项目，介绍国际人道法的基本规则和理念，上海自 2005 年起开始探索人道法教育，应用互动式、体验式、生命教育课、主题班会、大学生人道辩论赛等方法，对培养青少年的国际视野、人道理念、平等尊重、社会责任起到了积极作用，项目得到国际红十字会的高度认可。10 年的坚持、10 年的执着、10 年的探索、10 年的硕果，我欣喜地感受到：这是一个关系到人道底线、功德无量的心灵播种。

申康 10 年，则是上海在全国率先推进医院管办分开改革，代表政府履行出资人职责和办医主体责任,通过关键指标控制、绩效激励约束,完善了政府、办医主体、医院三者间的治理机构体系,引领中国现代医院管理的科学架构。在公立医院改革中,申康中心率先自我革命,引导医院从规模控制向内涵建设的转方式;引导医院更加注重疑难危重病例诊疗和质量管理的调结构;推动医院深化内部绩效和薪酬分配改革的转机制;战略规划、绩效考核、医联工程、预算管理……青灯黄卷、呕心沥血,与申康 10 年相伴的风雨路,凝聚着我毕生的管理理念和心血。

10 年的岁月,在历史长河中,或许只是弹指一挥间。但在人生中,10 年是无法抹去的浓浓一笔。10 年的风雨兼程、10 年的春华秋实、10 年的岁月如歌……10 年,会在人生中留下许多刻骨铭心的东西。

从上午红会走过的 10 年到下午申康回眸的 10 年,从南北高架的南端到北端,让我体会了归属感转移的奇妙心理。归属感,是管理者的一种特质,为了获得认可、温暖、友情和支持,需要营造自己归属于某个组织或希望某个群体属于自己。但归属感与理想、信仰有所不同,它会随着历史的变迁、环境的变化、角色的迭代、感情的转移而发生迁移。生活中,我们从孩子对父母的归属,恋人对配偶的归属、生育后对孩子的归属,世代如此进行着感情归属的转移与变迁;我的事业中,从医师对专业的归属、处长对学校的归属、院长对医院的归属、管理者对办医主体的归属、红会人对人道事业的归属……其中不乏作为领头人,希望以自己的责任感、追求影响力、与他人建立友好关系而营造组织和群体共同的归属感。然而,那种归属感的转移和变迁,无论是欣喜还是无奈,快乐还是痛苦,常常不以人的意志链接成我们的人生之路。

傍晚,泡一杯我喜欢的潜香瓜片,放一段降央卓玛的歌曲,想着那两个迥然不同又歧途同归的 10 年,一幕幕似水流年,或清晰如画,或淡淡如烟。然后,突然发现自己已慢慢变得处事不惊,沉静平和,不再留恋喧闹的年代和繁华的都市。就像我的摄影爱好,似乎车展、庙会、拉斯维加斯的夜景车流已经很难唤起我的激情,而大自然中的青山绿水、清泉石溪、雨中的小花、秋叶的静美,往往更能让我神往。岁月或许无情,但乐观者往往可以用淡然的心态,在清茶悦音中继续享受永远属于自己的美妙时光。

担当

2016 - 02 - 24

年前，大洋彼岸的中学同窗打来越洋求救电话：他在上海的小姨子，连续几天高烧，胸片提示弥漫性肺炎。辗转几个医院，都要求排除粟粒性肺结核而不肯收治入院。最后在我安排下经肺科医院明确诊断、收治入院而痊愈。当老同学万分感激之时，我想到的却是当初我们做医师时诊断、鉴别诊断后果断处理的担当。

近日，为了工作，尤其群团改革的许多体制、机制上的突破、探索、落实等事宜，必须与相关委办、职能部门沟通协商，尽管上有法律法规、政策文件，甚至领导指示，我们也不懈地晓之以理、动之以情，但没有领导白纸黑字的批示，往往异常艰难，普遍无人决策、不启动、不回应，让我深感事业和工作亟须呼唤担当精神和鼓励担当的机制。

担当，辞海中的注解是"接受并负起责任"，其包含人的使命感、履职尽责、意志锤炼、价值体现等丰富内涵。一个国家和民族，需要"天下兴亡、匹夫有责"的仁人志士和丹心报国的担当者；一个社会，需要"先天下之忧而忧、后天下之乐而乐"的担当者，铸就社会的脊梁；一个单位，需要

"在其位、谋其政"的担当者来履职尽责……

担当者,要有把握时势的睿智和创新的意识:时代变迁、社会矛盾凸显,能把握时势才能有效担当,只有不断创新,才能通过担当成就一番大业;担当者,要有舍我其谁的气魄和承担的勇气:担当,即意味着有可能遭遇风险、陷阱甚至牺牲,需要为了事业、信仰、职责无私奉献、勇于牺牲,必须满怀激情、义无反顾地担当时下、担当未来、担当应该担当的一切;担当者,要有自强不息的意志和超越自我的品格:担当者的前进之路,往往充满荆棘,常常伴随着许多痛楚和苦涩,要有顽强的意志和执着的信念,才能在人生历练中造就一个成功的担当者;担当者,要有脚踏实地的风范和运筹帷幄的能力:担当者成功与失败的试金石是能否解决问题而达到理想结果,这就要求担当者具有团结合作的胸襟、如履薄冰的谨慎、科学管理的水平和理性运筹的能力。

担当,是时代的呼唤、使命的承载、品质的彰显、履职的必备。那么,社会就应当营造倡导担当、宽容担当者;崇尚担当、敬佩担当者的氛围。无论是医者、管理者、领导干部,担当者往往富有激情、备尝艰辛,他们渴望有一个施展壮志的舞台,更渴望社会和团队的支持;担当者,往往一腔热血、义无反顾,他们希望人们能给予更多的宽容、理解,以充满敬意的姿态与他们同行。

用光影勾画出医院管理和文化的彩虹

2016 - 06 - 14

　　长期从事医院管理的我,因为对摄影业余爱好的痴迷,被医界摄友拉进了"医路风情"微信群。在欣喜地欣赏医界高手的摄影作品的同时,也结识了"医路风情"的群主——"少帅"邵卫东,于是结缘《中国卫生影像》杂志。

　　台州恩泽医疗中心(集团)以员工的"随手拍"作为医院管理和医院文化建设的内容,使我对摄影与医护群体、与医院管理的相关性有所感悟。

　　随手拍: 互联网医管的有效手段

　　当今互联网时代,以信息化、互联网为载体,进行关注医疗质量、服务流程、效率提高的医院管理已是一个必然趋势。随着 App、微信平台、自动化办公系统等现代互联网产品的开发和应用,医院员工、患者和医院管理者用更直观、更有效的方法进行沟通是医院管理的重要环节。

　　台州恩泽医疗中心的员工们,在陈海啸院长的倡导下,对医疗质量、耗材管理、医院管理、服务流程、医院环境等众多问题,用手机、照相机等进行"随手拍",以图为证,在"恩泽医院群"微信平台进行反馈、建议、线上讨论、线上办公、及时整改,使"随手拍"成为医院实现服务宾馆化、技术专业化、行动军事化、管理精细化等管理目标的神器。

医院管理是关系到患者生命的精细管理,对许多重要环节的严格规范、精细衔接、忠实记录有着非常严格的要求。传统的文字记录,往往费时、耗力,文字的表达也常常达不到理想要求。在互联网时代,不少医院应用手机等设备"随手拍",在交接班、患者监护重要信息记录、手术所见记录、病理标本等重要信息记录上,以图像记录替代文字记录,效率和效果明显改善,而且通过 Wi-Fi、网络可以及时向上级医师、会诊医师、管理部门等实时发送,使医疗救治、医院管理的空间达到零距离,第一时间、效率大大提高,更加符合现代医院管理的要求。

摄影爱好: 医院文化的特色亮点

恩泽医院的陈海啸院长,因为在医院管理上以追求卓越运营而闻名,也常是复旦大学医院管理研究所论坛和研讨会的座上宾,我们常有交往。进入"医路风情"微信群后,才知道他也是一个摄影爱好者,而且还把摄影爱好作为恩泽医院文化的一个显性基因培育:正是他用他的美能达 600 照相机拍摄的那张被称为医院母亲树的香樟树被折断、被食堂泔水浸润的照片,开启了"随手拍"的先例;而他创办的"一指禅"摄影协会,已成为恩泽医院文化建设的一张亮丽名片。

医护人员中摄影爱好者甚多,高手如林。20 世纪五六十年代,医院放射科医师,因为职业相关的暗房技术优势,往往是摄影爱好者中的佼佼者;而今,医院员工中的摄影爱好者的比例也远高于其他行业。医护人员喜欢摄影的原因众说纷纭:或是医护群体相对小资,对音乐、摄影等业余爱好情有独钟？或许善于用人体解剖、病理生理、平面影像在脑海中勾画出立体病理解剖的职业感知的形象思维使他们在摄影上更有优势？或许是他们的职业决定会遇见太多的生死离别、悲伤痛苦、人生百态，他们有一种把这一切珍藏记录的冲动？或许是医护职业有太多的感人瞬间，他们有一种告知世人的责任感？或许已没有或许……

我喜欢摄影的理由很简单：学摄影不需要像学钢琴、小提琴、游泳那样需要花许多时间定期培训，而是可以自己看书、摸索、自我学习，这较为符合像我这样自学能力较强、工作时间无规律的医院工作者；摄影是光的艺术，更是摄影者思想的表达，其又往往追求与众不同的瞬间，而医院往往是许多常人很难遇见的情绪表达和人文色彩的聚集地，那些与生命息息相关的瞬间，可以演绎许多思想者的境界。

上班前的晨曦和下班时的夕阳，那是最理想的自然光的视觉效果，我们常将我们心爱的医院的魅力、病房的寂静、患者的神态，用最佳的光影效果表达得淋漓尽致；医院的手术器械、显微眼镜、静脉滴注的输液器……这些都是静物摄影的好题材，衬一本医书、放一片红枫，用 180 mm 的红圈微距镜顺光细拍、用移轴镜头逆光仰拍，都有许多寓意和遐想。喜欢摄影的医院工作者，每当按照自己的构思刻意地去寻找我们身边最让我们心动和关注的角度，轻轻按下快门，看着取景器里的影像随着对焦变得清晰，看到的是一个我为之奉献终生的事业和神圣的世界。相信当我们日后再慢慢翻阅这些照片时，会唤起我们许多回忆，依然会在感到无上荣光的同时，领悟更多事业、人生、生命的真谛。

（本文为《中国卫生影像》杂志约稿）

我愿意做这样的好人

2016-09-07

近日,网上有一篇《请记得,我不是好人》的帖子,被冠以"深度好文"而广泛流传。

《我不是好人》列举的好人例子:煮菜好吃的女人、能干的职工、成功的音乐创作人、成绩第一名的学生、乐于助人者、很好的倾诉对象……他们由于优秀,所以被需求。但《我不是好人》的结论是引用《我的青春谁做主》中高齐的话:"好人都是被架上去的,一旦架上去就下不来了,所以就只能一直当好人",于是宣言:我不要做好人,我想要好好保护我自己。

看完《我不是好人》,我发现我已经变得很"浅薄",居然看不懂现代的"深度好文"。我质疑:这就是当代人的人生价值观? 这就是当代人对被需求感的理解? 我只想大声呐喊:我愿意做这样的好人!

马斯洛需求层次理论认为人的 5 种基本需求是与生俱来的,并且是激励和指引个体行为的力量。人有归属与爱的需求,有希望受到别人尊重的需求。当个体在团体中被肯定自身价值时,会感到高兴;当自己的奉献被别人看到时,会更加激励。自尊的满足会使人相信自己的力量和价值,使自己在生活中变得更有能力、更富有创造力。马斯洛甚至认为被需求是产生活动的动机。

我常常很享受那些做好人的感觉:当自己烹饪的美食,被家人大快朵颐之时,那种超越美食和烹饪的乐趣可以达到幸福的境界;当领导认为只有我有能力胜任某项工作,那种不可替代性会使我乐此不疲,想方设法把那工作干到极致;为了保持优异成绩,我会把青春和岁月中相当一部分时间用于苦行僧般的学习;当别人有困难愿意向我求助,当别人有困惑愿意向我倾诉,那常常使我的自我存在感爆棚,一定腾出时间,为能解决别人的需求而不遗余力……

至于高齐所说的"好人都是被架上去的",那就意味着《我不是好人》的作者和点赞者,原本就不想做好人,更不会享受被需求感满足后的快乐,他们或许认为做好人不符合他们的价值观、人生观和行为准则,那确实就不要委屈自己、扭曲自己,为了"好人"的虚荣而去做那些满足别人需求的事。不过,即便如此,似乎也没有必要公开宣言"我不是好人"吧?至于认为"一旦架上去就下不来了",说好人因为个人原因、个人情绪而偶然不能满足别人需求就会被不理解、被攻击,我的体会也未必如此。如果你真是好人,当你偶然说"不",应该会有更多的人关心你、安慰你,并且热情地帮助你。我相信,好人往往还是有好报的。

总之,我很享受被人需要的感觉,我愿意做这样的好人。我能理解不想做好人而勉强做好人的痛苦,但也认为不必大声宣言"我不是好人"。

人道与底线

2016－10－15

　　近日,网络上关于做人的底线问题成为热点。所谓底线,就是做人应该遵循的基本原则。但从不同维度来看,底线的概念也会不同:思想的底线,健康、向上;道德的底线,诚实、善良;法律的底线,奉公、守法……超出了这些底线,就是思想蜕变、道德沦丧、违法乱纪。郝士钊撰写了《做人的底线》,认为在物欲横流的社会里,严守良知,以诚信为底线;而程东海导演的电影《底线》,以一群年轻大学生初涉社会的经历,演绎出无论理想、生存、事业、感情都有其必须遵循的最低标准,这就是底线。那么,做人最基本的底线究竟是什么? 应该如何构筑?

　　放眼世界、纵观历史,总有许多值得我们反思的现象:许多战争罪犯都因导致无数无辜平民的丧生而走上历史的审判台;某些人动辄愤世愤青,各种恶性事件频发……这些事情都揭示了什么? 做人的底线究竟在哪?

　　人道,即对生命的尊重和人格的尊严,才是做人最低的标准,也是做人的底线。人应该有理想、有追求、有激情,而且不同的信仰、宗教、国家和民族利益、不同阶层及个人的价值观，导致人的思想、行为、举动有很大的差异。但在人道、人性的底线前，不能轻易越过，任何失去在人道底线前的控制和约束，其人生往往苦涩、落寞、甚至悔恨终身。

当代社会，科技迅速发展，物质资源丰富，在生活水平迅速提高的同时，一些人往往容易坠入精神失衡和生命意义的缺失。表现为道德观念模糊、心理承受能力差、以自我为中心、对他人缺乏关爱、生命观念淡薄。我同意霍尔巴赫的观点："没有人道主义，就没有道德，人道主义是社会道德中的第一道德，是其他道德的总体"。

习近平总书记曾经讲道："红十字不仅是一种精神，更是一面旗帜，跨越国界、种族、信仰，引领着世界范围内的人道主义运动"，这对人道主义的普遍适用性和与社会主义文化建设的一致性作了明确的诠释。上海红十字会近 10 年在大、中学生中探索人道法教育，引导学生关注人的生命和尊严，强调人道是最基本的道德伦理原则，每一个人应该在工作、事业、生活中杜绝一切非人道、非人性的行为。

人的主体性地位、个体的独立价值，是在尊重人的权力、维护人的尊严、保障人的自由、追求人的全面发展与自我完善中体现，这才是人道主义不被任何时代和环境变化所遮蔽的普遍适用性，也是人道主义数百年历久不衰的魅力所在。我们希望通过共同的努力，从我做起，从孩子抓起，构筑尊重生命和人格尊严的公民责任和热爱和平、关爱生命的人道底线。

不再被职业性开会的快感

2016‑12‑13

　　卸下公职已经数月。与一些人的不习惯、寂寞孤独不同，我有一种近似愉快或舒服的感觉。究其原因，可能与不再被职业性开会有关。

　　开会，即召集若干人议事或者多人聚集于一处议事。开会的目的是讨论和解决某个问题或若干问题。

　　从小到大，记不清开过多少会：幼儿园的运动会、少先队的班会、中学的团组织生活会；恢复高考后进入大学，一味要追回被耽误的青春岁月，似乎是我印象中开会最少的 4 年；进医院后的晨会、病例讨论会、职工代表大会……那时我似乎对开会并不反感。

　　随着走上仕途，即所谓的进入管理层，开会越来越多：不同级别的不同组织、不同行业的不同单位，都要开会；作为代表开会、作为领导开会、全体员工开会；面对面的开会、背对背的开会、后来发展到视频和网上开会；在本地开会、去外地开会……似乎无人不开会，无处不开会。于是，我对开会的反感越来越强烈，不得不开会的郁闷也越来越严重。

　　我对开会的反感和郁闷，主要原因可归纳为"被"和"职业性"。原本

334

我并不排斥开会,我自己也常召集开会:记得申康医院发展中心成立伊始,我连续召集了专家咨询会、院长座谈会,出台了至今仍被奉为中国医院最早和最大样本量的医院绩效考核体系;作为上海卫生信息工程执行副总指挥时,我一个人走遍 17 个区县,召集了各区县的分管领导、发改委、财政局、卫生局、信息委等职能部门,编织成全国最大、覆盖全市 500 多家医院的健康网……然而,我发现并非所有人都把开会作为解决问题的方法:有人把原本应该由职能处室和分管领导决策的事情放到会上来,为了由别人来担当;有人把涉及复杂的人事、利益、风险的问题放到会上来讨论,为了规避自己的责任;于是你就无奈地"被"决策、"被"召集开会。更多的是还要参加许多你认为不需要开的会:中央或市委开了一个会,分明报纸和媒体报道得明明白白,却往往层层开会、各条系重复开会,再读上一遍;有些会,如周会、月会、年会,不管有没有内容,到了时间就开;你是一级领导,基层的会议希望你到一到场,讲几句话,以显得上头重视,于是你就"被"参会……而这一切会议,尽管你有千种不爽、万般不愿,还必须得参加,因为那是你的职务和职业使然,说白了,就是你坐了这个位子、拿着这份薪酬,你必须参加这些会。

退职后,尽管我依然会开会:一起研讨 MDT(多学科诊疗模式)的概念和中国发展模式;探索中国互联网医疗的发展和政策制度设计……我快乐地去开我喜欢的会。因为已经没有职务职业的约束,再也不需要参加那些"被"与"职业性"的会议,甚至可以潇洒地回答"不参加""我有事"。那种能够做自己喜欢的事情的愉快或者郁闷已久而终于获得解脱的感觉,心理学上被称为快感。过去常将这个词用在某些原始的、生理的满足,实际上,精神欲望的满足,才是更高层次的快感。

于是,我想到了王小波的《一只特立独行的猪》,实际上,追求思想上的自由和人格独立,是大多数人甚至所有动物向往的境界。面对许多生活设置、命运安排，如果能从浑然不觉、安然处之中超脱出来，像那只特立独行的猪那样，冷静、独特、潇洒，依然可以得到许多人的宠爱。当然，我个人认为，不能像那头猪那样最后去学那象征权力的汽笛声叫，最后必然引来杀身之祸，即使狂奔逃走，还是成了长了獠牙的野猪。一个追求自由、崇尚宽容和善良的人应该比聪明的猪更加理性。

花甲之年的自恋与盼顾

2017 - 04 - 03

今天是我 60 岁生日。岁月如梭,白驹过隙。记忆中儿时看 60 岁的人是很老的老人家了,转眼自己也到了花甲之年。记得 49 岁生日前一天,写过一篇《不惑岁月的彻悟》,把自己 40~49 岁期间对祖国、对职业、对事业的大彻大悟,对缘分的那一份责任和亲情的珍惜剖析得淋漓尽致。今天,花甲之年,在这职业生涯和退休生活的分水岭上,回首看看走过的 10 年,很想像卢梭的《忏悔录》那样,作一个更为真实、成熟的自白。

我承认,从精神分析的角度,我属于有自恋倾向的人:天生有优越感,渴望赞赏。我追求像《道林·格雷的画像》中的亨利·沃顿勋爵那样,自恋得富有洞察力、表现得很有魅力,"选择好看的人做朋友,选择性格好的人来相识,选择智商高的人当敌人……结果,他们也都很赏识我。"我赞同心理学家科胡特(Kohut)对自恋的心理学定义:每个人本质上都是自恋的。自恋是一种借着胜任的经验而产生的真正的自我价值观,是一种认为自己值得珍惜保护的真实感觉。整个社会应当允许适度自恋。

从自恋的维度来看我从半百到花甲的 10 年,是可以欣慰的:最值得骄傲的是数年磨一剑,复旦大学医院管理研究所的中国最佳专科声誉和最佳医院排行榜成为中国最早和最权威的全国性学科评估标杆。7 年来,从质疑观望到普遍认可,被自己称为是可以刻上墓碑的一个脚印;中国医院协会组织撰写新中国历史上第一部《医院管理指南》,自己有幸成为第一版的编委会主任;申康医院发展中心的医院院长绩效考核、医联工程都可在中国医院管理史上抹上浓浓一笔,在互联网医疗养老产业、医院学科建设上的定义和预言都被广泛引用;中国管理科学学会医疗健康专业委员会的首任全国主委、两次获中国医院协会医院科技创新奖一等奖、国家科技进步奖二等奖、2012 年中国医改十大新闻人物、2017 年被评为"影响中国医院发展进程的代表人物的十年十人"……各种学术任职、获奖和荣誉,在我职业生涯的最后 10 年也已达到巅峰。

从半百到花甲的这 10 年,不惑之年已经彻悟的我,在职位和名利已不再成为追求目标、钱财和权威也不那么在乎的同时,还会刻意地去践行许多自己认为关系到千秋伟业,明知是替他人做嫁衣裳、功成不必在我的事情:以申康医院发展中心副主任的身份,出任上海市卫生信息工程指挥部执行副总指挥,以上海市卫生局为申报单位,完成上海市重大工程——上海健康网的建设后顺利交接;受上海市科委推荐,出任由万达信息、金仕达卫宁、航创信息、国药股份等企业出资,卫生局和申康参与的卫生信息共享技术工程中心的主任,在完成全国唯一的卫生信息工程中心申报、建设和验收后毅然辞职;到上海市红十字会任职党组书记、常务副会长,明知只有 2~3 年任期,竭尽全力、四处求人,以敢于担当的责任心,克服许多理念、惯性的阻力,奇迹般地解决了编制、全额拨款、AED 设置等问题,尤其在《上海市急救医疗服务条例》中有关社会急救好人法的立法中,引经据典、四处呐喊,为上海社会急救"撒玛利亚好人法"

的完美出台尽职尽力地作出了自己的贡献。

这10年中,我最大的变化是变得坦然。那两个职场的华丽转身时的沉静平和,甚至让我自己都被感动:2014年,我离开了那相伴九载、凝聚我毕生医院管理心血精华的申康医院发展中心,挥挥手,没有带走一片云彩。既没有当初离开儿科医院时的不甘,也没有离开复旦时的释然,更没有离开汾阳园时的那种不舍,那种从容和坦然令自己都感到惊讶。2016年10月,在上海市红十字会准备换届之际,我主动提出卸去党组书记和常务副会长职务,并且婉言谢绝聘任到63岁的组织安排,要求60岁准时退休。整个过程几乎没有犹豫和纠结,那个静悄悄退出职场的转身,内心的平静和淡定,让我感受到花甲之年自己的成熟和升华。

作为职场退休的心理准备,5年前我即以《晚年》栏目标题,以虚拟构思、第一人称撰写了7篇博客,叙述了自己理想的晚年生活。今日之后,《晚年》系列将从第8篇开始以写实继续记录。但对照前面7篇的憧憬,已经开始的退休生活可以顾盼如此。

骨子里追求充实的我,退休以后的晚年生活会依然忙碌。从晨起到入寝的每一分钟都被安排得满满当当。但有两个明显的变化:论坛、授课、课题、咨询依旧应接不暇,但可以根据自己的意愿做自己喜欢的事;节奏开始放缓,"业余公务"多放在工作日,还常与休闲、旅游有机结合,周末更多地留给家人,尽情享受天伦之乐。

喝咖啡、享受Hi-Fi音乐、网络生活、摄影爱好、社交活动都已逐渐成为我退休生活的真实写照。个性穿着、潜心爱好,甚至园艺、烹饪、包馄饨都会成为我日常生活的内容,但似乎那情景都没有像在《晚年》中描述的那么悠闲和浪漫,惯性的节奏依然使我继续在忙碌中,几乎很少有放空和发呆的时候,只是忙碌的内容不同和自由心情的放飞。外孙的出生、抚儿弄孙的天伦之乐也并非天方夜谭,一切都在热切的期待之中……

　　然而，有一个不争的事实出乎我在《晚年》的预测：生理衰老和健康问题已经让我不得不服老：高血压、高血糖、高血脂在严格控制下有所缓解，高尿酸血症和老年性、痛风性骨关节炎已经开始初见端倪。喝咖啡时从咖啡桌下伸出的再也不是擦得锃亮的硬底皮鞋，而是柔软无华的SKECHERS 休闲运动鞋；西藏、稻城亚丁等高原美景因我的高原反应体质已无法纳入远足目的地；每年渴望和享受的蚕豆季节，已成为只能咽下口水看着女儿大快朵颐的痛苦时刻；每天晨起疾走、太极拳、控制饮食、保证万步走的健身运动已成为我退休生活的新课题……理智、知趣、服老已成为我必须遵循的金科玉律。

　　花甲之年的第一天，我对我的人生第三季依旧充满信心。西下的夕阳与东升的旭日一样，火红火红。

敬畏之心

2018 - 09 - 14

近日，诸事不顺，心中有稍许郁闷。主要表现为在规则和权威面前连连碰壁，连申诉的机会都没有。静思数日，豁然开朗：缺乏敬畏之心，是我们这一代老年人在职场时极易犯的错误，必须反思，并学会常存敬畏之心。

我们这一代老人，是在"人定胜天"的哲学逻辑下训导出来的，雄辩和抗争是那个年代获得尊严和自我意识的主要手段。实际上，这一代人的人生，很少被强势者合乎规则地公平对待过，他们中的许多人转身又成为规则制定者。所以他们在职场时，往往沉醉在别人对他们的权力、地位的敬畏之中，而缺乏常存敬畏之心的自我约束和自律。

当我们这一代老人离开职场后，移动互联的网络文化，是以现代价值观和现代生活方式来作为评判是非的准则，于是，这一代老人往往就四处碰壁：当我们还陶醉在这几十年过来的不容易，习惯于资源匮乏时代什么都要抢的行为方式时，新时代的知识更新，年轻人已经因为我们的知识局限和对新时代生活的不适应而宣布我们"出局"；我们还抱着

"尊老爱幼"的传统道德取向"倚老卖老"时,网络时代一旦落后就被谩骂贬低的"固定思维",早已对我们进行了"残次一生""坏人变老了"的脸谱化定义;我们还常常回顾贫瘠的过去、奋斗的不易时,年轻的一代对这些都不屑一顾,让我们慢慢学会了知趣、忍受和宽容。

朱熹说过:"君子之心,常存敬畏",即让我们不能随心所欲,要心有所惧,要懂得自警和自省。即使是老人,也得规范与约束自己的言行举止。要像欧阳修说的那样"不怕先生责怪,却怕后生笑"。要学会自觉地遵纪守法,向规则低头;要谦虚谨慎,戒骄戒躁;要有良心善意,知趣识相。如此才能有忧才无忧、有惧才无惧,珍惜生命、难得糊涂地快乐生活,达到退出历史舞台后的新的精神境界。

我们这一代老年人,别期望通过广场舞、集体操、暴走团、老年大学、摄影旅游团等集体活动来寻找认同感,不要试图形成一个保守主义集团来艰难地捍卫自己的领地。还是记得康德所说"我一生敬畏两个东西:浩瀚的星空和内心的道德",有所敬畏,有所退让,才能不再郁闷,夜夜安然入眠。

本源和存在

2018 - 09 - 27

祁蓉的博文《1978，已是四十年前》引起网友热议。与改革开放同步，在 1978—1983 万物生长的年代，我们作为时代的幸运儿，走进高校，成了共和国历史上值得一书的"77 级"；1984—1991 激情燃烧的年代，我们是学业和专业丰收的季节；1992—1998 光辉岁月的年代，我们登上了学术的巅峰，也完成了向管理的转型；1998—2008 随风起舞的年代，我们各自在自己的领域独领风骚、砥砺前行；到了 2008—2018 未来已来的时代，我们纷纷谢幕职场，华丽转身。好友用汪峰的《春天里》和《存在》纪念自己的过去和现在，那沙哑而沧桑的呐喊"谁知道我们该去向何处？"一直萦绕在耳边，或许更在心上。

案头正好有本从每年一度的上海书展购买回来的美国作家丹·布朗的新作《本源》，探讨的是人类两个基本命题——我们从哪里来？我们要往哪里去？连续两个下午，初秋温馨的阳光下，我坐在花园的遮阳伞下，抽着雪茄，呷着红茶，一气呵成地将《本源》看完。丹·布朗的小说能一直高踞畅销书排行榜榜首，在于他关注读者们思考什么、焦虑什么，然后以他的直白,唤起读者的共鸣。《本源》中,丹·布朗以其擅长的宗教、科技,引入了时下最流行的人工智能,来揭示人类对未来的思考和担忧。他笔下的兰登教授,这次将舞台从大家熟悉的意大利搬到了西班牙:毕尔巴鄂古根海姆博物馆、巴塞罗那高迪的米拉之家和圣家族大教堂……我曾经陶醉和着迷的西班牙景点,由丹·布朗以其渊博的艺术、建筑底蕴娓娓道来她们的前生今世,这是我每次阅读丹·布朗作品都惬意享受的主要原因。

丹·布朗在《本源》中,借用技术天才、预言家埃德蒙·基尔希的推理和演示,勾勒出人类起源的历史和未来发展的方向:生命自发地源于熵的物理规律、人类将与人工智能融合为新物种,最终有望建立一种基于科学认知的宗教,而不是引起纷争的宗教。丹·布朗主张在人工智能迅速发展之时,人类需要有匹配科技的道德观。我特别赞同埃德蒙"为未来祈祷"的最后一句话:"但愿我们的哲学能与我们的技术俱进,但愿我们的悲悯之心能与我们的力量俱进,但愿爱,而不是恐惧,能成为变革的引擎"。

我轻轻地合上《本源》,久久没有从花园的户外钢椅上起身。似乎明白:万事都会按一定的规律和人们的意志循序发展,我们不必"知我者谓我心忧,不知我者谓我何求"那样的忧天忧地。离开职场的我们,再也不能像过去那样依靠职场舞台、职位权利、团队归属、集体荣誉、成就业绩来显示自己的存在;随着不可避免的知识更新滞缓和学术脉络疏远,所谓的学术权威的存在感也日益衰减……我们应该在离开职场后的生活中寻找正确的自我,在另一片天地中寻找与过去不一样的存在。

环顾四周的同龄人,甚至许多比我们更早离开职场的老人,可以展示这样一幅夕阳下自我存在的写照:晨起,漫步在小区边横泾河畔的步行道上,随着悠扬的音乐声,缓缓举手,将那连绵不断、行云流水般的 88

式太极拳演练一遍。远方,几个大妈快乐的广场舞依然火热;近处,那只白鹭再次掠过水面;身后,胖老伯几年如一日地清扫着步行道,那只跛着左前爪的小花狗欢乐地在他身旁欢跳。

几乎整个上午,我坐在花园露台的遮阳伞下的园艺桌前,一杯清茶,手上或是平板电脑,或是一本小说,阅完新闻、体育、博客留言、微信聊天,更多的只是关注和阅读,已不再有士大夫般的参与激情。看着对门的老伯,农民出身的他因为对土地的特殊感情,把邻家无人居住的院子中的土地都种上了花卉蔬果,那种满足与欢悦洋溢在脸上,也深深地感染着我,不由起身,也去修剪和浇灌一番我家花园中的盆景和花卉。

午睡片刻后,驱车数十里,来到老年桥牌沙龙,看着曾经叱咤魔都政坛的数代老人,像勤奋的小学生,听着桥牌大师在黑板前开讲桥牌入门,都是古稀耄耋的老干部,认真笔记,不断提问,他们很少谈及政事,那种"大隐隐于市"的物我两忘、大智如愚的淡然处之,让我想起邓小平人生中的桥牌娱乐,体会走下政坛的老人们的心灵升华所在。

皓月当空,与老妻漫步在柳荫下,闻着沁心的桂花香,与远方的外孙视频对话数语,夜深人静的静谧和天伦之乐的安怡,使晚年的我们十分满足。

本源的探索和现实的存在、激情的理想和安逸的生活、远方的诗和内心的我,应该可以找到平衡点。

刻骨铭心的痛

2021‑03‑24

一讲到刻骨铭心的痛,大多数人联想到的多是被背叛、爱得死去活来后突然失去的情感伤害。而我这里讲的是作为一个医师亲历的病痛,但其中给予的启示,可谓印象深刻、终生难忘的"刻骨铭心"。

1998年初,我的美国访问学者签证已下来,急性胆囊结石嵌顿发作,考虑出访期间反复发作就诊麻烦,毅然决定急诊胆囊切除术。那时腹腔镜技术尚未普及,左上腹剖腹切口,麻醉医师是大学同班同小组同学,术前建议术后硬膜外镇痛1~2天。我当时脱口回答:"我们小儿外科术后均不予镇痛,孩子哭几声,预后都很好。我一个成人为什么要术后镇痛?"既然如此,规劝被拒绝,按我的意愿术后即拔管。孰料术后12小时,每一次呼吸伤口都是撕裂般的剧痛,根本无法入眠休息。在坚挺了4小时后,还是求护士在傍晚和凌晨各打了一针哌替啶,才度过了术后第一天。及至到了国外,看见美国小儿外科连切开排脓、包皮环切都是全身麻醉,术后镇痛更是常规。有了自己术后刻骨铭心的痛,才知道我们医师以"减少麻醉意外风险"和社会上"全身麻醉会影响孩子智力发育"的借口,以及那些习以为常的常规是多么的不人道和不科学。就此以后,无论是在专业和管理上,我都将无痛手术、无痛分娩、无痛胃镜和术后镇痛作为必须的适宜技术强力推广。

2016年6月的那个夏日,白天是每年一度的国际会议中心的医院管理高峰论坛,我西装革履、穿着锃亮的硬底新皮鞋;晚上是中学同学聚餐,坐地铁回家的路上,新皮鞋里的左脚拇趾外侧剧烈疼痛。学医的我敏感地意识到我的第一次痛风发作终于来了! 近5年体检,血尿酸始终在 500 μmol/L 以上,由于一直无发作症状,也只是适当注意食谱控制,没有任何其他治疗。那天晚上那种刀刻样的剧痛,局部烧灼感明显,口服止痛片和冰敷几乎没有任何效果。而第二天还有健康界的"高朋满座"论坛需要我主持和主题发言。于是我明知秋水仙碱对痛风性骨关节炎效果很好,但副作用很大,还是让同事带了一盒秋水仙碱到会场。会议开始前半小时服入两片,上场前再加服一片,1小时后疼痛即明显缓解,顺利完成了那天的主持。但回到家里的那种疲劳、恶心、乏力,真像上了一次化疗一样的感觉。事后我想,在这种疗效和副作用两难的选择前,我是个医者,尚能根据需求和准备承担风险作出自己的选择,但当患者有如此需求时是否还能同样承担这可能发生的风险? 医者是否愿意和能够为患者承担这样的风险? 这里的医患沟通、权益维护、选择决策权的归属和实施,实际上有许多灰色地带影响着我们的医疗行为和医疗抉择。

去年年底,在连续几周的讲课和采风的奔波之后,正在腾冲旅游的我,突然面部红肿,右鼻翼旁出现透明小痘,我马上自我诊断:面部带状疱疹。揣着可能发烧不能登机的忐忑,还算顺利地提前返回上海,当晚入院治疗。面部神经的那种疼痛,让我真正理解了什么叫"痛不欲生"。有人质疑是我痛阈过低,男人没有经历过分娩之痛的矫情,较真的女儿上网搜索,证实急性带状疱疹的神经痛,仅次于子宫切除术和脑肿瘤压迫性头痛,远比分娩疼痛要痛得多。原来我已"连续分娩10天",怪不得每天晚上彻夜不眠,只是祈祷:明天会比今天好点;脑海中思考的是某些绝症晚期患者如果痛成这般模样该如何是好。经过皮肤、神经、疼痛、感染科的医师会诊,以我查询的各种信息,提出了加大止痛药量、神经阻滞等各种建议,都被告知可能有这样或那样的药物副作用、面神经损伤等各种风险,被劝慰忍受一下。事后私下咨询后加大了止痛剂量,疼痛缓解和神经痛控制明显好转;询问国内对面部带状疱疹开展面神经阻滞的疼痛科专家,这种技术已十分成熟。联想当初准分子激光治疗近视眼、听神经瘤手术的并发症风险等从质疑到逐渐成熟的科技发展过程,我思考着:在强调医疗质量安全、医患和谐的环境背景下,如何正视新技术开展客观存在的风险,促进医学科技创新,可能需要医者、医院管理者有更多的担当,更需要患者和社会有更多的理解。

一个医师并非矫情的心痛,而是亲身经历的疼痛,从换位思考的角度,感觉我们的医疗创新、技术进步、医患权益保护,还需要更多的担当、沟通和理解,更需要法律、制度、管理措施的保护、保证和引导。

《雪泥鸿爪》书外的"跋"

2021 - 04 - 02

　　跋,也叫后序、后记、题跋,是置于书后的一种文体,多是作者对书的创作过程的抒情、考订、有感而发。编著《雪泥鸿爪》时我既没写自序,也没放跋,只是平和地把 15 年撰写的 400 余篇博客,剔除了医管手记和游记博文后,按亲情、成长、旧事、职涯、晚年、感悟、随笔做了些许筛选和编辑。但当我真的拿到了《雪泥鸿爪:我的人生随想》,抚摸着那烫金并略有凹凸的封面,翻阅那略显泛黄的 83 篇、多以第一人称写下的自传体式散文随笔,还是有些被感动,在似乎平静已久的心海中泛起一阵涟漪。

　　首先,我被自己的坦荡和自信所感动。写自传是西方人的习惯,一般到了 60～70 岁就开始写回忆录,主要是想给

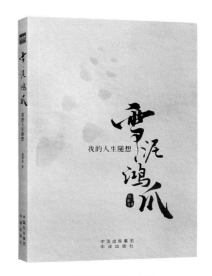

《雪泥鸿爪》书影

自己一个交代,而且认为到了这个年龄,已经有了自我评价的资格和自由。中国人没有写自传的传统,即使是帝王名人的纪和传,也都请史官和记者来写。至于百姓,宁可出不少钱把墓棺、寿衣之类的早早置备,也一定把盖棺论定的事交由别人来做。其中原因,主要还是不够坦荡和自信。写自传要有足够的坦荡,敢于把自己交出去,也敢于把别人放进来;要敢于直面过去那些曾经让你不愉快甚至是痛苦的事情;要能宽容那个曾经发生过许多荒唐事的年代和那些曾经伤害过你的人。写自传的人要有充分的自信重走一遍自己走过的人生路,对童年萌萌的可爱、青春朦胧的冲动、职场艰辛的拼搏、晚年自由的放飞能够用欣赏的眼光去重温,以无怨无悔的心态去享受……这种对生活热爱的态度,让我自己感动。

其次,我被自己的执着和坚持所感动。我自 2006 年 1 月开始撰写博客,从 MSN 的"雁过蓝天雪泥鸿爪"到最后落户新浪博客,每个月少则 1～2 篇,多则 5～8 篇。多少个晨曦曙光,多少次青灯黄卷,那一抹碧绿或蔚蓝的网页,见证了我 15 年的执着和坚持。我的博客从不肯敷衍了事,从生活观察、立题构思、查阅佐证到落笔斟酌,像做学问那样的严谨。让人开卷有益,是我不懈的追求。除了《医管手记》和《游记随感》这两个占了我很大篇幅的栏目外,《旧事回味》《人生感悟》《生活随笔》《体育杂谈》这几个栏目为《雪泥鸿爪》奠定了基础。其中自 2015 年开始的 12 篇"往事"系列和 2011 年先以虚拟构思第一人称叙写,2017 年退休后实写的11 篇"晚年"系列博文,更为这次自传体的散文随笔集添彩不少。

第三,我被自己的叙述和文字所感动。虽然是自传体的散文随笔,毕竟是给别人看的,所以编排和叙述都应该站在读者的角度,将 83 篇博文按成长历程编排成血浓于水、岁月如歌、旧事回味、职涯光阴、晚年生活、人生感悟、随想心路 7 个篇章,让人随着我的成长过程,共同感受我对亲情、友情、成长、岁月旧事、老克勒文化、职场回首、晚年规划的体悟。拿着这本带着油墨香的书，似乎听我促膝漫谈、娓娓道来，在唤醒那些难以忘怀的记忆的同时，倾心地再一次感悟生命、人生，进行一次灵魂洗涤，这在互联网时代是何等弥足珍贵！在文字上，与我撰写医管手记和平时演讲的率性、犀利完全不同，我尽可能用更多的文字去描写细节，力争用栩栩如生和丝丝入扣去还原当初的景象，静静地让读者不由自主地随着生动自然的笔触走进或许他也曾经有过的过去，以唤起内心的共鸣。

在被感动的同时仍有遗憾。原本在人生感悟中几篇思想性较强，被我归为人生感悟精华的随笔，还有几篇疫情期间写下的宅思之悟，都在博客中公开发表而且至今在线，只能忍痛割爱了。

默默地合上书本，仿佛又一次回眸人生之路的脚印，陪伴我的亲人都在身旁：父母、老师、伙伴、朋友……当然，更有那个可以真正影响你人生的自己。

过去，是讲给自己听的故事

2021 - 10 - 22

    10 月 18 日，在灯火朦胧的和平官邸，汾阳园 20 年前的班子成员又聚在一起，按 20 年前院庆的姿势再拍同款合影，尽管岁月这把杀猪刀留下许多令人无奈的痕迹，但彼此会心的欢笑依然令人陶醉。记得 2015 年 11 月 18 日，我离开汾阳园 10 周年之际，我们也曾在这里相聚，我一直感觉在汾阳园的 4 年，是我医院管理生涯最激情和热血的一段历程。有人把我这种喜欢相聚再回首称作是一种情怀，有人把我这种沉醉于追梦归来仍是小伙算作一种"万里归来颜愈少"的意境，实际上，这只是一种怀旧的情结。

    怀旧，在心理学中被视为一种自我意识的情结，是思念过去时复杂的情绪状态。怀旧无处不在，怀旧无时不在。生活中的一些细节往往会触发我们的怀旧之情，许多视、味、嗅、听等感觉器官的刺激会唤起我们的怀旧体验：走进中国香樟街会想起故乡老闵行的前世今生；看见蜂窝煤会回忆起烧煤炉的日子；蚕豆糯香的味觉会想起因父亲酷爱我家每年从葱香蚕豆、蚕豆饭、豆瓣酥到油氽豆瓣的大快朵颐；一声"栀子花、白兰

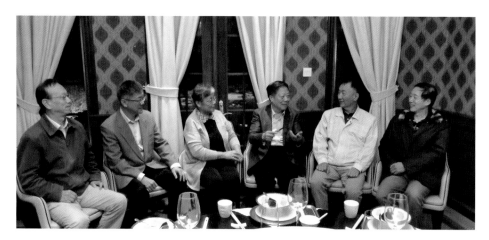

汾阳园班子再聚首

花"的吆喝和幽香,会联想起老祖母香云纱大襟衫和那张慈祥的笑脸;魔都的一次断崖式降温会回忆起童年大冷天的臃肿和取暖盐水瓶……于是,十几篇《往事》系列的博客如泉喷涌。

一般认为,重感情、情绪化、年纪大的人喜欢怀旧。他们往往心思细腻,在意各种细节,会小心翼翼地保管过去的记忆,容易产生联想形成朦胧美;他们容易陷入自己的小世界,一旦被某些情景触及情绪开关时会趁机释放;他们因时代变化,对生活的新挑战难以适应,会通过缅怀过去而让自己感觉曾经真实地活过。而自喻是粗放、理性,尚能赶上时代潮流的我也喜欢怀旧,是感觉怀旧有许多积极的心理功能,它能激发人们积极情感体验,提升积极自我评价,维持自我连续性,增强社会联结,提升存在意义感及促进亲社会行为,从而满足自己的归属需求。

小学和中学时,我们总被以"一件难忘的事"为命题去写作文,那时因生活体验缺乏而常常胡编乱造,但那时心比天高,年少无畏。随着我们慢慢变老,我们过去曾经拥有的时光,无论是好是坏,幸福或痛苦,我们都曾经拥有过它,又无奈地失去了它。把这些曾经的拥有和失去全都拼起来就是我们的生命。大多数的回忆，不可重复，不可替代，没有假设，拒绝如果，只能不时在心头留存。美好的回忆带来温暖感、舒适感，而且让人对未来有美好的憧憬和向往；即使曾经久久不能释怀的伤心、刻骨铭心的痛苦，甚至不时叹息的悔恨，在过去几十年后再回忆，经过理性的梳理和分析，或许也能从中找到释怀和慰藉，成为终生受益的财富。

一篇《听自己讲过去的故事》的博客引起我很大的共鸣：月亮依然在莲花般的云朵中穿行，晚风仍会吹来欢乐的歌声，但我们的孩子却不会坐在我们的身边听我们讲过去的故事。现代社会的繁忙节奏使他们无暇来听我们讲过去的故事；他们的生活经历、生活环境和生活逻辑无法理解我们过去那个荒芜甚至荒唐年代的许多似乎是天方夜谭的故事。我们只能邀几个老伙伴、老同学、老同事，把讲故事的地方从谷堆搬到茶馆或饭店，听自己讲过去的故事：茶和酒一杯一杯地喝下去，讲着讲着哭了，讲着讲着笑了……

过去，是讲给自己听的故事，但它会引起某些同行者的共鸣。现代人常常会通过流行的复古服饰、老歌翻唱的重新演绎等，让这种怀旧超越了个体化、情感化的心理范畴，成为一种社会化、全民性的集体行为。实际上，我们成长的过程，有许多影响我们的人和被我们影响的人，曾经的陌生人因人生的某个契机会成为一生的朋友。尽管我们都有变化，但一起讲过去的故事仍会引起共鸣。

过去，是讲给自己听的故事，可以满足自己的社会归属感的需求；过去的故事依然有它社会性的成分，回忆中有我们一起体验过的情景、经历和一起走过的人。

（本文获博客首页推荐）

成于创新、行于坚守的历程

2021‑11‑28

　　被业内誉为"复旦版"和"高考"的中国医院和专科排行榜已是第 12 年颁布了。12 年，现代人按照生肖称为"一轮"，古文中将 12 年称为"一纪"，无论是诸葛亮五丈原续命只祈求多活一纪，还是李世民游地狱让崔判官加寿一纪，12 年就是岁星（木星）绕太阳一周的漫长岁月。排行榜 12 年的风雨历程，是值得回味和感叹的。

　　如果说今天的复旦版医院排行榜已成为一个品牌，那么，像任何一个优秀的品牌一样，自诞生的那天起，便天生具备某种不可或缺的品牌基因。复旦大学医院管理研究所的品牌基因，就是聚焦于学科标杆的不断创新。当初研究所追求"不是第一，就是唯一"的理念，借鉴美国 Best hospital 排行榜的方法，在我国创立了第一个、也是当初唯一的医院排行榜和专科排行榜。不久即发现：在中国第一是毫无争议的，但唯一是十分短暂的，在各种医院排行榜的此起彼伏中，要将成于创新的品牌行于坚守，必须坚持对学科建设的执着理念，坚持对学科拓展、评估方法、榜单类型的不懈创新和不断完善。正是这种创新和坚守的和谐共生，筑就了在竞争中立于不败之地的保障。

创新需要有一批充满激情和动力的人，一批想创新、敢创新的人。复旦大学医院管理研究所从当初的"五虎将"到今天的"F4"，大家深知创新之路的艰辛凶险，但一腔热血、义无反顾。从一开始的方法探索、专家库建立、众多的医院从质疑到信赖的演变，我们顺应医改潮流，遵循科学规律，有时依据自信和果敢去突破现实禁区；有时凭着直觉和勇气去"摸着石头过河"；有时低着头、忍辱负重地"只说一天，任人评说364天"去应对质疑和艰难……我们尝试过放弃由于数据垄断或指标难得的理想评估方法的痛苦；我们艰难地在各种质疑中坚持声誉为主的评估特色；我们不断地创新区域排行、专科综合排行等新的评估内容，给复旦版医院排行榜的标杆权威持续注入新的创新动力。

如今，复旦版医院排行榜已被社会和业内熟知。但医院排行榜是个十分宽泛的概念，在各种医院排行榜中如何脱颖而出？我们以创新和坚守，坚持临床创新、学科声誉为特色的学科标杆的评估方法，我们坚持以与社会和业内心仪一致作为其科学性和权威性的基础。12年，当我们的专家库从当初的1 824人到今天的5 406人，专家问卷回复率从当初的44.24%到今年创历史最高的68.04%，专科声誉变化一位内的稳定率达93.5%，医院平均变化位数从当初的7.32下降到4.26，充分显示了这个榜单在业内被高度认可和评估结果的稳定可信。这种坚守和创新培育出来的临床声誉评估方法，是学科标杆初衷在不断丰富完善中的精髓和原则。

尽管我们拒绝煽情和哗众取宠，回归第三方学科评估的专业权威性，但也看到越来越多的政府和卫生行政管理部门应用我们的排行榜作为医院学科建设、资源配置、卫生规划和医疗发展水平的参考指标，看到我们的评估结果和国家及区域医疗中心遴选、国家公立医院绩效考核前列医院的高度匹配,尤其是看到 12 年的坚持引导,使学科建设及其竞争力营造被越来越多的医院管理者和业内人士作为医院的核心宗旨和第一要务,我们甚感欣慰。我们的排行榜,尽管与心仪的一致性和稳定性结果显然,总有人质疑专家问卷、声誉排行的客观性;尽管我专门撰文试从奥运会奖牌分布、美国医院排行榜分值梯度来说明秩次法标化和离散分布的必然和无奈,总有人不习惯和不理解第三名后只有 40 多分的分值梯度;尽管评估主体、对象、方法都完全不同,总有人把第三方为主体、以学科为评估对象的复旦版医院排行榜与政府卫生行政部门为主体、以医院为评估对象的绩效考核较真地作简单对比;甚至有人把质控体系、绩效考核和学科评估混为一谈……这一切,我们都十分珍惜,正是这种关注,使我们更加正视众多评估体系的不同维度、不同方法的利弊得失。我们在取长补短、相得益彰的同时,更加坚守自己的初衷、特色和不懈创新的担当。

弹指一挥间,复旦版医院排行榜经历的 12 载的春华秋实,使我们在蓦然回首时有一种自豪和欣慰。但更多的是如何不断探索和创新迭代?在众多评估体系中,如何打造特色优势? 在更广阔的应用空间,如何保持更持久、更稳定、更新颖的发展?

（本文获博客首页推荐）

《星空下的仁医》唤醒青葱回忆和灵魂拷问

2021 - 12 - 19

　　或许是耳濡目染的效应，从小喜欢看医师职业剧和玩儿科医师网游的女儿，一看见香港 TVB 播放《星空下的仁医》就马上告知了我，于是我被或许是香港 TVB"五花"和"五生"最后一次搭档上演的 3 个小儿外科医师所吸引：郑嘉颖饰演的许甘枫，胡子拉碴、绿黄和米色青春色调的随性服装，还有那黑白绿相间的双肩包、褐色拖鞋、红色袜子……充满感性和痞气的他，却执着地视患者利益高于一切，正义感甚强，牺牲前途也要追求真相；由马国明饰演的况丛昕，冷峻理性、善于权衡利弊、心思深沉、目的性强，为了创办儿科中心的远大理想，屡次情商输出和妥协交易；而由钟嘉欣饰演的章以若，齐肩微卷长发，白 T 恤毛衣和高腰长裤，在双男主的粘合剂姿态之外更多的展现了医师的无私和包容，也展示了无国界女医师的独特风采。剧中的"星空"，既是 3 个主角热爱天文的直白，也是他们帮小患者布置星空，隐喻孩子们的天真烂漫像星星一样，由此颂扬剧中的主体——小儿外科医师。《星空下的仁医》第一集就有 4 场手术场景,专业严谨的编导,将那熟悉的鹅黄色手术室内身穿绿色手术服的小儿外科医师忙碌的身影,那血肉可见的划皮、止血、切除,那熟悉的"suction(吸引)""kocher(有齿止血钳)"的催促,把我拉回曾经的小儿外科医师的青葱年代,跟随着剧情的深入,联想起许多真实的伙伴、案例和灵魂拷问的共鸣。

仁医,不仅是妙手,更要有仁心。《星空下的仁医》讲的是小儿外科,可爱的孩子患上病症,还必须要手术,听起来就让人难受。剧中一个个患儿的疾病和治疗过程的缓慢演绎,每一个都自带泪点,让人感触甚多。那个横纹肌肉瘤的女孩,看着邻床的孩子去世,难过地问胡须医师:"我是不是会死?"那母亲痛苦万分地说:"她才6岁,手术做了一次又一次,可以让她休息一下吗?"每一声提问都秒催泪下,都让我脑海中浮现那曾经的一个又一个患儿和家属痛苦和焦虑的面孔,回想起懂事的孩子率真的问语……儿科医师比其他医师会多几份爱和关怀,章以若讲述在南苏丹被5岁小男孩患者以74头牛求婚时眼中的光,真是儿科医师仁爱之心的写照。那种在孩子面前陪着玩,与他们聊着童趣的话题,转身诊断和手术时瞬间变得格外专业和专注的职业生活,曾是我青葱职涯每一天的写照。

一部医师职业剧能打动一个曾经每天面对生死和疾苦的医者的心,除了创作团队专业上的逼真之外,更多的是将医者每天要面对的理想追求与社会现实、情理之争、伦理难题表现得淋漓尽致:有的家长腰缠万贯,动用各种手段占有医疗资源,差点耽误急救患者的手术;有的患者一贫如洗,为了争取保险补助,令人心碎地呼唤"肿瘤为什么不大一点?"造化弄人的是同病相怜的彦仔和迈克,为了一个移植供体肺源纠结时,好不容易医师们找到尸肺和活体肺杂交移植可以双赢的柳暗花明之路,却因为迈克的爸爸参与投资的劣质线的问题而含冤死去;还有劳累摔倒最后下肢瘫痪的实习医师;背负了十几年包袱却又无法放过自己良心的钟教授……一次次地以"真实"唤醒"真情",把医师职业的艰难、纠结和神圣的魅力最大化展现给观众。

或许是剧情艺术浓缩的需要,总感觉《星空下的仁医》中的小儿外科手术中意外和术中心肺复苏过多,几乎每集都有术中脾静脉、下腔静脉撕裂、动脉误伤大出血、心脏停搏需电击和心脏按压。在我记忆中近20年的小儿外科生涯中,别说亲遇,就是听闻也极少,仅有的几次也会让大家心惊肉跳、自责良久。另外,或许是我从事小儿外科的时代比较纯洁,或许是一直被我誉为一辈子医院管理生涯中最淳朴亲和的儿科医院是个例外? 总感觉《星空下的仁医》营造的医院执业环境和内部权力斗争过于复杂:从20年前因一场手术失误后的两个实习医师的个性差异导致的决裂,到况昕师父突然离世,原本意属他的外科主管一职的争夺;在科研项目、资助基金、医疗资源配置、供体的分配、手术安排和临床创新,甚至在儿科中心的创建等问题上,众多医师乃至科主任都卷入甚多。如此把政治风云、医院和医师间权力争斗与临床难题的破解缠绕在一起,会使医院执业环境在观众心目中被妖魔化。最起码,在我做医师的时候,这一切都是政府管理权力所在,医院管理层都很少介入,医师还是以做好本职为天职和己任的。

《星空下的仁医》最触及我心灵的,是对生命的脆弱、医学的不可预见性和医师思想境界的表现和演绎。剧中的那句金句让我心灵被震撼:"每个医师心里都有一座坟场;每一个医师的初心都是想救人"。无国界医师章以若一直果敢、乐观和自信,唯一的两次脆弱都与生命的脆弱和医学的不确定性相关:一次是自己主刀的肺移植手术失败,陷入对自己专业能力的质疑和迷茫;一次是自己试管婴儿宝宝没有保住,在医学意外面前的无奈和作为母亲的自责。看着她悲痛欲绝的面容,自己职业生涯中的挫折、迷茫和自责的时刻历历在目，心中仿佛也在隐隐作痛。许甘枫说得对："一个永远背着坟场的医师，坏不到哪里去"。医师的职业道德、责任和良知，让他们走进患者的世界，拯救患者的生理和心理的创伤，给患者生存和快乐生活的希望，努力把他们拒之坟场之外。

感谢香港 TVB 创作了一部成功的医师职业剧，《星空下的仁医》让我再次回首曾经的小儿外科职业生涯，对医师的职责、职业环境、伦理和情感纠结中的选择再次发出灵魂拷问。

醉美枫林下的骄子

2022‑05‑03

　　2022 年，是我们上海医科大学 77 级 4 班同学毕业 40 周年。恢复高考后第一届大学生是一个特殊的教育群体，对上医 77‑4 这一群体 5 年校园生活和毕业后 40 年历程的回忆和审视，也是对 77 级大学生这一群体特征和命运的一次剖析。

　　难忘那个充满灿烂阳光的春日，1978 年 2 月 27 日，一群来自全国各地、经过共和国历史上唯一一次踏着冰霜的高考和唯一一届在次年春天入学的学子，走进上海医学院路的上海第一医学院枫林校区，组成了在我们人生轨迹上打下深深烙印的群体：上医 77‑4。在邓小平推动下制定的《关于 1977 年高等学校招生工作的意见》，如一声春雷，恢复了中止长达 11 年的高考，包括 66、67、68 老三届高中和初中毕业生、历届生、数年第一次允许直接报考大学的应届毕业生，积压 11 年的 14 届毕业生如久旱逢甘霖，踊跃报名。在 570 万考生中，以共和国历史上最低的 4.6% 的录取率，造就了 77 级大学生这一批幸运骄子。在中国历史上空前绝后、在世界高等教育史上也绝无仅有的 1977 年高考，注定了学生年龄跨度很大。我班最小的是1960年出生的李晓萍,最大的是1946年出生、孩子都已半人高的大哥大姐。班中4/5的同学都有过各种工作经历,有的已是局级干部依然弃业走进象牙塔内。这样的一群年龄跨度极大、普遍曾有基层生存经历、亲眼看到社会巨大转变的大学生群体,必然决定了他们的与众不同。

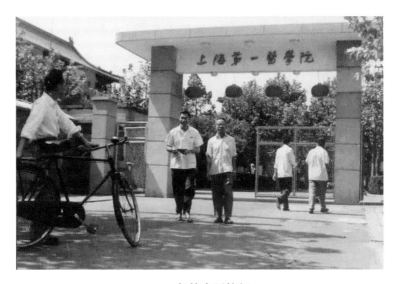

1977年的上医校门

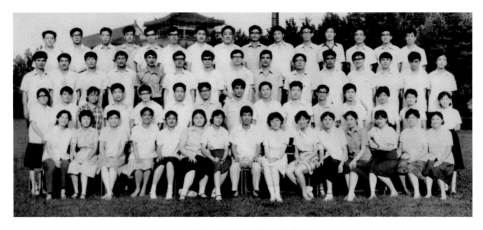

77级4班上医学子毕业照

求知欲望强烈、异常勤奋刻苦是 77 级大学生一个鲜明的群体特征。77 级大学生是一个历经艰辛终于得到改变命运机会的幸福群体，是一个经历了最激烈的竞争后大浪淘沙脱颖而出的群体。这一批人，是在"读书无用论"盛行年代仍然坚持读书、依旧追求知识，在许多人迷茫颓废时仍然追求梦想的特殊群体。这样一批在文化断裂年代坚持学习的人，知识饥饿感十分强烈，非常珍惜来之不易的学习时光。早晨 6 点，窗前的小树林里就已传来外语朗读声；晚上 10 点熄灯后，走廊的路灯下仍有人挑灯夜读；学校安排"草棚"27 教室做我班夜自习教室，全班去教务处申请，换了 16 教室后欢呼雀跃，因为 16 教室是彻夜不熄灯的；一帮 30 岁上下的大学生，天天喊着"考考考，老师的法宝；分分分，学生的命根"，依然像小学生那样人与人比、组与组赛，在乎每次考试的几分得失……依稀记得，满负荷的紧张学习中，我们 77‒4 就有同学因慢性肝炎、急性心肌炎而住院，有 3 位同学因病转学、休学和退学。后来有人评论，再也不会有哪一届的学生像 77 级那样以近乎自虐的方式来读书学习。

心态积极向上、追求公平竞争，是 77 级大学生群体的另一特征。与其说命运之神对 77 级大学生格外眷顾，不如说是改革开放让我们抓住了改变人生轨迹的机遇。在那个把大学生视为"天之骄子"的时代，我们总会在每次外出时刻意地把白底红字的"上海第一医学院"的校徽佩戴在胸前，心里真有一种报效祖国、感恩社会的使命感和责任心。那时的我们相信科学与文化可以改变国家的命运，每个人都有一种"以天下为己任"的抱负。作为恢复高考的受益者，我们相信通过自己的努力可以改变命运，拼搏是实现梦想的桥梁，因此追求公正平等的竞争，不懈努力，由此形成了影响自己一生的精神特质。

77 级大学生的多才多艺也常常令人目瞪口呆。入校没多久的 1978 年 4 月 28 日和 29 日，恢复高考后的第一届校运会召开，平时运动场上都

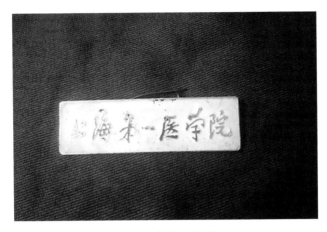

1977 年的上医校徽

很少见人影的 77 级,藏龙卧虎,几乎囊括了各个项目的前三名,团体总分的前三名也都是我们 77 级的。至今记得当我以 18 秒 6 和 5 米 55 获得 110 米栏第一名和跳远第二名时,那个人高马大、和我参加同样项目的非洲留学生的惊讶眼神。1979 年 12 月 21 日的基础部歌咏比赛,我们班级居然拉出一个四把小提琴、两把大提琴、两架手风琴的乐队,演唱的《医学生之歌》和《朋友,你在哪里》都是由同学自己填词谱曲,班长胡永善亲自领唱,指挥王好平像模像样,77 - 4 以 96.8 分获得第一名。1979 年秋天的书画诗比赛,我们小组的"秀才"姜文奇,居然一口气写出 5 张文稿纸的抒情诗……我们并不年轻的校园生活,依然激情荡漾、青春绽放。

77 级大学生特有的丰富而复杂的学前经历,与现在同一年级是同一年龄的高中毕业生构成大不一样,那种社会阅历的多样性导致我们 5 年的校园生活、同学友情亦与众不同。我们男生宿舍是在东安路斜土路那个角落的二层木结构楼房内,一个寝室放 8 张双层床,住 14～16 个同学。两个寝室 30 多位同学共用一个盥洗室。每天 10 点熄灯前后,大多数同学先后回到寝室,洗漱后上床,听上医教工考入我班的张兄讲教学动态和校系秘闻;听成熟练达、已是孩子他爹的大哥讲市井故事和恋爱秘诀;

也听年少气盛、初入社会的小伙讲雄心壮志；必然有隔壁的宝宝来讲与上影厂陈冲、张金玲、高英等明星的"偶遇"……直到门口那个每天为失眠而焦虑的张老弟闷闷的一声"该睡觉了！"整个寝室顷刻寂静，不久即有鼾声催着我们进入梦乡。

5年校园生活，对正值婚嫁恋爱年龄段的77级大学生来说，不像现在年轻的大学生那样浪漫和有许多似是而非的暧昧，77-4的情感故事都是那样的实在：第一年年底，即有班长胡大哥和大老曾向学校申请在读期间结婚，与同下乡共回城、青梅竹马的"她"鸾凤和鸣；新婚即入学的张明，在华山医院实习、夫人探亲的瞬间，成功播下爱情结晶，喜得贵子"张华山"；我们小组的那对成绩优秀、情投意合的学霸，经过几年耳鬓厮磨，成就了一对院长伉俪；一组那对来自西藏的老乡，在毕业前夕终成眷属……

77级大学生们的友谊，不会刻意地组织很多的派对、舞会、K歌等集体活动，我们常常会在周末即兴买来两瓶酒，叫几个菜，谁有空即坐下聚餐；也会有人提议就一个小组来一场说走就走的踏青，长风公园、植物园、南翔古漪园……到处留下我们的脚印和合影。年龄跨度和社会阅历，使77级的同学关系少了很多恩怨琐碎，更多的是君子之交的不尚虚华和平淡如水。毕业以后也是这样：一年没有一张明信片或贺卡；有事了一个电话一定帮你办得妥妥的；到了有同学的那个城市，那一定觥筹交错、又抱又捶，热泪盈眶，似乎有讲不完的话……

77级大学生尽管是文化断层年代中的精英，也必然有时代导致的短板：知识体系残缺、外语基础较差是普遍现象。尽管我们77级的同学在那5年寒窗期间以勤补拙，除了完成学业课程外，普遍猛补外语，像殷晓明、邵慧那样的学霸已经在4年级就自学免疫学、微生物等自己关注的专业知识。但那种知识体系的残缺不全和很多同学已经过了最佳受教育年龄的不争事实,是很难弥补的。尽管我们具有社会阅历丰富、意志顽强、心理成熟等优点,但那些短板也导致我们在之后职涯中的科研、语言、创新、临床技巧等方面存在一定的先天不足。

老师们的寄予厚望和精心培育是 77 级大学生成绩斐然的重要催化剂。恢复高考后,上医那些对传统医学教育充满感情,对 10 年医学教育乱象敢怒不敢言的老教授们,对恢复高考后的第一届大学生格外青睐,倾注了很多心血。解剖的郑思竞、生理的徐丰彦、生化的陈惠黎、药理的江文德、卫生学的苏德隆……各教研室主任和学术泰斗纷纷走上讲台,亲自为我们授课。临床授课时中山医院的石美鑫、汤钊猷,华山医院的戴自英、史玉泉、林善锬分别亲授胸外、肿瘤、传染病、神外、肾病等临床专业课。印象最深刻的是华山医院外科主任张延龄,他不仅亲自授课、带教实习,反复强调"好好学习,一定要争气",还在我们外科学出科考试时亲自帮我们做考前辅导,考试时亲临考场,鼓励指导。在华山医院实习时,都是翁心华、张清波、乐竹琴那样的资深医师直接带教,刘俊、谢毅那样的研究生和我们一起值班,他们以自己的经历反复跟我们强调的读书方法、临床思维和操作技能使我们终生受益。曾记得,在心血管 7 病房实习时,恰逢上影厂编剧林艺心肌梗死抢救,医院让我们实习医师 24 小时三班直接参加监护值班;怎能忘,在血液科病房实习时,将那个白血病小伙从死亡线上救回,并见证那个幼教老师执意要嫁给他的幸福时刻……77－4 的临床实习,就是我们感知时代责任、社会希望和老师期待的过程。

1982 年 11 月 14 日,我们完成了卫生部组织的 82 届毕业生统考。12 月 14 日,在学校大礼堂,我们被直接宣布分配去向并办理离校手续。恢复高考后的第一届枫林骄子在他们踩着冰霜参加高考后整整 5 年,在那冬日的暖阳下飞向了祖国的四面八方。77 级大学生是拨乱反正的受益者、改革开放的维护者。社会上用"金 77、银 78"来比喻那两届大学生的人才辈出和精英荟萃。实际上，我们的成功更多缘于历史的机遇与 77 级大学生的特质。20 世纪 80 年代，中国正处于万物复苏、需才孔亟的状况，人才断层使得 1982 年 67 万大学生喷涌而出时，作为社会的稀缺人才，普遍受到重用，各个单位都纷纷用他们填补人才空缺岗位，成就了 77 级大学生的一代风流。造就 77 级大学生普遍成功的肯定不是我们残缺的知识体系，更没有年龄优势，除了 14 届毕业生的精英效应外，这一群体阴差阳错地早早跌入底层社会，承载人生苦难，洞悉人情世故，渴望通过努力和公平竞争立足社会的励志人生和毅力精神是其成功密码。77 级大学生的人生经历注定了他们是改革开放的维护者和受益者、新思想的传播者和旧体制的改革者。于是，我们 77‐4 留在国内从事临床工作的大多成为学科带头人或医院管理者，那年毕业 20 周年同学聚会，我们三组留在国内的 10 个同学中竟有 7 个担任医院院长或者学校处长，其中不乏冯晓源、姜文奇那样成为放射学和淋巴瘤专业委员会全国主委的学术人杰；我们的班长胡永善成为华山医院康复科的创始者，施慎逊是全国精神病学专委会主委；王明伟更是从英国剑桥大学学成归国担任国家新药筛选中心主任后，被母校聘为复旦大学药学院院长；那年复旦大学领导班子中仅有的两位医疗口的副校长，居然都是我们 77 级华山班的同学。77 级大学生中的相当部分同学在改革开放后走出国门，他们的特质给中国留学生带去一股自信、自强、务实的清风，其中也不乏像杜兰大学病理和检验系主任殷晓明那样的翘楚，他们在异国他乡依然为"上医 77‐4"这一无法抹去的烙印而骄傲和自豪。

白驹过隙，光阴荏苒。当我们回首毕业 40 周年的人生脚印时，我们77‐4最年轻的同学都已迈过了花甲之年。我们已经不会对事业有太多的感叹，我们已经对人生有太多的淡定。尽管我印象中当初的上医校园并没有一片赭红的枫林,但 5 年的校园生活却分明在我们的心中印上了一抹醉人的美丽红枫。我们常常回忆从枫林园到华山院的那一段风华正茂的时光;常常重温毕业 20 周年胡大哥带着我们再回华山重叙友情的一幕;我们感叹毕业 30 周年聚首穿着纪念衫的那一抹染遍鼓浪屿的翠绿;我们回味毕业 35 周年中科院餐厅笑谈人生的那一杯杯醇酒……如果说,77 级大学生是共和国历史上留下深刻印记的一群,上医 77‑4 就是值得我们永久珍藏的归依。

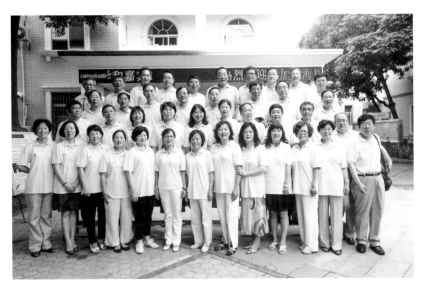

77 级 4 班上医学子毕业 30 年合影

爱恨纠缠 16 年

2022 - 06 - 22

清晨 7 点，手机"叮咚"一声脆响。自 5 月 3 日起，我的公众号"高处解春"已连续 60 天准点推送。当《外孙的梦》被后台编辑娴熟的排版和经过后处理很吸睛的照片展示在眼前时，我知道，我的新浪博客 400 余篇博文的搬迁已全部完成。

我或许是属于那种恋旧的人。无论对人、对物、对应用软件和平台，只要曾经有过那么一段美好的时光，就会念念不忘、依依不舍，反复回味，动辄来一篇煽情的忆文；只要人家不弃，似乎都可以一辈子就如此度过。但人生总有一些不尽如人意之处，写博 16 年的两次无可奈何的迁移，每次都是在那样一种爱恨交集的纠缠中进行。

2006 年 1 月，当得知女儿有一个专门发表日志的网页，我这个与孩子亦师亦友的老顽童第一次接触到了博客（BLOG），眼前顿时打开了一个真实展示个性的门户。于是，2006 年 1 月 31 日，我以《节日》和《孩子们的博客》两篇博文在 Windows 的共享空间（Live Spaces）建立了我"雁过蓝天、雪泥鸿爪"的博客。每月 2～4 篇的频率，在那浅绿色界面的博客中用自己惯常的思维方式和喜欢的语言文字谈理想、谈人生,与人分享人生感悟和生活点滴。在这个个性的窗口中,不需要受到世俗和教条的禁锢,尽情地展示难得的正直、无惧;肆意地宣泄自己的情感和忧愁感叹;适度地对社会的黑暗和生活的不公进行批判;以博客为纽带,和当时我的聊天软件 MSN 上的朋友在博客这个乐园中维系友谊和坦诚交流……每天清晨和傍晚,打开自己的博客,翻阅博友们的评论、留言和纸条,无论是呼应、共鸣、安抚还是调侃、幽默、鼓励,那种互动无疑是我乐此不疲地书写博客的动力和快乐网络生活的主旋律。

到了 2010 年底,Live Spaces 发出通告,将在 2011 年 3 月正式关闭。没有理由,无须解释,互联网软件供应商的逻辑一直就是市场说了算,就是那样霸道。恋旧的我,一边早早地按照要求把博客用硬盘导出,一边顽强地继续在 Spaces 上发博,直至 2011 年 3 月共享空间不再服务,我才怏怏地与其惜别。而我的 MSN 小绿人聊天,尽管腾讯、阿里等本土的聊天软件铺天盖地,MSN 在国外也已被 Skype 等软件替代,无法登录、掉线、卡顿成为常态,到最后阶段登录上去女儿是唯一的在线联系人,我依然一往情深地使用到 2014 年 11 月 2 日最后不能登录,写下《MSN,难舍的情系所在》而默默离开。

将博客迁移到新浪,起名"高解春的新浪博客",再次无微不至地精心呵护这个精神乐园。我将那种让人感觉清澈、静谧和无限遐想的湖蓝作为博客的页面,按医管手记、游记随感、旧事回味、人生感悟、生活随笔、体育杂谈等栏目把博客归类,还把自己最喜爱的《夏日的栀子花香》《吃蚕豆的季节》《父亲》《儿时的伙伴》等佳作归为"自选精品"。新浪博客自带的相册和乐库,每月 100M 的免费空间上传,给我的"游记随感"增添了多彩的画风:我喜欢将象征青山绿水的墨绿的加粗文字和十几张精心挑选的照片组成图文并茂的游记,给人一种伴随同行的共享效果。近两年,陆续有 30 篇博文被推荐到新浪博客首页,当博客前亮出一个橘黄色的"荐"字时,可以在新浪博客首页看到自己的博客,这时的阅读量可以飙升到数百上千;而游记《日本关西狩枫和享受秋叶静美》更是破天荒地被推荐到新浪首页……这些,都会让人在写作时更尽心尽力,多加斟酌,追求完美。博客群里数百个关注者,数万阅读量,尤其是博客后的留言互动,是博客这种自媒体在现代社会的意识创新和竞争社会中自信塑造上不可替代的贡献,也记录了我们一起拥有的真诚和快乐。

然而,写博中间也有许多烦恼和不爽,尤其是那 AI(人工智能文字处理)被应用到审稿中之后,带来了诸多不便。

纵然有万般无奈,几分痛苦,恋旧的我依然不离不弃,毕竟这里有我十几年的欢乐时光,有许多粉丝朋友和关注者。直至新浪博客近两个月所有博客都不能贴出,最后数周打开博客网页都是"系统维护中,本文只有作者本人能看",我才在《叙事医学》杂志邵卫东的支持下,创建了公众号"高处解春",寓意"高处有风,何妨解春"。

坚持写博,从 Live Spaces 到新浪博客,爱恨纠缠 16 年。有辛劳,有烦恼,更多的是倾诉的欢爽和分享的快乐。欣慰的是新的公众号在才子编辑的精心设计和亲自操刀下,无论界面、色调、文字,排版更专业,配图和照片后处理更精致,尤其"叙事医管"系列的"编者按"入木三分,自古文人亦相惜之情跃然纸上。这片乐园,希望能在我们的呵护下,依然滋润、更加艳丽。

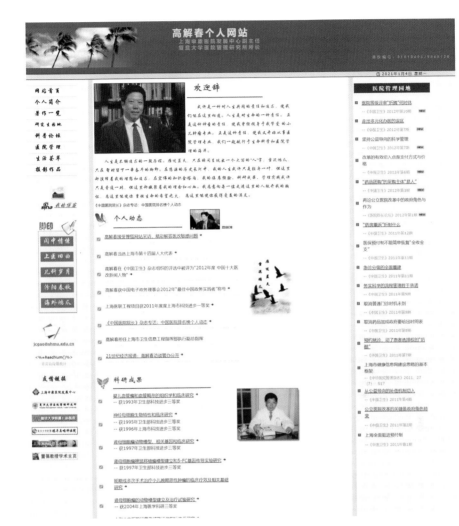

笔者个人网站

代后记

邵卫东

《叙事医学》杂志创始人

从 2022 年 5 月 3 日开始,把高解春的第一篇新浪博客搬到名为"高处解春"的公众号,至 7 月 22 日结束,总共 427 篇;从 7 月 5 日开始,通读高解春新作全稿,至 10 月 6 日结束,拢共 87 篇。从文字校正到选图配图,从只见树木到满眼葱绿,身为"钦点"的公众号统稿人,敬佩有之,感慨系之。

永远在路上,这是高解春鲜明的写作状态。不断推出新篇的原因,一定是他的勤于思考。尤其难能可贵的是,到站离职后,依然保持了对行业痛点和社会热点的超级敏锐。而他的敏锐,贵在知行合一。小儿外科医师、医院管理者、行业管理者,大抵是他的职业底色。如果把管理者的职业生涯起点界定在 1992 年春节后的那个下午,他在毫无预兆的情形下出任儿科医院院长助理,须臾 30 年了。毫无疑问,只有把医疗、医管、医改真正视为一生之钟爱,才能做到数十年如一日笔耕不辍。

而用情至深,不止流泻于笔端,也浸润了一部完整的职业生涯。由此形成的叙事医管系列,动人细节尽在其间。既为文体之首创,亦为诸多事业首创之集大成者。静夜品咂,常有拍案击节,偶有会心一笑——于我,如教科书般诠释了封狼居胥所必备的精神特质。叹服。

我仍然觉得,在两人间微信互动中曾经建议的书名:"擎旗者说——高视角看医管医改",是个好书名。高解春念旧,执念般沿用了湖蓝色博客里的四字箴言,显出韵味悠长。是啊,雁过蓝天,留声何须留影?

在我的职业生涯里,这是第一次以如此方式整理一本书,十分荣幸,就此打住。

图书在版编目(CIP)数据

雁过蓝天:医院管理亲历者和操盘手的叙事钩沉/
高解春著. --上海:复旦大学出版社,2024.11
ISBN 978-7-309-17597-4

Ⅰ.R197.32

中国国家版本馆 CIP 数据核字第 2024G79J20 号

雁过蓝天:医院管理亲历者和操盘手的叙事钩沉
高解春 著
责任编辑/江黎涵

复旦大学出版社有限公司出版发行
上海市国权路 579 号 邮编:200433
网址:fupnet@fudanpress.com http://www.fudanpress.com
门市零售:86-21-65102580 团体订购:86-21-65104505
出版部电话:86-21-65642845
上海丽佳制版印刷有限公司

开本 787 毫米×1092 毫米 1/16 印张 24.5 字数 294 千字
2024 年 11 月第 1 版
2024 年 11 月第 1 版第 1 次印刷

ISBN 978-7-309-17597-4/R·2114
定价:180.00 元